Stephan Dönitz
PFLEGEN
Anatomie Trainingsbuch

Stephan Dönitz

PFLEGEN
Anatomie Trainingsbuch

beschriften – vertiefen – verstehen

Mit Beiträgen von: Dr. med. Bernd Guzek, Hamburg; Dr. med Hubert Hasel, Wangen; Dr. med. Nicole Menche, Langen; Dr. rer. nat. Katharina Munk, Idstein; Dr. med. Herbert Renz-Polster, Vogt

ELSEVIER

ELSEVIER

Hackerbrücke 6, 80335 München, Deutschland
Wir freuen uns über Ihr Feedback und Ihre Anregungen an books.cs.muc@elsevier.com

ISBN 978-3-437-25491-8

Bibliografische Information der Deutschen Nationalbibliothek
Die Deutsche Nationalbibliothek verzeichnet diese Publikation in der Deutschen Nationalbibliografie; detaillierte bibliografische Daten sind im Internet über http://www.d-nb.de/ abrufbar.

18   19   20   21   22   5   4   3   2   1

Planung: Julia Lux, München
Projektmanagement: Martina Gärtner, Gauting
Redaktion und Herstellung: Hildegard Graf, Germering
Satz: abavo GmbH, Buchloe
Druck und Bindung: Drukarnia Dimograf Sp. z o. o., Bielsko-Biała/Polen
Umschlaggestaltung: FAVORITBUERO, München; SpieszDesign, Neu-Ulm

Aktuelle Informationen finden Sie im Internet unter **www.elsevier.de.**

Hinweise zur Benutzung

Dieses Buch ist genauso wie *PFLEGEN Anatomie Biologie Physiologie* aufgebaut und folgt dessen Gliederung.
- Am Anfang der einzelnen Kapitel finden Sie eine Zusammenfassung der wichtigsten Texte als Einführung.
- Zum Üben beschriften Sie die Abbildungen und beschäftigen sich mit den dazu gestellten Fragen.
- Im Lösungsteil finden Sie alle Antworten.

Die im Buch enthaltenen Fragen zu Strukturen, Organen und Krankheitsbildern, können Ihnen so auch in jeder Prüfung begegnen. Die Antworten im Lösungsteil zeigen, wie eine gute Lösung aussehen kann.

Um die richtige Antwort schnell zu finden, haben wir im Lösungsteil erst alle Abbildungen mit der richtigen Beschriftung aufgezeigt, anschließend folgen die Musterlösungen für die Fragen.

Abbildungsnachweis

Der Verweis auf die jeweilige Abbildungsquelle befindet sich bei allen Abbildungen im Werk am Ende des Legendentextes in eckigen Klammern. Alle nicht besonders gekennzeichneten Grafiken und Abbildungen sind von **Gerda Raichle, Ulm.**

E364   Drake et al.: Gray's Atlas of Anatomy for Students. Churchill Livingstone/Elsevier 2005
E460   Drake, R. et al.: Gray's Atlas of Anatomy, 2nd. ed. 2014, Elsevier Churchill
E460-002 Drake, R. et al.: Gray's Atlas of Anatomy, 2nd. ed. 2014, Elsevier Churchill
J787   Colourbox.com
L275   Martin Hoffmann, Neu-Ulm
M375   Prof. Dr. med. Dr. rer. nat. Ulrich Welsch, München
X243   Heinz Günter Beer, Oberasbach

Inhaltsverzeichnis

1 Begriffe zur Beschreibung des Menschen

Betrachtet man Bakterien, Moose, Blumen, Würmer, Vögel, Elefanten und auch den Menschen, so lassen sich trotz der enormen Unterschiede zwischen den verschiedenen **Lebewesen** Gemeinsamkeiten ausmachen, die Lebewesen gegenüber **nicht lebenden Strukturen** auszeichnen:

- Aufbau aus einer oder mehreren Zellen
- Stoffwechsel (Metabolismus)
- Erregbarkeit und Kommunikation
- Motilität (aktive Bewegungsfähigkeit)
- Vermehrung (Reproduktion)
- Wachstum und Entwicklung.

Die **Zelle** stellt die Grundeinheit aller lebenden Organismen (auch Pflanzen) dar. Sie ist selbstständig lebensfähig. Unter **Gewebe** versteht man mehrere Zellen gleichen Typs, die gemeinsam eine bestimmte Aufgabe erledigen. Es gibt vier Grundgewebetypen. Als **Organe** bezeichnet man einen Verband von zwei oder mehr Geweben, die zusammen eine Aufgabe erfüllen. Das Organsystem des Atmungstrakts besteht beispielsweise aus den Organen Nase, Rachen, Kehlkopf, Luftröhre, Bronchien und Lungen. Seine Hauptaufgabe ist der Gasaustausch mit der Umgebung.

Die *Seele* (**Psyche**) wird in aller Regel den Organsystemen übergeordnet. Der Psyche kann kein spezielles Körperorgan zugeordnet werden, sie ermöglicht dem Menschen z. B. Entscheidungsfreiheit und das Setzen von Werten und Zielen.

Man kann den menschlichen Körper nicht nur nach funktionellen Aspekten in verschiedene *Organsysteme* gliedern, sondern außerdem nach anatomischen Gesichtspunkten in verschiedene **Körperabschnitte** unterteilen. Am unpaaren **Körperstamm** werden **Kopf, Hals** und **Rumpf** unterschieden. Dabei werden am Rumpf nochmals **Brust** *(Thorax)*, **Bauch** *(Abdomen)* und **Becken** *(Pelvis)* differenziert. Außerdem unterscheidet man die **oberen Extremitäten** *(obere Gliedmaßen)* als Bezeichnung für die Arme und Hände und die **unteren Extremitäten** *(untere Gliedmaßen)* als Bezeichnung für die Beine und Füße.

Neben Kenntnissen über den Aufbau des menschlichen Körpers spielt in der Medizin auch die Kenntnis der Lage einzelner Strukturen eine wichtige Rolle. Außerdem ist es wichtig, Hauptachsen und Hauptebenen des Körpers sowie gebräuchliche Bezeichnungen für (Bewegungs-)Richtungen am menschlichen Körper zur exakten Angabe von Lagebeziehungen zu kennen.

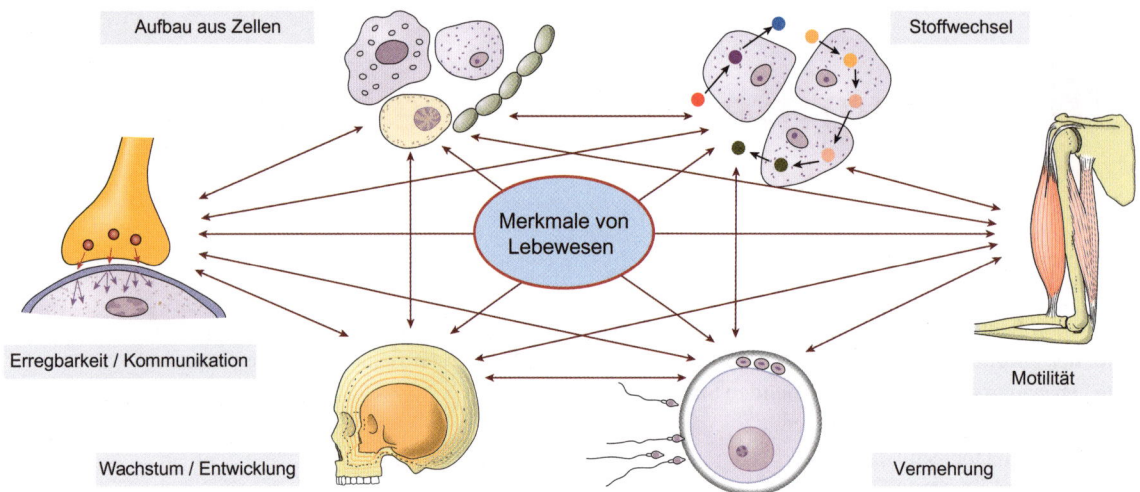

Abb. 1.1 Die Kennzeichen des Lebens.

Frage 1.1   Wofür ist die Fähigkeit der Zellen, sich durch Teilung zu vermehren, so wichtig?

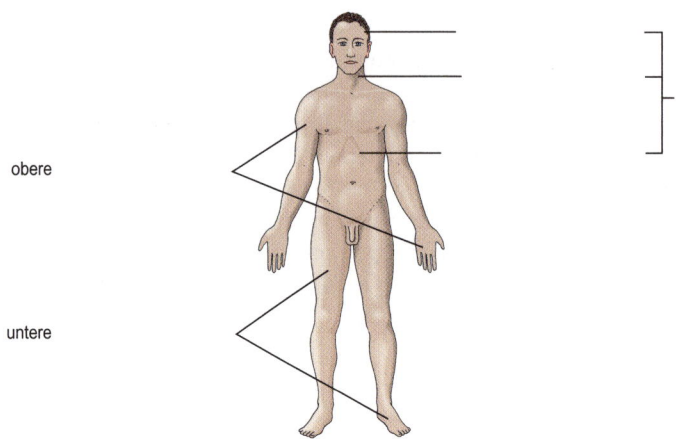

Abb. 1.2 Die verschiedenen Körperabschnitte. Links werden zwei Begriffe gesucht, rechts drei Begriffe, die wiederum zu einem Oberbegriff zusammengefasst werden.

Frage 1.2   Wie sind die Arme, wie sind die Beine mit dem Rumpf verbunden?

Frage 1.3   Wo ist eine **distale** Speichenfraktur lokalisiert, wo eine **proximale** Oberarmfraktur
(➤ Abb. 1.3)?

Richtungsbezeichnungen

kranial
(kopfwärts)

dexter
(rechts)

ventral
(bauchwärts)

distal

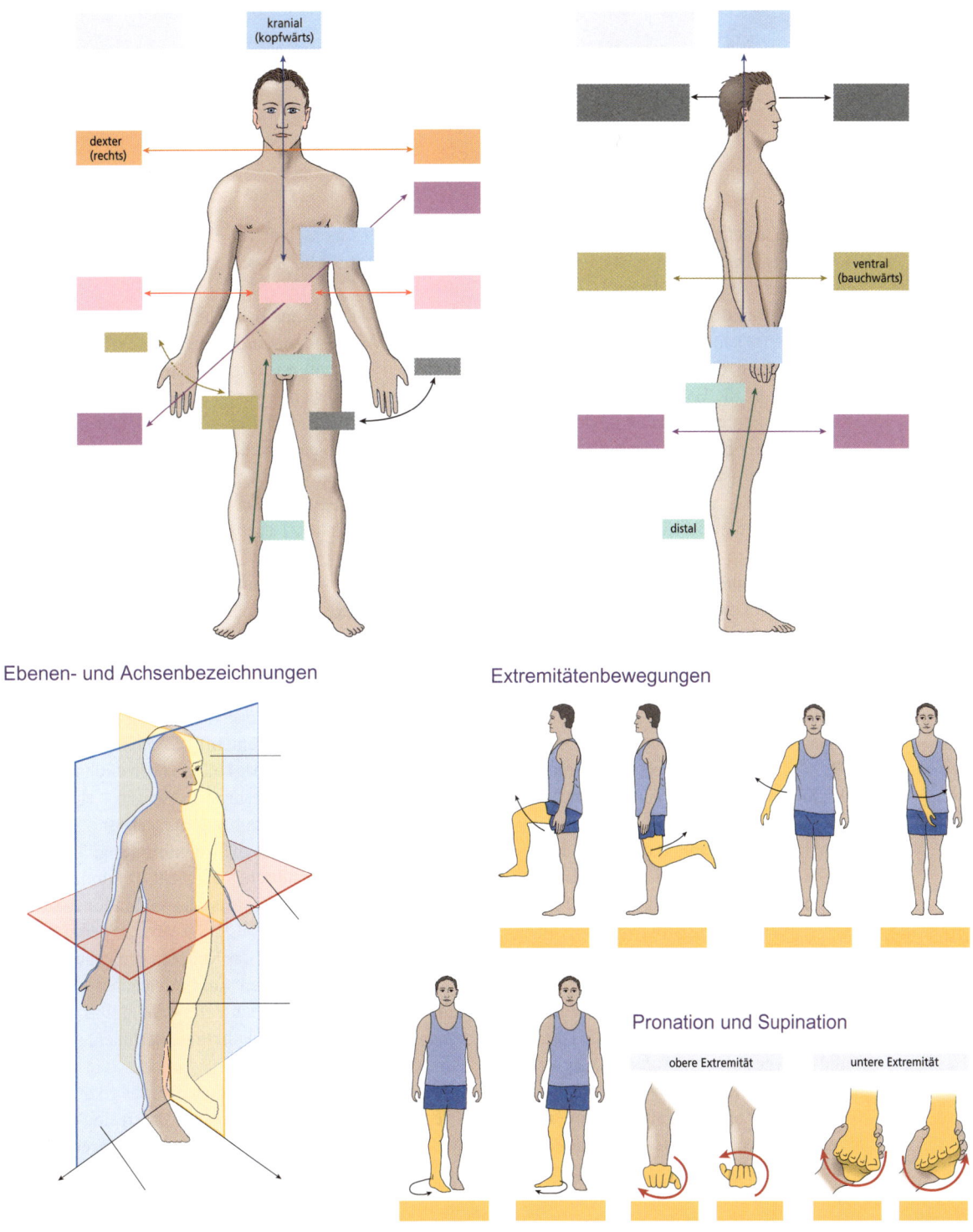

Ebenen- und Achsenbezeichnungen

Extremitätenbewegungen

Pronation und Supination

obere Extremität   untere Extremität

Abb. 1.3 Richtungsbezeichnungen (von vorn und von der Seite); Ebenen und Achsenbezeichnungen; Extremitätenbewegungen; Pronation und Supination.

2 Chemie und Biochemie

Die Chemie befasst sich allgemein mit dem Aufbau und der Eigenschaft von Stoffen und mit chemischen Reaktionen. Die Biochemie ist die *Chemie der lebendigen Dinge.* Sie befasst sich mit chemischen Reaktionen, die in Organismen stattfinden.

Alle Gegenstände und Lebewesen bestehen aus **Materie,** also etwas, das Raum beansprucht und Masse besitzt. Materie kann in festem, flüssigem oder gasförmigem **Aggregatzustand** vorliegen. Alle Materie ist aus winzig kleinen, chemisch nicht weiter teilbaren Bausteinen zusammengesetzt, den **Atomen.**

Das Atom ist die Grundeinheit der Materie. Es besteht grundsätzlich aus zwei Hauptteilen: dem Kern im Zentrum und der Elektronenhülle am Rand. Der **Kern** enthält die elektrisch positiv geladenen **Protonen** sowie – außer beim Wasserstoffatom – die elektrisch neutralen **Neutronen.** Da jedes Proton eine positive Ladung trägt, ist der Kern insgesamt positiv geladen. **Elektronen** sind negativ geladene Partikel, die den Kern umkreisen und die **Elektronenhülle** des Atoms bilden. Die Anzahl der negativ geladenen Elektronen entspricht immer der der positiv geladenen Protonen, sodass sich ihre Ladungen ausgleichen und das Atom als Ganzes nach außen elektrisch neutral ist.

Kommt nur eine Art von Atomen in einer Substanz vor, so spricht man von einem **chemischen Element,** das durch ein **chemisches Symbol** *(Elementsymbol)* abgekürzt werden kann. Im menschlichen Organismus findet man 26 verschiedene chemische Elemente. Die Darstellung der chemischen Elemente in einer übersichtlichen Tabelle wird als **Periodensystem der Elemente (PSE)** bezeichnet. Das chemische Symbol leitet sich meist vom lateinischen Namen des Elements ab.

Allein vier „Schlüsselelemente" bilden ungefähr 96 % der Körpermasse: *Sauerstoff* (chemisches Symbol **O**), *Kohlenstoff* (**C**), *Wasserstoff* (**H**) und *Stickstoff* (**N**). Die sieben **Mengenelemente** *Kalzium* (**Ca**), *Phosphor* (**P**), *Kalium* (**K**), *Schwefel* (**S**), *Natrium* (**Na**), *Chlor* (**Cl**) und *Magnesium* (**Mg**) bilden noch einmal etwa 3 % der Körpermasse. Ungefähr 1 % bilden die **Spurenelemente,** die nur in geringsten Mengen – eben Spuren – anzutreffen sind. Mengen- und Spurenelemente werden als **Mineralstoffe** zusammengefasst.

Eine bekannte Form (es gibt noch andere) der chemischen Bindungen ist die **Ionenbindung:** Sie entsteht durch Verbindung eines metallischen Elements mit einem nichtmetallischen Element. Die Ionenbindung beruht auf der Anziehung zwischen negativ und positiv geladenen Ionen. Sie ist die Verbindungsform der Salze. Die bekannteste Ionenverbindung besteht aus Na^+- und Cl^--Ionen ($NaCl$). Sie wird im Volksmund als „Salz" oder „Kochsalz" bezeichnet. Unter einer **chemischen Reaktion** wird das Knüpfen von neuen Bindungen zwischen Atomen oder gerade das Gegenteil, nämlich das Aufbrechen von bestehenden chemischen Bindungen verstanden. Chemische Reaktionen finden in jeder menschlichen Zelle ständig und in großem Ausmaß statt. Nur mit ihrer Hilfe kann der Organismus seine vielfältigen Funktionen erfüllen, vom Sehen und Bewegen bis zum Aufbau neuer Strukturen beim Wachstum.

Säuren sind (nach Brönsted) chemische Verbindungen, die H^+-Ionen (Protonen) abgeben können (z. B. HCl). Sie werden daher auch **Protonendonatoren** genannt (lat. Donator = *Schenker*). **Basen** sind chemische Verbindungen, die H^+-Ionen (Protonen) aufnehmen können. Werden auch **Protonenakzeptoren** genannt. Je mehr H^+-Ionen sich in einer Lösung befinden, desto **saurer** *(azider)* ist diese Lösung. Je weniger H^+-Ionen sich darin befinden, desto **basischer** *(alkalischer)* ist die Lösung. Der Säuregrad wird auch als **Azidität** bezeichnet, die basische Eigenschaft einer Lösung auch als **Alkalität** *(Basizität)*. Azidität oder Alkalität einer Lösung lassen sich laborchemisch messen. Die Maßeinheit dafür ist der **pH-Wert.**

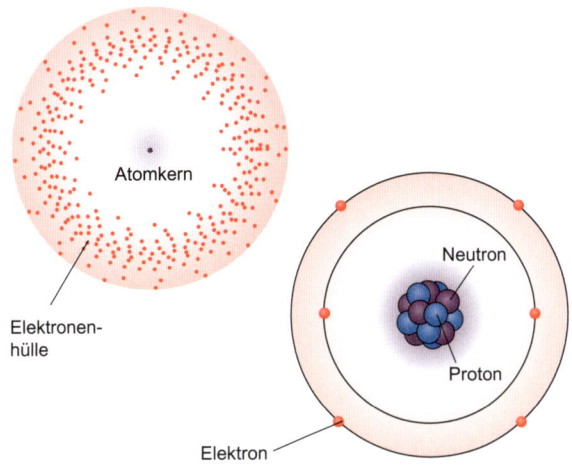

Abb. 2.1 Der Aufbau eines Atoms. *Oben* mit eher realitätstreuen Proportionen (tatsächlich müsste der Abstand zwischen Atomkern und Elektronenhülle noch viel größer sein) und *unten* mit stark vergrößertem Kern, sodass Protonen und Neutronen erkennbar sind. Weiter sind schematisch zwei Elektronenschalen mit sich darin bewegenden Elektronen dargestellt.

Frage 2.1   Wodurch unterscheiden sich die Atome verschiedener Elemente?

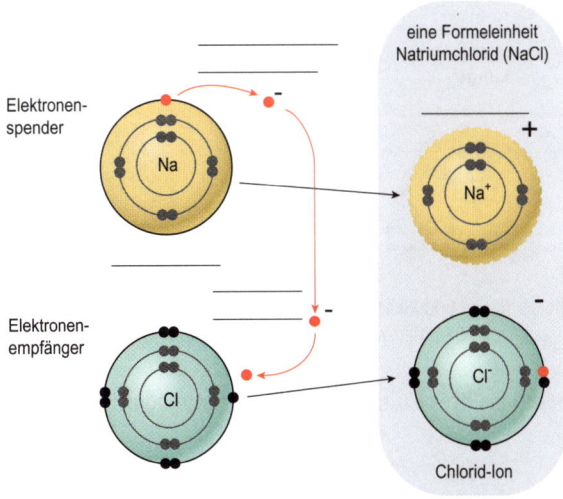

Abb. 2.2 Ionenbindung am Beispiel des Na^+Cl^-. Sie beruht auf der Anziehung zwischen negativ und positiv geladenen Ionen. Mit den fehlenden Begriffen wird beschrieben, wie das rechts abgebildete Natriumchlorid entsteht.

Frage 2.2   Wie wird Na^+Cl^- im Volksmund bezeichnet?

Frage 2.3   Löst man Na^+Cl^- im Wasser, liegen die Ionen frei beweglich in einer wässrigen Lösung vor. Wie wird so eine Lösung genannt (speziell auf Kochsalz bezogen und allgemein auf Ionen bezogen)?

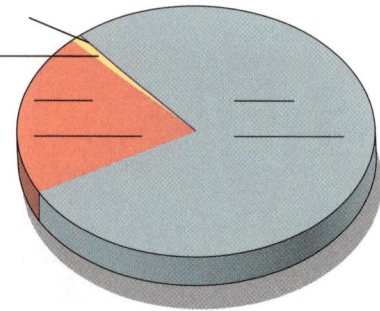

Abb. 2.3 Gesucht werden hier die vier Bestandteile trockener Luft sowie ihr Anteil in Prozent.

Frage 2.4 Wie wird in der Medizin oft beschrieben, dass der Patient Umgebungsluft ohne zusätzliche Sauerstoffbeimischung atmet?

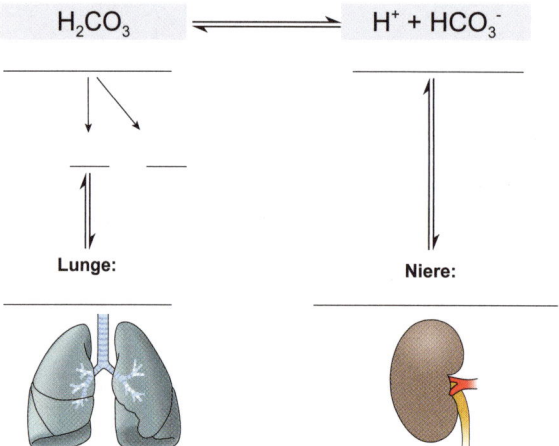

Abb. 2.4 Kohlensäure als Puffersäure und und Bikarbonat als Pufferbase spielen eine lebenswichtige Rolle im nach ihnen benannten Puffersystem. Mit den gesuchten Begriffen wird beschrieben, welche regulierende Rolle Lunge und Niere dabei haben.

Frage 2.5 Wie funktioniert das Kohlensäure-Bikarbonat-System im menschlichen Körper?

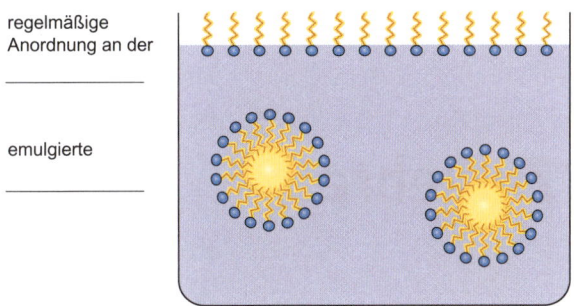

regelmäßige
Anordnung an der

_____

emulgierte

_____

Abb. 2.5 Fettsäuremoleküle richten sich in Wasser in einer typischen Weise aus. Die fehlenden Begriffe beschreiben dieses Phänomen.

Frage 2.6   Was passiert an der Wasseroberfläche, wenn man Fettsäuren ins Wasser gibt und warum ist das so?

KAPITEL

3 Zelllehre

Die Zelle ist als kleinste lebensfähige Bau- und Funktionseinheit des Organismus zugleich der Grundbaustein des Körpers. Nicht nur der Mensch, sondern auch alle Tiere, Pflanzen und Pilze bestehen aus Zellen. Als Einzeller kann die Zelle sogar als eigenständiger Organismus existieren, z.B. als Amöbe. Große Organismen wie der Mensch bestehen hingegen aus einer unglaublich großen Zahl an Zellen, somit sind wir „Vielzeller". Der Körper eines erwachsenen Menschen ist aus etwa 10^{14} (100.000 Milliarden) Zellen zusammengesetzt. Ebenso unvorstellbar: Pro Sekunde gehen mehrere Millionen Zellen zugrunde, und ebenso viele werden neu gebildet.

Trotz aller Unterschiede gibt es grundlegende Gemeinsamkeiten aller Zellen. Schon mit einfachen *Lichtmikroskopen* sah man, dass die Zelle von einer Hülle, der **Zellmembran,** umschlossen und aus mindestens zwei Bestandteilen zusammengesetzt ist: der *Grundsubstanz* (**Zytoplasma**) und dem **Zellkern** (*Nukleus*).

Chemisch gesehen ist die Zellmembran aus einer Doppelschicht fettähnlicher Substanzen (**Lipid-Doppelschicht**) aufgebaut. Elektronenmikroskopisch stellt sich die Zellmembran dreischichtig dar. Das Zytoplasma umgibt den Zellkern und besteht aus **Zytosol** (intrazellulärer Flüssigkeit: Wasser, Proteine, Fette, Kohlenhydrate, Ionen) und den **Zellorganellen**. Diese wurden mit verbesserter Mikroskopiertechnik entdeckt. Sie sind die „Organe" der Zelle, dazu gehören:

- endoplasmatisches Retikulum,
- Ribosomen,
- Golgi-Apparat,
- Lysosomen,
- Mitochondrien.

Das **endoplasmatische Retikulum** *(ER)* ist ein reich verzweigtes, membranumschlossenes Hohlraumsystem. Ist seine Membran mit Ribosomen besetzt, spricht man von **rauem endoplasmatischem Retikulum**, ansonsten von **glattem endoplasmatischem Retikulum**.

Ribosomen finden sich in Millionenzahl in jeder Zelle. Sie bestehen hauptsächlich aus Proteinen und *ribosomaler RNA* (**rRNA**). Beim Menschen findet die Herstellung von Eiweißen (**Proteinbiosynthese**) an den Ribosomen im Zytoplasma statt, während die Erbinformation für alle Proteine im Zellkern – in Form der DNA – lagert.

Der **Golgi-Apparat** erhält Substanzen vom endoplasmatischen Retikulum, modifiziert und „adressiert" sie (z. B. für Ausschleusung durch *Exozytose*, zum Verbleib in der Zelle als *Lysosom*) und schnürt sie dann portionsweise ab.

Lysosomen sind die Verdauungsorgane der Zelle. Es handelt sich um winzige, von einer Membran umschlossene Bläschen, die vom Golgi-Apparat gebildet werden. Sie „verdauen" mittels ihrer Enzyme durch Phagozytose aufgenommene Fremdstoffe, aber auch nicht mehr funktionsfähige, *zelleigene* Organellen.

Jede lebende Zelle benötigt für ihren Stoffwechsel sowie für die *aktiven* Membran-Transportprozesse Energie. Diese wird in den **Mitochondrien,** den „Kraftwerken" der Zelle, erzeugt. Mitochondrien besitzen außerdem eigene DNA (**mitochondriale DNA,** *mtDNA*) und Ribosomen, sodass sie selbst Proteine herstellen können. Die Zahl der Mitochondrien spiegelt den Energiebedarf einer Zelle wider.

Die Zellvermehrung ist für jedes Lebewesen die Grundlage für Wachstum, Heilung und Fortpflanzung. Als **Mitose,** die in jeder Körperzelle stattfindet, bezeichnet man die nicht-geschlechtliche Vermehrung von Zellen. Die geschlechtliche Vermehrung von Zellen, die in Hoden und Ovarien stattfindet, wird hingehen **Meiose** genannt. Die häufigste Art der Zellteilung ist die **Mitose,** bei der sich die **Mutterzelle** in zwei *erbgleiche* **Tochterzellen** teilt.

Der Mensch besteht überwiegend aus Wasser. Bei einem erwachsenen Menschen mit etwa 70 kg Körpergewicht befinden sich ca. zwei Drittel (oder etwa 30 l) dieses Körperwassers als Hauptbestandteil des Zytosols *in* den Zellen (**intrazelluläre Flüssigkeit**).

Alle Zellfunktionen erfordern einen Transport bzw. Austausch von Stoffen innerhalb des Organismus: So müssen z. B. Sauerstoff und Nährstoffe an die Zellen herangeführt und Stoffwechselprodukte wie etwa Kohlendioxid (CO_2) aus den Zellen abtransportiert werden. Für diesen Austausch müssen die Stoffe mehrere Grenzbarrieren wie Kapillarwände und Zellmembranen überwinden.

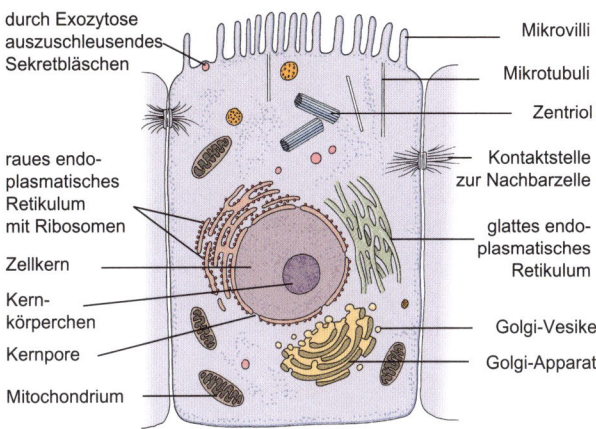

Abb. 3.1 Schnitt durch eine Zelle.

Frage 3.1   Welches ist die größte (Einzel-)Struktur innerhalb der Zelle?

Frage 3.2   Wie lassen sich die Aufgaben bzw. Eigenschaften folgender Bestandteile der Zelle beschreiben: Zellkern, endoplasmatisches Retikulum, Ribosomen, Golgi-Apparat, Kontaktstellen zur Nachbarzelle?

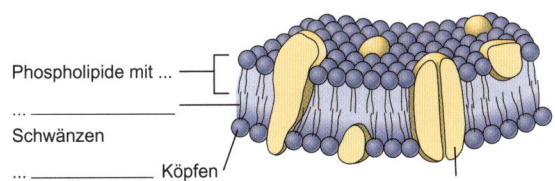

Abb. 3.2 Die Zellmembran ist chemisch gesehen eine Doppelschicht fettähnlicher Substanzen.

Frage 3.3   Wie lässt sich der dreischichtige Aufbau der Zellmembran, so wie er im Elektronenmikroskop erkennbar ist, erklären bzw. beschreiben?

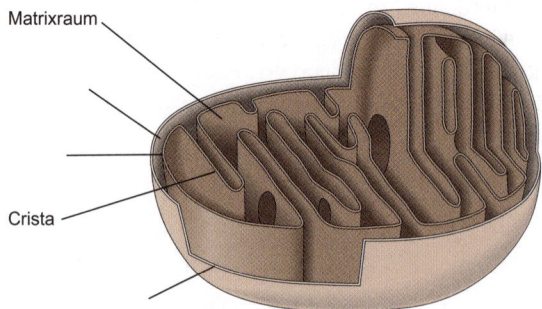

Abb. 3.3 Die Mitochondrien sind die „Kraftwerke" der Zellen. Hier ist ein Mitochondrium in der Schemazeichnung dargestellt. Die Auffaltungen der inneren Membran sind unterschiedlich geformt, z. B. leistenförmig oder röhrenförmig. Wie lauten die Bezeichnungen dafür?

Frage 3.4   Was ist die Aufgabe des Mitochondriums?

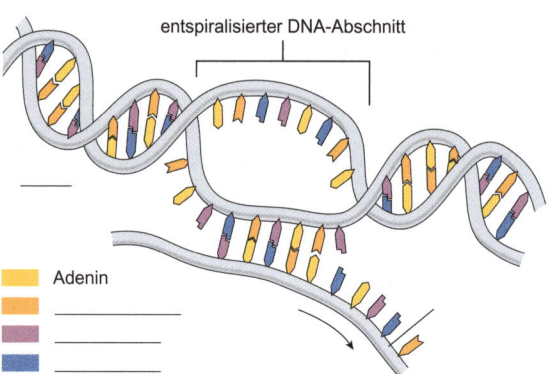

Abb. 3.4 Bei der Transkription geht es um Übertragung genetischer Informationen. Damit die Grafik Sinn ergibt, sind noch einige Begriffe zu ergänzen.

Frage 3.5   Was bedeutet der Begriff Transkription und was geschieht dabei?

4 Genetik und Evolution

Genetik kann mit *Vererbungslehre* übersetzt werden. Oder anders gesagt: diese Wissenschaft untersucht die Weitergabe von Merkmalen von einer Generation auf die nachfolgende. Kinder gleichen im Erscheinungsbild ihren Eltern, Geschwister ähneln einander. Dies kommt daher, dass das Erbgut, das viele Eigenschaften eines Menschen (mit)bestimmt, über die Keimzellen an die nächste Generation weitergegeben wird. Somit werden Eigenschaften der Eltern an die Kinder vererbt.

Der Vorgang, bei dem die genetische Information der Zelle zugänglich gemacht wird, heißt **Genexpression.** Fast alle Gene sind im Zellkern auf den **Chromosomen** lokalisiert. Mit Ausnahme der Keimzellen (reife Eizellen bzw. Spermien) enthält jede Zelle des Menschen 46 Chromosomen in 23 Chromosomenpaaren: 23 Chromosomen stammen vom Vater, 23 von der Mutter. Die Gene haben dabei feste „Plätze" auf den Chromosomen, man spricht von **Genort** oder *Genlokus*. Die jeweils auf den sich entsprechenden (homologen) Chromosomen am gleichen Genort liegenden „Ausfertigungen" eines Gens heißen **Allele.** Sind beide Allele identisch, ist der Träger in diesem Merkmal *reinerbig* **(homozygot)** – unterscheiden sie sich, ist er *mischerbig* **(heterozygot).**

Bereits Mitte des 19. Jahrhunderts deckte der Mönch *Gregor Mendel* aufgrund von Tausenden Kreuzungsversuchen mit Erbsen grundlegende Gesetzmäßigkeiten der Vererbung auf. Drei davon sind im Wesentlichen heute noch gültig (und durch unser heutiges Wissen ursächlich erklärbar):

- **Uniformitätsregel** oder *1. Mendel-Regel*
- **Aufspaltungsregel** oder *2. Mendel-Regel*
- **Unabhängigkeitsregel** oder *3. Mendel-Regel*.

Prinzipiell gelten die Mendel-Regeln auch für den Menschen, und zwar sowohl für die Vererbung physiologischer (z. B. Augenfarbe, Blutgruppe) als auch für diejenige pathologischer Merkmale (z. B. Bluterkrankheit).

Genetisch bedingte Krankheiten sind Erkrankungen, die auf Veränderungen des Erbmaterials beruhen. Sie können – mit je nach Erbgang unterschiedlichem Risiko – an die Nachkommen weitergegeben werden. Eine **Erbkrankheit** liegt vor, wenn eine *ererbte* Krankheitsbereitschaft so stark ist, dass die Krankheit *zwangsläufig* ausbricht. Zu den genetisch bedingten Krankheiten gehören die **Chromosomenaberrationen.**

Die **numerische Chromosomenaberration** bezeichnet eine Verminderung oder Erhöhung der *Chromosomenzahl*. Bei **Monosomien** ist ein Chromosom im ansonsten diploiden Chromosomensatz nur *einfach* vorhanden. Von **Trisomien** spricht man, wenn ein Chromosom *dreifach* vorliegt. Die häufigste (lebensfähige) Trisomie ist – mit einer Häufigkeit von ungefähr 1 : 700 Lebendgeborenen – das dreifache Vorhandensein des Chromosoms 21 (**Down-Syndrom,** *Trisomie 21*).

Eine andere hier behandelte Wissenschaft ist die **Evolution.** Es handelt sich dabei um die Lehre der *Abstammung*. Sicher kennen Sie einen der Begründer der Evolutionslehre, Charles Darwin. Er war ein Anhänger der Selektionstheorie: „Nur die Stärksten und Anpassungsfähigsten setzen sich durch." Man nennt dieses Prinzip auch „survival of the fittest". Die unterschiedlichen Anforderungen der jeweiligen örtlichen Lebensverhältnisse führen zu unterschiedlichen Ausleseprozessen, sodass sich die Populationen genetisch immer weiter auseinanderentwickeln. Zunächst entstehen so verschiedene *Rassen*. Schließlich hat sich die isolierte Population genetisch so weit von der ursprünglich genetisch identischen Nachbarpopulation entfernt, dass eine Kreuzung keine zeugungsfähigen Nachkommen mehr hervorbringt. Eine neue *Art* ist entstanden.

Die drei Grundphänomene Mutation, Selektion und Isolation bilden die Eckpfeiler der **Evolutionsbiologie,** der zufolge letztlich auch der Mensch das Resultat einer evolutionären Fortentwicklung vom primitiven Wirbeltier zum hochentwickelten Säugetier in der Gruppe der Primaten darstellt.

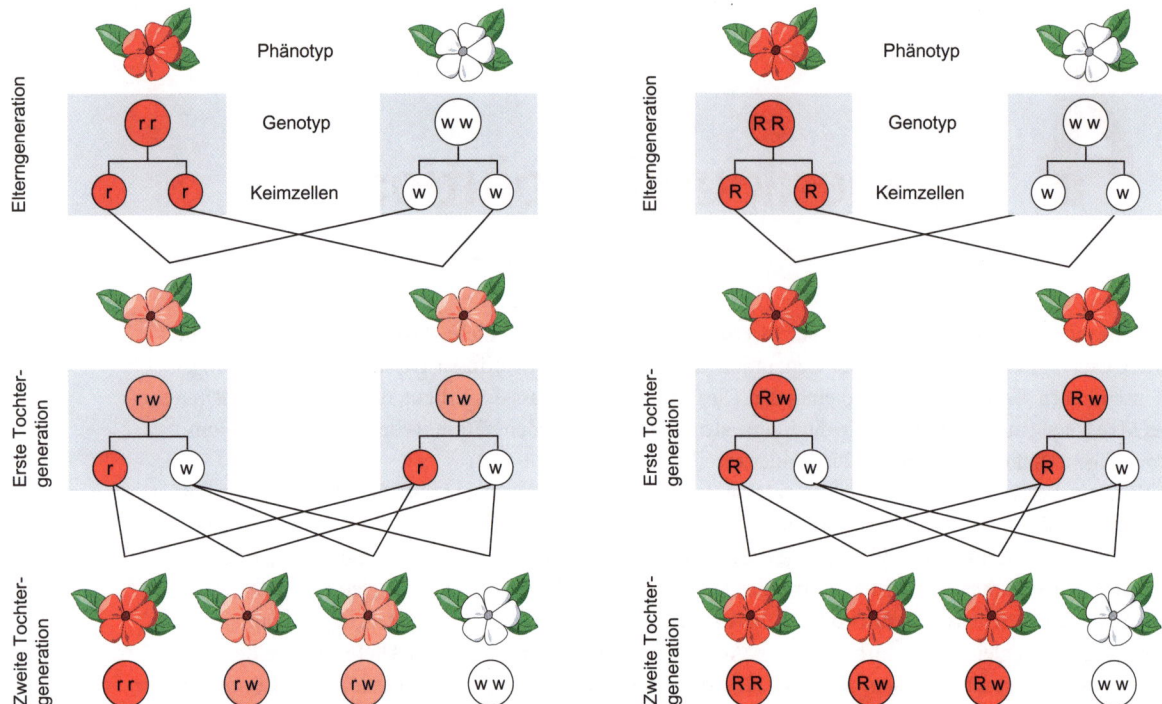

Abb. 4.1 Kreuzung einer homozygot rot blühenden (rr bzw. RR) mit einer homozygot weiß blühenden (ww) Pflanze.

Frage 4.1 Wie lassen sich die Begriffe Phänotyp und Genotyp erklären?

Frage 4.2 Was versteht man unter einer numerischen Chromosomenaberration?

Frage 4.3 Welches ist die häufigste (lebensfähige) Trisomie und welche körperlichen Auffälligkeiten lassen sich beobachten??

KAPITEL

5 Gewebe des Körpers

Bei Geweben handelt es sich um viele Zellen, die zusammenarbeiten, um eine bestimmte Funktion (oder mehrere) auszuüben. Mehrere Gewebe wiederum bilden gemeinsam ein Organ. Nach ihrer Entwicklungsgeschichte, Struktur und Funktion unterscheidet man vier Grundgewebe:

- **Epithelgewebe**
- **Binde- und Stützgewebe**
- **Muskelgewebe**
- **Nervengewebe**

Epithelgewebe *(Deckgewebe)* bedecken die gesamte Körperoberfläche. Je nachdem, welche Aufgaben (Hauptfunktionen) im Vordergrund stehen, werden sie typischerweise aufgeteilt in:

- Oberflächenepithelien, diese bedecken die innere und äußere Oberfläche des Körpers.
- Drüsenepithelien, dies sind einzelne spezialisierte Epithelzellen oder Ansammlungen von Epithelzellen. Sie sondern **Sekrete** (überwiegend flüssige Stoffgemische) ab und werden (nach der Art der Sekretausscheidung) in *exokrine* und *endokrine* Drüsen unterschieden.
- Sinnesepithelien, sie können (Sinnes-)Reize aufnehmen und weiterleiten. Hierzu gehören z. B. die lichtaufnehmenden Stäbchen und Zapfen der Netzhaut im Auge.

Binde- und Stützgewebe sind entscheidend an Formgebung und -erhalt des Körpers beteiligt. Zum **Bindegewebe** gehören das kollagene und retikuläre Bindegewebe sowie das **Fettgewebe**. Das **Fettgewebe** ist eine Sonderform des retikulären Bindegewebes. Die allermeisten Fettzellen des Erwachsenen enthalten *einen* großen Fetttropfen (daher *univakuläres Fettgewebe*), der Zytoplasma und Zellkern an den Rand drängt. Wegen seiner weiß-gelben Farbe heißt dieses Fettgewebe **weißes Fettgewebe.**

Das **Stützgewebe** wird in Knorpel und Knochen unterteilt. Knorpel ist besonders druckfest und widersteht mechanischen Beanspruchungen, insbesondere Scherkräften. Knochen sind das am höchsten differenzierte Stützgewebe des Menschen. Da die Knochen das Baumaterial des Skeletts darstellen, sind sie das am meisten vorkommende Stützgewebe. Knochen verfügen über eine Struktur, die sie außerordentlich widerstandsfähig gegenüber Druck, Biegung und Drehung macht.

Ohne **Muskeln** wäre der Mensch völlig unbeweglich. Für die Fortbewegung, den Herzschlag und andere lebenswichtige Funktionen des Körpers sorgen die lang gestreckten, faserartigen **Muskelzellen** *(Myozyten)*. Fadenförmige Eiweißmoleküle **(Myofibrillen)**, die im Inneren der Muskelzellen teleskopartig ineinandergreifen, ermöglichen ein Zusammenziehen **(Kontraktion)** und damit eine Verkürzung der Zelle.

Der Körper besitzt drei unterschiedliche Typen von Muskulatur:

- Glatte Muskulatur
- Quergestreifte Muskulatur
- Herzmuskulatur

Das **Nervengewebe** ist das Bauelement des Nervensystems. Es besteht aus zwei unterschiedlichen Zelltypen: **Neuronen** *(Nervenzellen)* und **Gliazellen** *(Stützzellen)*. *ZNS* **(zentrales Nervensystem)** bezeichnet dabei Gehirn und Rückenmark, im Gegensatz zum **peripheren Nervensystem,** kurz *PNS,* das alle durch den Körper ziehenden peripheren Nerven umfasst. **Interneurone** verbinden Nervenzellen innerhalb des ZNS miteinander.

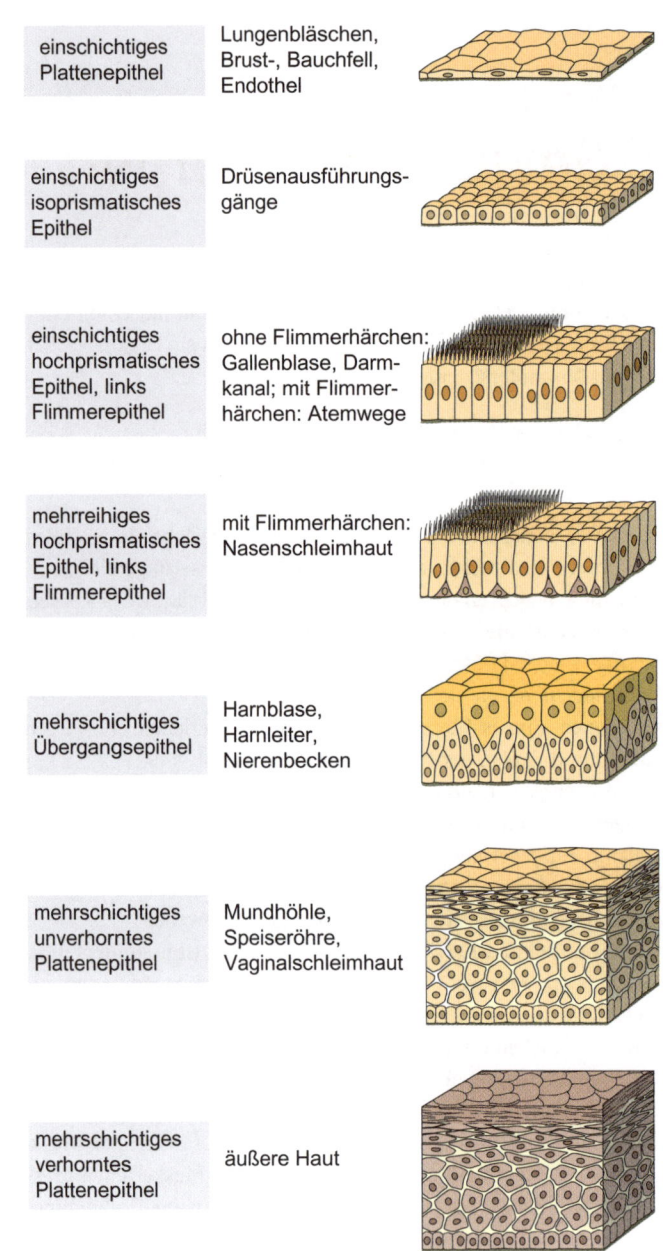

einschichtiges Plattenepithel	Lungenbläschen, Brust-, Bauchfell, Endothel
einschichtiges isoprismatisches Epithel	Drüsenausführungs-gänge
einschichtiges hochprismatisches Epithel, links Flimmerepithel	ohne Flimmerhärchen: Gallenblase, Darm-kanal; mit Flimmer-härchen: Atemwege
mehrreihiges hochprismatisches Epithel, links Flimmerepithel	mit Flimmerhärchen: Nasenschleimhaut
mehrschichtiges Übergangsepithel	Harnblase, Harnleiter, Nierenbecken
mehrschichtiges unverhorntes Plattenepithel	Mundhöhle, Speiseröhre, Vaginalschleimhaut
mehrschichtiges verhorntes Plattenepithel	äußere Haut

Abb. 5.1 Verschiedene Oberflächenepithelien.

Frage 5.1 Bei welchen Epithel-Zellformen steht die Schutz- und Abgrenzungsfunktion im Vorder-grund, bei welchen die Stoffaufnahme oder -abgabe?

Frage 5.2 Wo befindet sich mehrschichtiges verhorntes Plattenepithel?

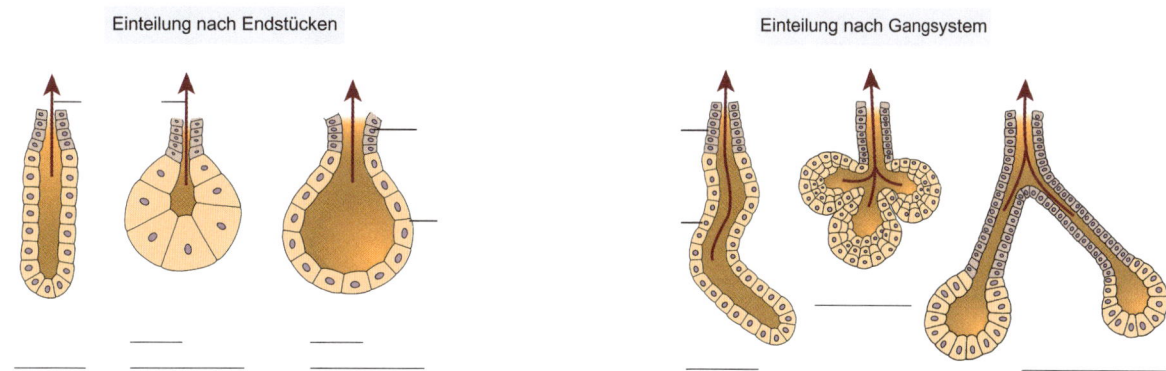

Einteilung nach Endstücken

Einteilung nach Gangsystem

Abb. 5.2 Verschiedene exokrine Drüsen. *Links* Einteilung nach dem Aussehen der Endstücke, *rechts* Einteilung nach dem Bau des Gangsystems.

Frage 5.3 Welches sind die einfachsten Formen der exokrinen Drüsen?

Frage 5.4 Was versteht man unter einer Myoepithelzelle?

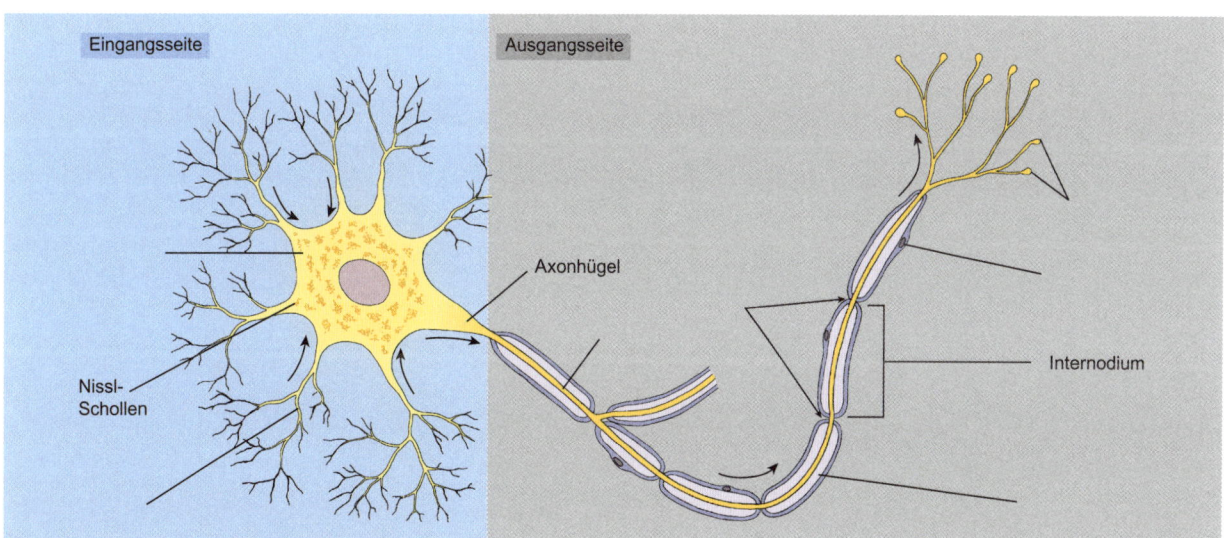

Eingangsseite

Ausgangsseite

Axonhügel

Nissl-
Schollen

Internodium

Abb. 5.3 Aufbau eines Neurons. Die *linke*, hellblau unterlegte Bildhälfte stellt die „Eingangsseite" des Neurons dar. Die *rechte*, grau hinterlegte Bildhälfte ist die „Ausgangsseite". Die Pfeile geben die Richtung der Erregungsleitung an.

Frage 5.5 Was sind efferente Neurone (Nervenzellen), was sind afferente Neurone?

Frage 5.6 Ein Neuron besteht aus einem Zellkörper und Zellfortsätzen. Die Fortsätze der Neurone heißen Dendriten und Axone. Wie lässt sich der Unterschied zwischen den beiden beschreiben?

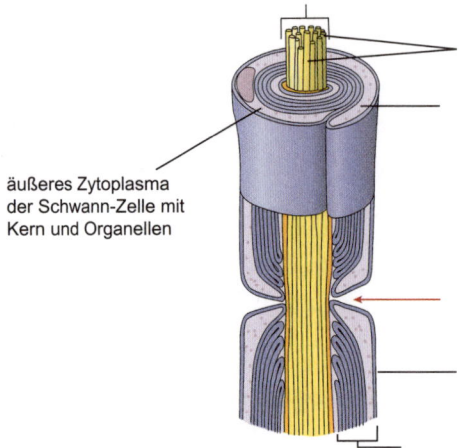

äußeres Zytoplasma
der Schwann-Zelle mit
Kern und Organellen

Abb. 5.4 Längsschnitt durch eine markhaltige Nervenfaser. Bei diesen ist die Myelinschicht immer wieder kurz unterbrochen.

Frage 5.7   Was versteht man unter saltatorischer Erregungsleitung?

6 Knochen, Gelenke und Muskeln

Skelettsystem und Skelettmuskeln bilden den Bewegungsapparat. Sehnen und Bänder verbinden die Knochen mit Muskeln bzw. untereinander. Und Gelenke wiederum verbinden Knochen miteinander.

Das Knochengewebe gehört zu den Binde- und Stützgeweben. Die über 200 Knochen des Menschen werden meist nach ihrer *Form* eingeteilt. Folgende **Knochenformen** werden differenziert:

- Die **Röhrenknochen** oder *langen Knochen*, etwa der Oberarmknochen, bestehen aus einem langen, röhrenförmigen Schaft (**Diaphyse**) mit zwei verdickten Enden, der **Epiphyse.** Als **Metaphyse** wird der Abschnitt zwischen Epi- und Diaphyse bezeichnet, er ist Ausgangspunkt des Längenwachstums im Kindes- und Jugendalter.
- **Kurze Knochen** sind meist würfel- oder quaderförmig, beispielsweise die Handwurzelknochen.
- Flache, kompakte Knochen bezeichnet man als **platte Knochen.**
- Neben diesen Knochenformen gibt es noch unregelmäßig geformte, in kein Schema passende Knochen, die üblicherweise als **irreguläre Knochen** bezeichnet werden.
- **Sesambeine** sind kleine, in Muskelsehnen eingebettete Knochen. Sie finden sich bevorzugt dort, wo Sehnen besonderen Belastungen ausgesetzt sind, z. B. im Handgelenk.

Die Hohlräume zwischen den Knochenbälkchen (**Knochenmarkhöhle,** *Markhöhle*) werden von **Knochenmark** ausgefüllt. Blutbildendes **rotes Knochenmark** findet sich beim Erwachsenen in den meisten kurzen, platten oder irregulären Knochen, außerdem in den Epiphysen der Röhrenknochen von Oberarm und Oberschenkel.

Zeitlebens wird Knochengewebe in einem *dynamischen Gleichgewicht* neu gebildet und abgebaut. Die **Osteoblasten** sind für den Aufbau der Knochengrundsubstanz zuständig. Gegenspieler sind die mehrkernigen **Osteoklasten,** die sich aus Blutstammzellen im Knochenmark entwickeln. Sie können Knochen wieder auflösen, was in Umbauphasen wie im Wachstum oder nach Knochenbrüchen notwendig ist.

Sehnen sind bindegewebige derbe Strukturen, welche die Muskeln an die Knochen anheften. **Bänder** sind sehnenähnliche derbe Bindegewebszüge. Sie verknüpfen an vielen Körperstellen Knochen direkt untereinander – zur besseren Stabilität.

Gelenke sind die Orte der Körperbewegungen. Diese finden nicht an den Knochen selbst, sondern an den Verbindungsstellen zwischen den Knochen statt. Bei den meisten Gelenken besteht zwischen den gelenkbildenden Knochen eine „richtige Lücke" *(Gelenkspalt)*. Diese Gelenke heißen **Diarthrosen,** *echte* oder *freie Gelenke* und sind überwiegend gut beweglich.

Die meist gute Beweglichkeit in Diarthrosen wird durch folgende Grundstrukturen ermöglicht:

- Die **Gelenkflächen.** Die gelenkbildenden Knochenenden werden von hyalinem **Gelenkknorpel** überzogen, der die weißliche, spiegelglatte Gelenkfläche bildet.
- Die **Gelenkhöhle,** die durch *Gelenkflüssigkeit (Synovia)* ausgefüllt wird. Als **Gelenkspalt** wird der zwischen den gelenkbildenden Knochenflächen befindliche Teil der Gelenkhöhle bezeichnet.
- Die **Gelenkkapsel** als straffe Umhüllung des Gelenkraums.
- Die **Synovia,** sie schmiert wie ein Getriebeöl die Gelenkflächen und ernährt außerdem den gefäßlosen Knorpel durch Diffusion.

Man unterscheidet drei **Grundtypen von Muskelgewebe:**

- Die *quergestreifte Muskulatur*
- Das *Herzmuskelgewebe*
- Die *glatte Muskulatur*

Die aktive Bewegung des Körpers kommt durch den Wechsel zwischen Anspannung und Erschlaffung der **quergestreiften Muskulatur** *(Skelettmuskulatur)* zustande. Damit sich ein Skelettmuskel kontrahiert, muss er von einer motorischen Nervenzelle einen Reiz erhalten.

Die Herzwand besteht hauptsächlich aus **Herzmuskelgewebe,** dem *Myokard*. Dieses ist quergestreift wie die Skelettmuskulatur, zeichnet sich jedoch durch einige Besonderheiten aus. So bilden Herzmuskelzellen ein

Netzwerk und sind elektrisch miteinander gekoppelt. Anders als die Skelettmuskulatur kontrahiert sich der Herzmuskel unwillkürlich ungefähr 75-mal pro Minute ohne auszusetzen.

Glatte Muskulatur findet sich in den Wänden der meisten Hohlorgane, z. B. im Magen-Darm-Trakt oder in den Gefäßwänden. Sie arbeitet *unwillkürlich*. Selbst in Ruhe sind die glatten Muskelzellen immer etwas angespannt *(Ruhetonus)*. Die glatte Muskelfaser ist beträchtlich kleiner als die Skelettmuskelfaser. Die Fasern der meisten glatten Muskeln sind eng vermascht, um so ein kontinuierliches Netzwerk zu bilden.

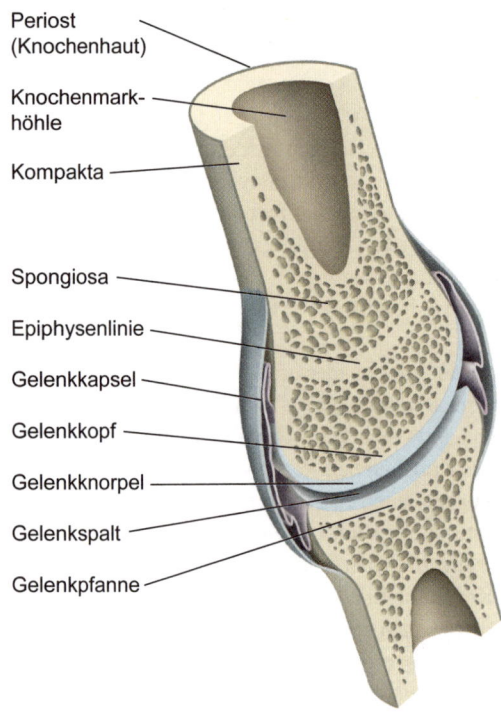

Periost (Knochenhaut)
Knochenmarkhöhle
Kompakta
Spongiosa
Epiphysenlinie
Gelenkkapsel
Gelenkkopf
Gelenkknorpel
Gelenkspalt
Gelenkpfanne

Abb. 6.1 Aufbau eines Gelenks. [L275]

Frage 6.1   Warum sind instabile und noch nicht versorgte Knochenbrüche (Frakturen) sehr schmerzempfindlich?

Frage 6.2   Wie ist ein echtes oder freies Gelenk (Diarthrose) aufgebaut und welche Grundstrukturen ermöglichen eine (meist) gute Beweglichkeit?

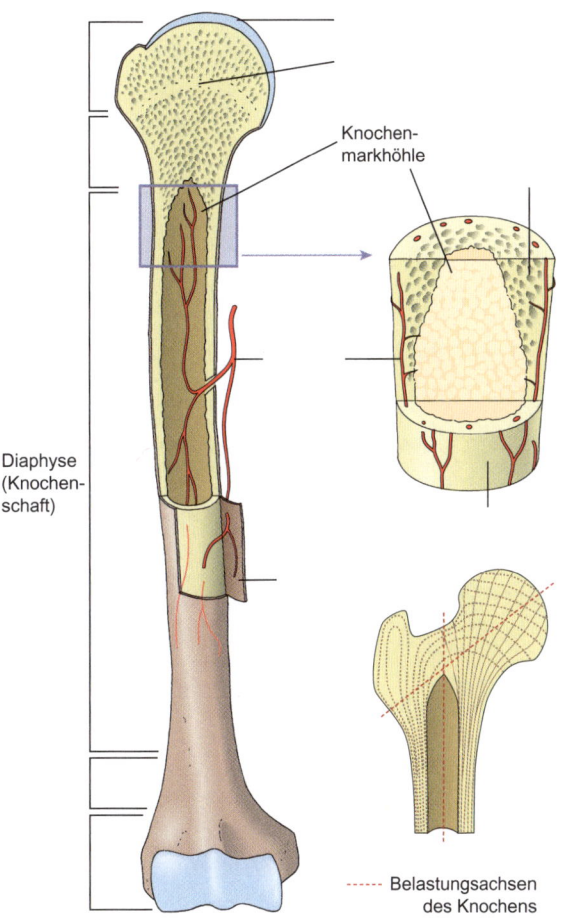

Knochen-
markhöhle

Diaphyse
(Knochen-
schaft)

----- Belastungsachsen
des Knochens

Abb. 6.2 *Links* und *rechts oben* Aufbau eines Röhrenknochens. *Rechts* unten Anordnung der Knochenbälkchen in Richtung der Hauptbelastungsachsen (hier am Hüftkopf), dort muss nichts beschriftet werden.

Frage 6.3   Welcher Anteil des Knochens ist Ausgangspunkt für das Längenwachstum im Kindes- und Jugendalter?

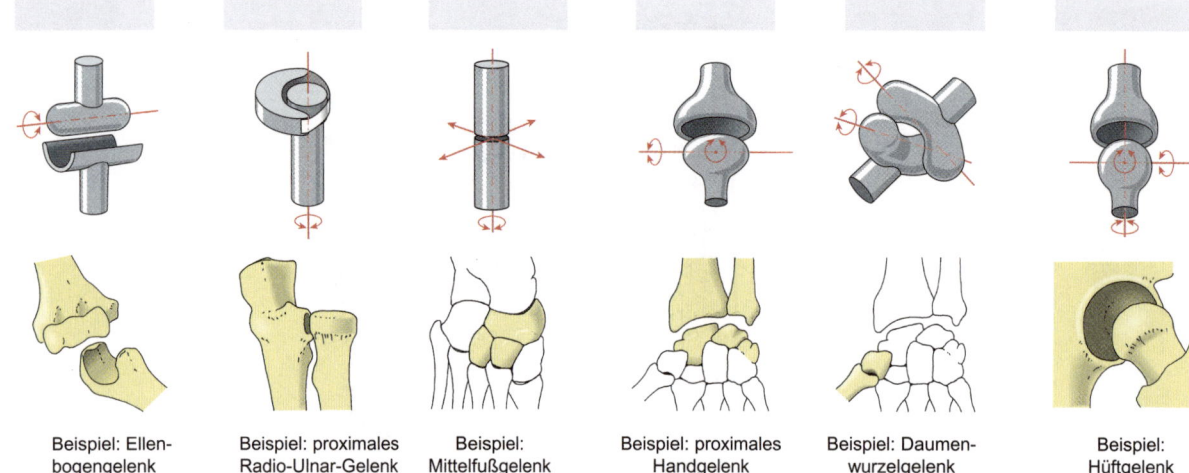

Beispiel: Ellen-bogengelenk	Beispiel: proximales Radio-Ulnar-Gelenk	Beispiel: Mittelfußgelenk	Beispiel: proximales Handgelenk	Beispiel: Daumen-wurzelgelenk	Beispiel: Hüftgelenk

Abb. 6.3 Verschiedene Gelenkformen. Angegeben sind bereits Beispiele für den jeweiligen Gelenktyp. Zu ergänzen ist noch, wie diese genannt werden.

Frage 6.4   Welcher Gelenktyp bietet die meisten Bewegungsmöglichkeiten?

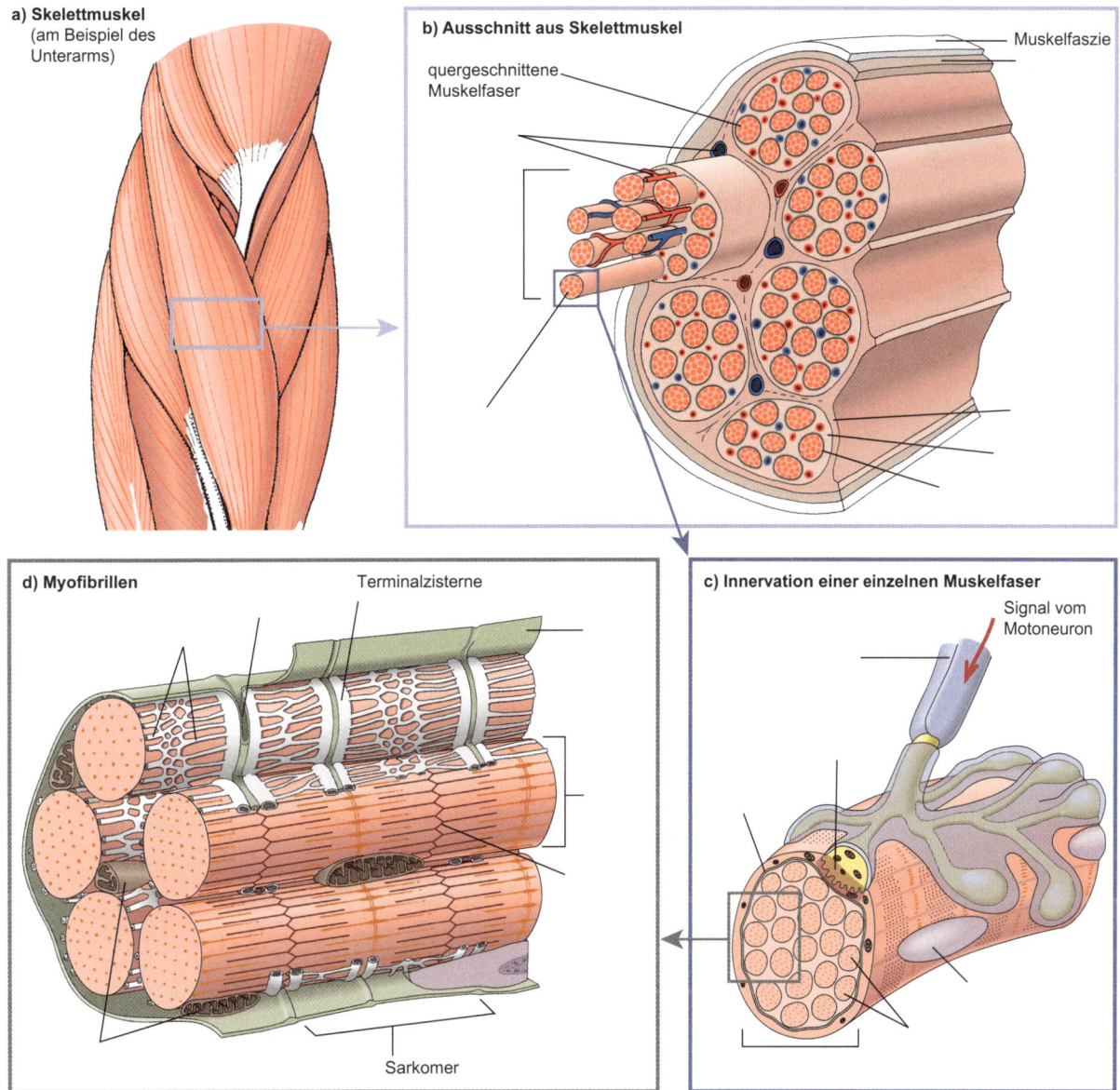

a) Skelettmuskel
(am Beispiel des Unterarms)

b) Ausschnitt aus Skelettmuskel

Muskelfaszie

quergeschnittene Muskelfaser

d) Myofibrillen

Terminalzisterne

c) Innervation einer einzelnen Muskelfaser

Signal vom Motoneuron

Sarkomer

Abb. 6.4 Der Skelettmuskel. *Links oben* beginnend mit der makroskopischen Ansicht (a) bis hin zur nur noch elektronenmikroskopisch erfassbaren Elementarstruktur (d) *links unten*.

Frage 6.5 Drei wichtige Aufgaben kann der Skelettmuskel durch seine Fähigkeit zur Kontraktion erfüllen. Welche sind das?

Frage 6.6 Wie wird die Zellmembran genannt, die die Muskelfaser umgibt?

Frage 6.7 Was versteht man unter der motorischen Endplatte und wie wird die Erregung dort übertragen?

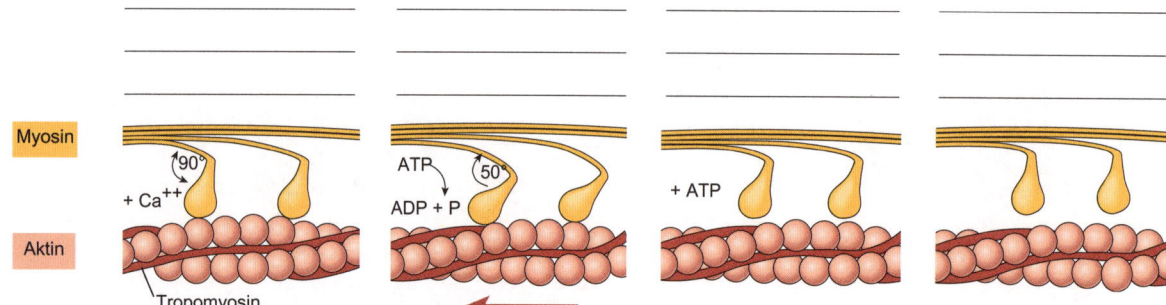

Abb. 6.5 Der Mechanismus der Muskelkontraktion nach dem Modell des Querbrückenzyklus. Bei wiederholten Zyklen bewegt sich das Kopfteil des Myosinfilaments unter ATP-Verbrauch wie das Ruder eines Bootes. Die Grafik ist bereits beschriftet, es fehlt nur noch die stichwortartige Beschreibung der einzelnen Vorgänge.

Frage 6.8   Wie lässt sich der hier dargestellte Mechanismus der Muskelkontraktion nach dem Modell des Querbrückenzyklus beschreiben?

RHEUMATOIDE ARTHRITIS (CHRONISCHE POLYARTHRITIS)

Autoimmun (mit-)verursachte Entzündung v.a. der Gelenke und gelenknaher Strukturen

Ursache: Multifaktoriell, letztlich unklar
Leitsymptom: Gelenksteife, -schwellung, -schmerzen, typischerweise symmetrisch in mehreren Gelenken. Später Gelenkfehlstellung, dauerhafte Beweglichkeitseinschränkung.
Behandlung:
- Lang wirksame Antirheumatika zur Beeinflussung des Krankheitsverlaufs
- Nichtsteroidale Antirheumatika, Glukokortikoide zur kurzfristigen Beschwerdebesserung
- Thermo-, Physiotherapie, Gelenkschutz
- Evtl. rheumachirurgische Maßnahmen

ARTHROSE

Degenerative Gelenkerkrankung mit Knorpelzerstörung und Knochenveränderungen

Ursachen: Zu große Gelenkbelastung im Verhältnis zur individuellen Belastbarkeit
Leitsymptome:
- Gelenksteife → Belastungsschmerz → Anlaufschmerz → Dauerschmerz. Zunehmende Bewegungeinschränkung
- Häufig Koxarthrose (der Hüftgelenke), Gonarthrose (der Kniegelenke), degenerative Wirbelsäulenveränderungen
Behandlung:
- Evtl. Beseitigung ursächlicher Faktoren
- „Bewegung ohne Belastung", Thermo-, Physiotherapie
- Ggf. nichtsteroidale Antihrheumatika zur Beschwerdelinderung
- In fortgeschrittenen Stadien bei hohem Leidensdruck endoprothetischer Gelenkersatz

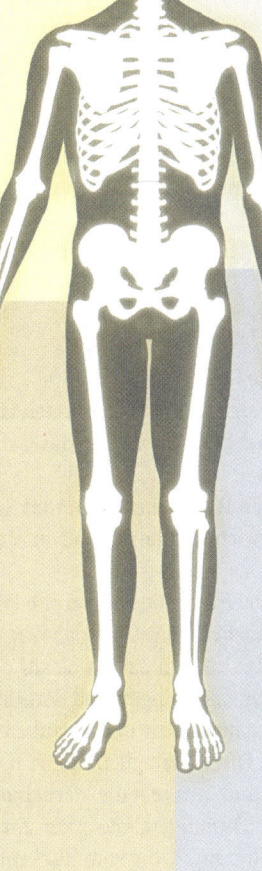

OSTEOPOROSE (KNOCHENSCHWUND)

Knochenerkrankung mit verminderter Knochenmasse und veränderter Knochenarchitektur

Ursache: Multifaktoriell, wesentliche Teilursache Östrogenmangel älterer Frauen
Leitsymptome: Rundrücken, „Kleinerwerden" mit dem Alter. Oft erst durch eine Fraktur bei geringem Trauma bemerkt
Behandlung:
- Behandlung der Fraktur entsprechend der üblichen Richtlinien
- Therapie der Osteoporose durch Medikamente (v.a. Bisphosphonate), Bewegungs-, Ernährungstherapie
- Sturzprophylaxe

FRAKTUR (KNOCHENBRUCH)

Durchtrennung eines Knochens

Ursache: Starke äußere Gewalt bei gesunden, geringe bei vorgeschädigten Knochen
Leitsymptom: Schmerz, Schwellung, Hämatom. Abnorme Beweglichkeit, Fehlstellung, Reiben der Knochenbruchstücke aufeinander, sichtbare Knochenbruchstücke
Behandlung:
- Reposition = Wiederherstellen der normalen Knochenstellung
- Retention = Halten dieser Knochenstellung für die Heilungsdauer, entweder konservativ (Gips, Orthese) oder operativ (Osteosynthese)
- Rehabilitation = Wiederherstellung der normalen Funktion
- Faustregeln: Bei Kindern meist konservative Behandlung. Bei verschobenen und offenen Frakturen, Gelenkbeteiligung, Gefäß-Nerven-Verletzung fast immer operative Behandlung

Abb. 6.6 Übersicht über die Erkrankungen des Bewegungsapparates. [L275]

KAPITEL

7 Bewegungsapparat

Unschwer erkennbar sind die großen Unterschiede in **Körpergröße, -bau** und **-gestalt** unserer Mitmenschen. Diese Merkmale sind im Wesentlichen genetisch festgelegt, gelangen aber erst im Laufe der ca. 20-jährigen Wachstumsperiode zur Ausprägung.

Das **Skelett** des Erwachsenen besteht aus über 200 Knochen, das eines Kindes sogar aus über 300 Knochen, da einige Knochen wie etwa das Hüftbein erst im Laufe des Wachstums miteinander verschmelzen.

Zusammen mit den Muskeln, Sehnen und Bändern gibt das Skelett dem Körper seine Stabilität und ermöglicht zugleich seine Beweglichkeit.

Das Skelett lässt sich in verschiedene Knochengruppen einteilen:

- Den **Schädel** *(Cranium)*
- Die **Wirbelsäule** *(Columna vertebralis)*
- Den knöchernen **Brustkorb** *(Thorax)*
- Den **Schulter-** und den **Beckengürtel**
- Obere Extremitäten (**Arme**) und untere Extremitäten (**Beine**)

Der **Schädel** sitzt auf der Wirbelsäule. Er schützt das Gehirn und besteht aus zwei Knochengruppen: dem *Hirn-* und dem *Gesichtsschädel.*

Der **Hals** als Verbindungsabschnitt zwischen Kopf und Schultergürtel enthält als knöcherne Strukturen in seinem hinteren Teil die **Halswirbelsäule** mit sieben **Halswirbeln** und vorne oben das hufeisenförmige **Zungenbein** *(Os hyoideum).*

Die **Wirbelsäule** *(Columna vertebralis)* bildet die große Längsachse unseres Skeletts. Sie besteht aus 24 segmentförmigen Knochen, den **Wirbeln** *(Vertebrae),* sowie dem **Kreuzbein** und dem **Steißbein.** Die Wirbelsäule umschließt und schützt das Rückenmark, welches durch die Wirbellöcher nach unten zieht. Sie trägt den Kopf und dient der Anheftung der Rippen und der Rückenmuskulatur.

Die Wirbel sind gegeneinander beweglich und erlauben dadurch Bewegungen nach vorn, hinten, links, rechts und um die Längsachse. Diese Beweglichkeit wird von den *Bandscheiben* unterstützt, die außerdem zusammen mit vielen Bändern und Muskeln die Wirbelsäule stabilisieren.

Zwischen den Wirbeln liegen Öffnungen, die man **Zwischenwirbellöcher** *(Foramina intervertebralia)* nennt. Durch sie treten Nerven hindurch, die vom Rückenmark ausgehen oder zum Rückenmark führen, die *Rückenmarks-* oder *Spinalnerven.*

Die Wirbelsäule hat fünf Abschnitte:

- Die **Halswirbelsäule** *(HWS)*
- Die **Brustwirbelsäule** *(BWS)*
- Die **Lendenwirbelsäule** *(LWS)*
- Das **Kreuzbein** *(Os sacrum)*
- Das **Steißbein** *(Os coccygis)*

Die **Bandscheiben** *(Zwischenwirbelscheiben, Disci intervertebrales)* liegen zwischen den Wirbelkörpern der Hals-, Brust- und Lendenwirbelsäule sowie zwischen LWK 5 und Kreuzbein. Sie sind durchschnittlich etwa 5 mm dick, ihre Dicke nimmt von oben nach unten zu. Die Bandscheiben sind verformbar, aber nicht komprimierbar, sie ändern ihr Volumen also nicht. Sie erhöhen die Beweglichkeit der Wirbelsäule, indem sie sich entsprechend mit verformen, und fangen wie ein Stoßdämpfer Stauchungen der Wirbelsäule ab, z. B. beim Springen.

Der knöcherne **Thorax** oder *Brustkorb* wird vom **Brustbein** *(Sternum),* von den **Rippen** *(Costae)* und der Brustwirbelsäule gebildet. Der Brustkorb umschließt die Brusthöhle mit Herz und Lungen sowie den oberen Anteil der Bauchhöhle. Er hat die Form eines nach oben und unten offenen ovalen Bienenkorbes, das heißt, sein Umfang vergrößert sich von oben nach unten. Dorsal in der Mitte liegt die Brustwirbelsäule, deren Wirbelkörper in den Brustraum hineinragen.

Der **Schultergürtel** verbindet die Knochen der oberen Extremitäten mit dem Körperstamm. Er besteht aus jederseits zwei Knochen, dem Schlüsselbein und dem Schulterblatt.

Das **Schlüsselbein** (*Clavicula*) ist ein relativ dünner, annähernd S-förmiger Knochen, der an beiden Enden Gelenkflächen besitzt.

Das **Schulterblatt** (*Scapula*) ist ein etwa dreieckiger, platter Knochen, an dessen Rückwand die **Spina scapulae** (*Schulterblattgräte*) auf breiter Fläche hervorspringt. Deren freies Ende, das **Akromion** (*Schulterhöhe*), steht mit dem Schlüsselbein in Verbindung. Eine muldenförmige Vertiefung in der oberen äußeren Schulterblattecke bildet die **Schultergelenkpfanne** (*Cavitas glenoidalis*), die mit dem Kopf des Oberarmknochens ein Kugelgelenk bildet. Etwas oberhalb der Schultergelenkpfanne ragt der **Rabenschnabelfortsatz** (*Processus coracoideus*) nach vorne hervor. Er bildet zusammen mit dem Akromion und verbindenden Bändern das **Schulterdach.**

Der Arm hat mehr als 24 Knochen. Er lässt sich in drei Abschnitte einteilen:

- Den **Oberarm** mit dem **Oberarmknochen** (*Humerus*). Dies ist der längste und größte Knochen der oberen Extremität.
- Den **Unterarm** mit den beiden Knochen **Elle** (*Ulna*) und **Speiche** (*Radius*).
- Die **Hand** mit den **Handwurzelknochen** (*Ossa carpi*), **Mittelhandknochen** (*Ossa metacarpi*) und **Fingerknochen** (*Phalangen*).

Das knöcherne **Becken** (*Pelvis*) verbindet die unteren Extremitäten mit dem Rumpfskelett. Es wird auch *Beckenring* oder *Beckengürtel* genannt, weil die drei beteiligten Knochen ringförmig zusammengeschlossen sind. Anteile aller drei Hüftknochen bilden gemeinsam die **Hüftgelenkpfanne** (*Acetabulum*). Das **Hüftgelenk** ist übrigens das größte Kugelgelenk des Menschen. Bei Jungen und Mädchen ist die Beckenform in etwa gleich. Während der Pubertät bilden sich dann die Unterschiede zwischen **weiblichem** und **männlichem Becken** heraus. Alle Merkmale des weiblichen Beckens lassen sich aus den Erfordernissen des Geburtsvorgangs verstehen.

Die **untere Extremität** wird in drei Abschnitte unterscheiden:

- Der über das Becken mit dem Rumpf verbundene **Oberschenkel** (*Femur*). Dieser ist der längste und schwerste Knochen des Körpers.
- Der **Unterschenkel**, der aus zwei Röhrenknochen besteht, dem **Schienbein** (*Tibia*) und dem **Wadenbein** (*Fibula*). Das deutlich verbreiterte untere Ende des Wadenbeines bildet den sichtbaren und gut zu tastenden **Außenknöchel** am Fuß.
- Der **Fuß**, der wie die Hand aus drei Abschnitten besteht:
  - **Fußwurzel** (*Tarsus*) mit sieben **Fußwurzelknochen** (*Ossa tarsi*).
  - **Mittelfuß** (*Metatarsus*) mit den fünf **Mittelfußknochen** (*Ossa metatarsalia*).
  - Fünf **Zehen**, bei denen die **Großzehe** (*Hallux*) zwei, die übrigen Zehen (*Digiti pedis*) jeweils drei Knochen enthalten.

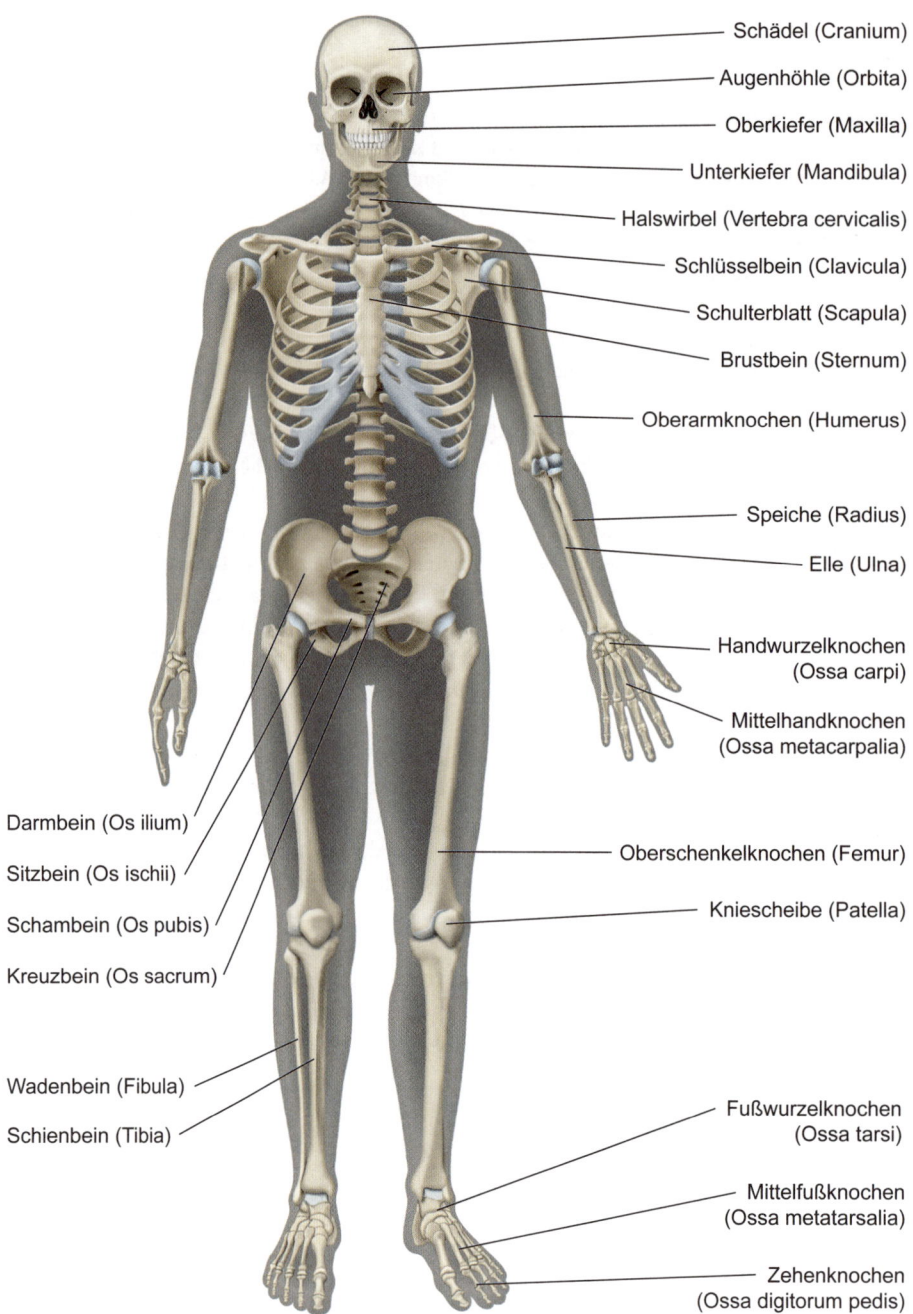

Schädel (Cranium)

Augenhöhle (Orbita)

Oberkiefer (Maxilla)

Unterkiefer (Mandibula)

Halswirbel (Vertebra cervicalis)

Schlüsselbein (Clavicula)

Schulterblatt (Scapula)

Brustbein (Sternum)

Oberarmknochen (Humerus)

Speiche (Radius)

Elle (Ulna)

Handwurzelknochen
(Ossa carpi)

Mittelhandknochen
(Ossa metacarpalia)

Darmbein (Os ilium)

Sitzbein (Os ischii)

Schambein (Os pubis)

Kreuzbein (Os sacrum)

Oberschenkelknochen (Femur)

Kniescheibe (Patella)

Wadenbein (Fibula)

Schienbein (Tibia)

Fußwurzelknochen
(Ossa tarsi)

Mittelfußknochen
(Ossa metatarsalia)

Zehenknochen
(Ossa digitorum pedis)

Abb. 7.1 Das menschliche Skelett. [L275]

Frage 7.1 In welche sieben Knochengruppen lässt sich das menschliche Skelett einteilen?

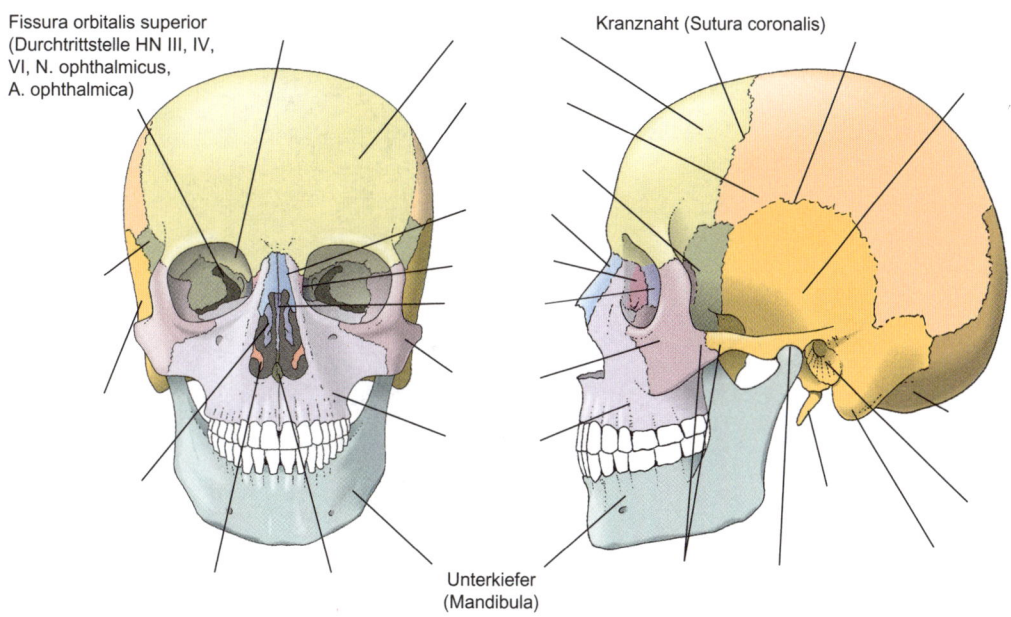

Abb. 7.2 Schädel in der Vorder- und in der Seitenansicht. HN = Hirnnerven.

Frage 7.2   Im Arztbrief wird die Folge von Herrn Müllers Sturz bei Glatteis beschrieben. Es heißt dort, er habe „eine occipitale Platzwunde" erlitten. An welcher Stelle des Kopfes ist die Platzwunde lokalisiert?

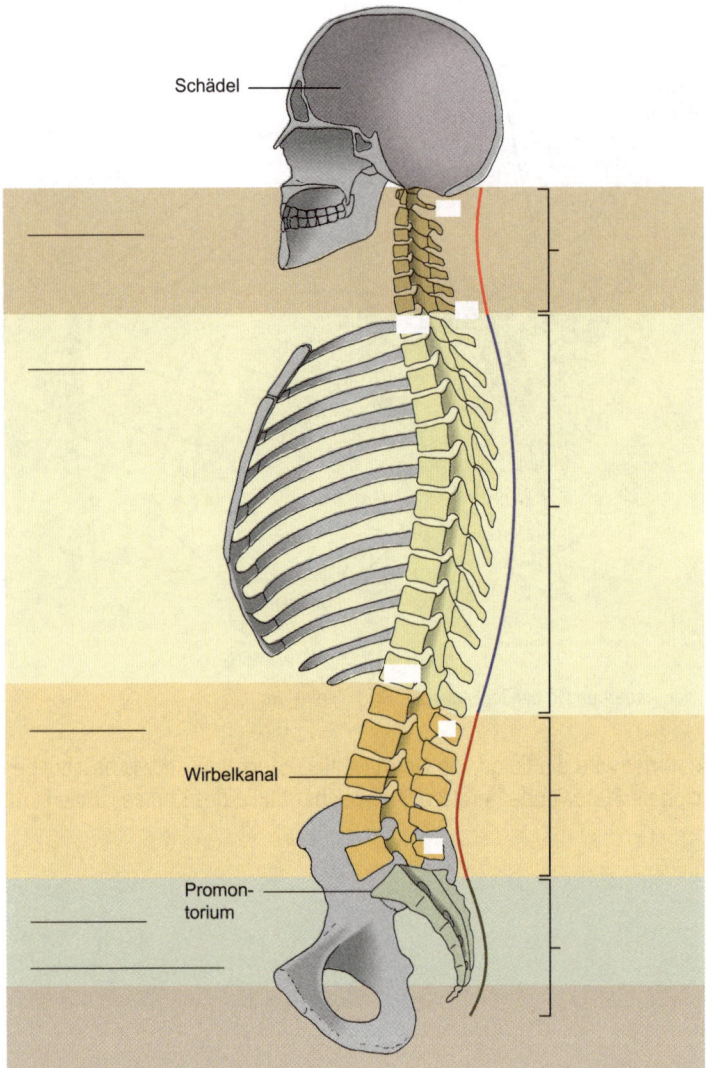

Schädel

Wirbelkanal

Promon-
torium

Abb. 7.3 Aufbau der Wirbelsäule im Längsschnitt. *Links* sind die Abschnitte der Wirbelsäule zu benennen (ganz unten zwei verschiedene zusammengefasst), *rechts* die physiologischen Krümmungen der Wirbelsäule. In die weißen Kästchen sind die obersten und untersten Wirbelkörper des jeweiligen Abschnitts einzutragen.

Frage 7.3   In welche fünf Abschnitte wird die Wirbelsäule von oben nach unten unterteilt und wie viele Wirbel gehören jeweils dazu?

Frage 7.4   Wie werden die physiologischen Krümmungen der Wirbelsäule genannt, die in der Seitenansicht sichtbar sind?

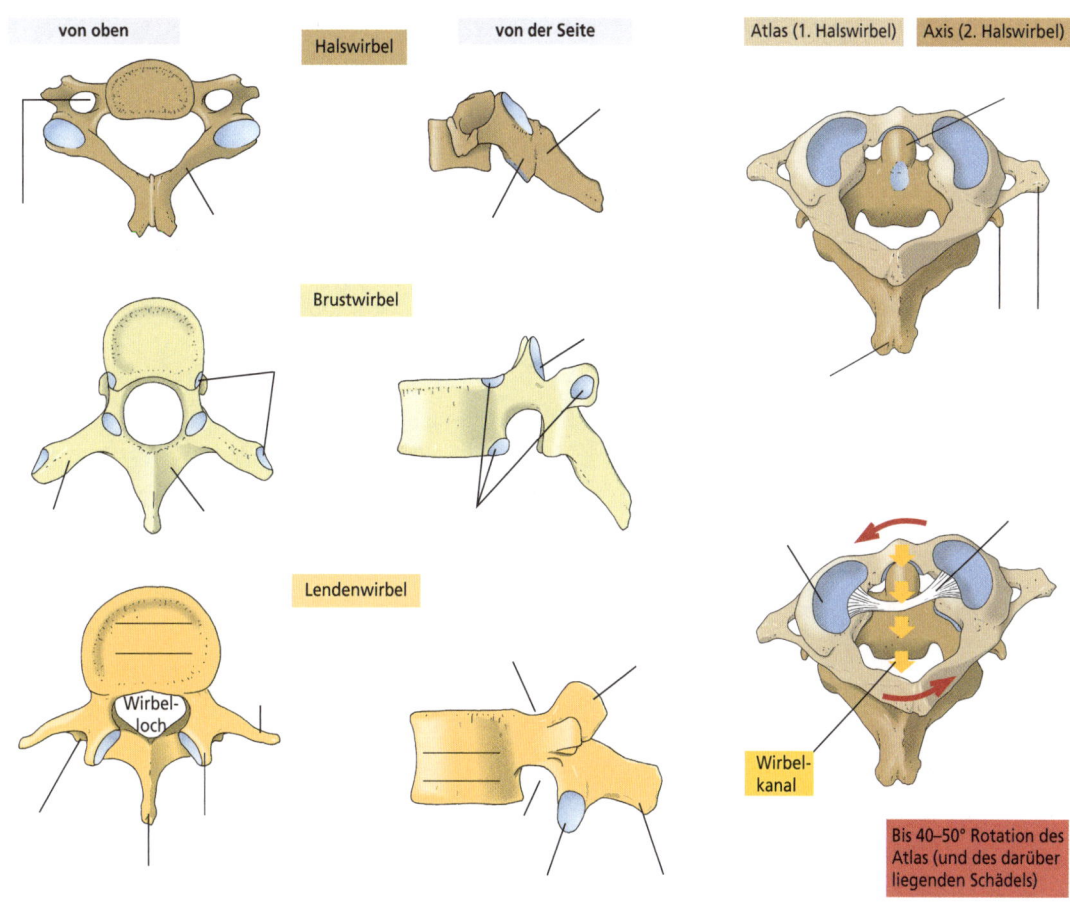

Abb. 7.4 *Links* und *Mitte* Halswirbel, Brustwirbel und Lendenwirbel im Vergleich (links von oben, in der Mitte von der Seite). *Rechts* Atlas (erster Halswirbel) und Axis (zweiter Halswirbel) in Normalstellung (oben) und bei rotiertem Kopf (unten).

Frage 7.5   Welche drei Knochenfortsätze gehen vom Wirbelkörper aus und welchen Zweck erfüllen sie?

Frage 7.6   Wie lässt sich die besondere Form und Funktion der beiden ersten Halswirbel Atlas und Axis beschreiben?

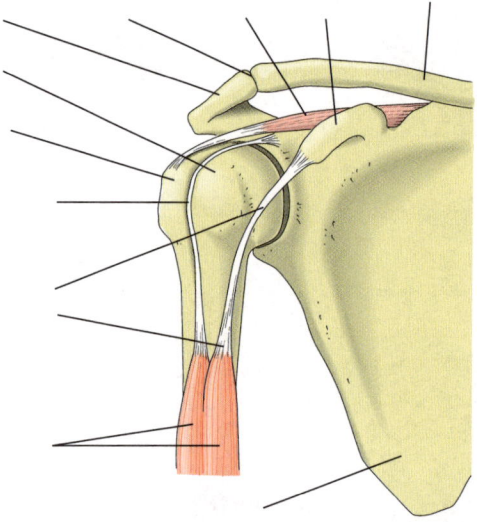

Abb. 7.5 Schulterblatt und Schultergelenk, Ansicht von vorn mit Verlauf der Sehnen des M. biceps brachii.

Frage 7.7   Wo genau befindet sich die Schultergelenkpfanne?

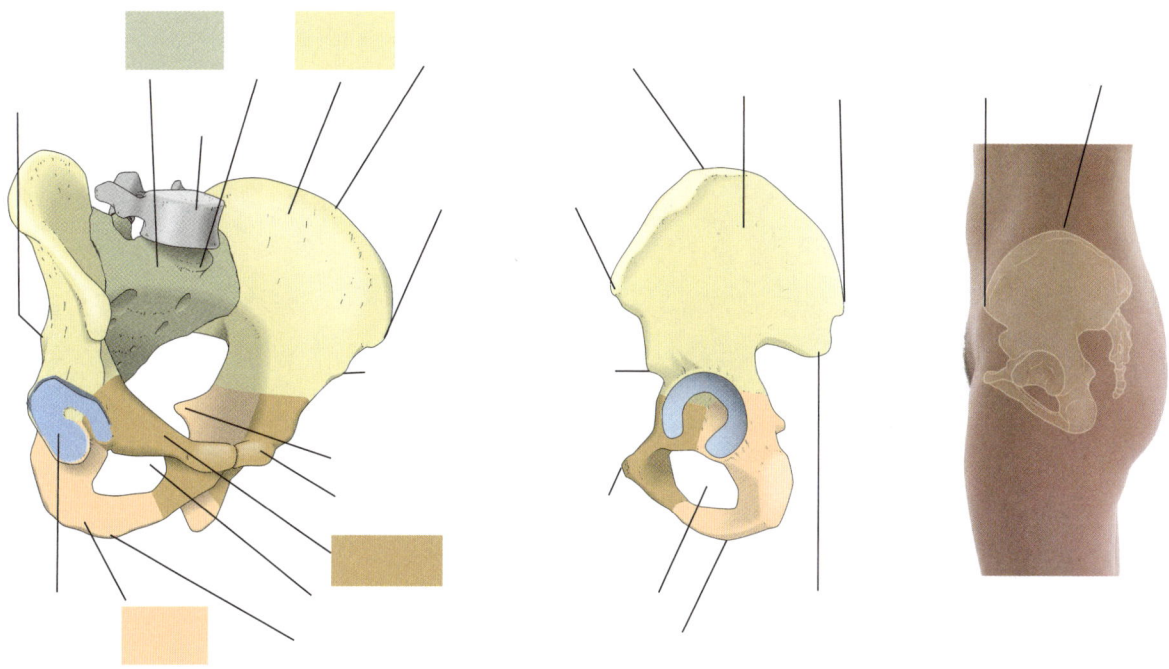

Abb. 7.6 Knöchernes Becken mit Kreuzbein und Hüftbeinen. Links in der Ansicht schräg von vorne, Mitte und rechts von der Seite. [L190; E460]

Frage 7.8   Welche Knochen bilden gemeinsam das Hüftbein (Os coxae)?

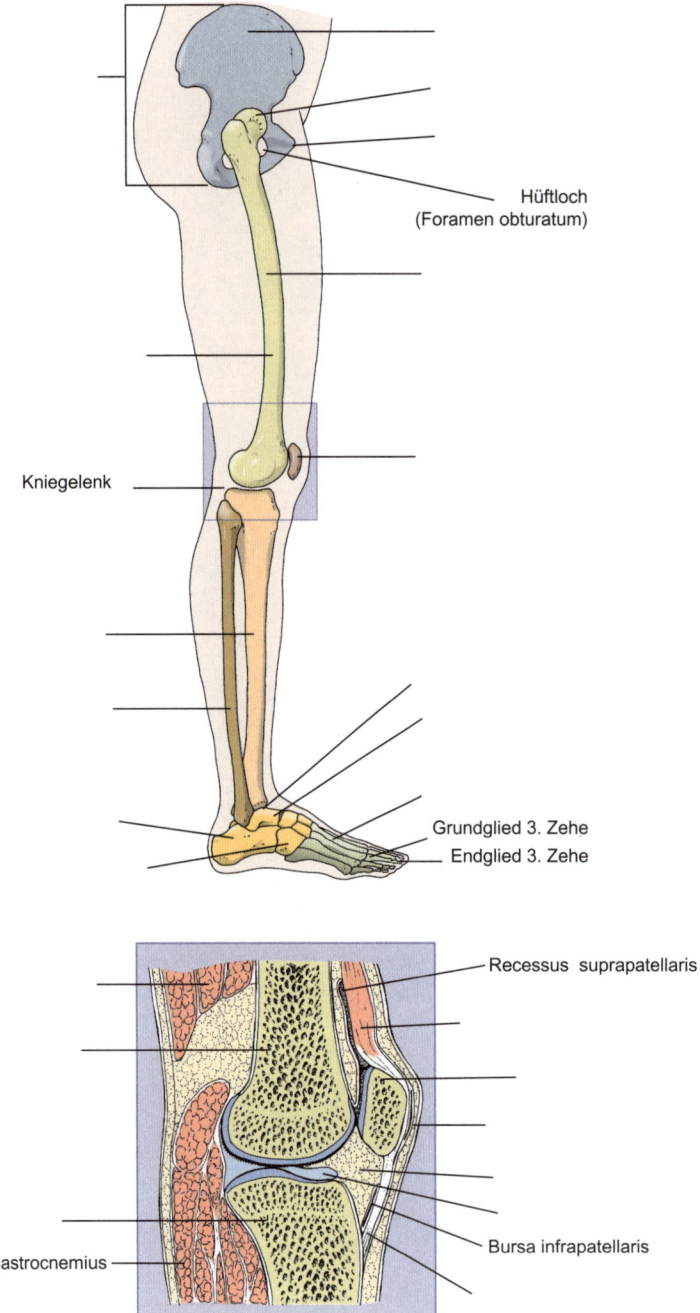

Hüftloch
(Foramen obturatum)

Kniegelenk

Grundglied 3. Zehe
Endglied 3. Zehe

Recessus suprapatellaris

Bursa infrapatellaris

M. gastrocnemius

Abb. 7.7 *Oben* Knöcherner Aufbau der unteren Extremität von der Seite. *Unten* Längsschnitt durch das Kniegelenk in der Detailansicht.

Frage 7.9 Welche Strukturen sorgen dafür, dass Ober- und Unterschenkel keinen direkten Kontakt miteinander haben?

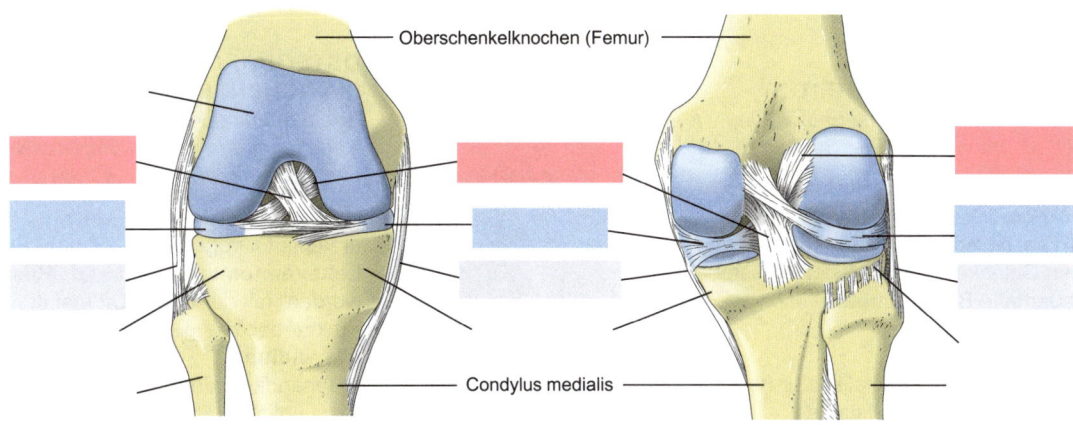

Oberschenkelknochen (Femur)

Condylus medialis

Abb. 7.8 Rechtes Kniegelenk. *Links* in der Ansicht von vorne in Beugestellung (so sind die beiden Kreuzbänder am besten darzustellen). *Rechts* von hinten gesehen und in Streckstellung.

Frage 7.10 Was sind die Kreuzbänder im Kniegelenk und welche Aufgabe haben sie?

RHEUMATOIDE ARTHRITIS (CHRONISCHE POLYARTHRITIS)

Autoimmun (mit-)verursachte Entzündung v.a. der Gelenke und gelenknaher Strukturen

Ursache: Multifaktoriell, letztlich unklar
Leitsymptom: Gelenksteife, -schwellung, -schmerzen, typischerweise symmetrisch in mehreren Gelenken. Später Gelenkfehlstellung, dauerhafte Beweglichkeitseinschränkung.
Behandlung:
- Lang wirksame Antirheumatika zur Beeinflussung des Krankheitsverlaufs
- Nichtsteroidale Antirheumatika, Glukokortikoide zur kurzfristigen Beschwerdebesserung
- Thermo-, Physiotherapie, Gelenkschutz
- Evtl. rheumachirurgische Maßnahmen

ARTHROSE

Degenerative Gelenkerkrankung mit Knorpelzerstörung und Knochenveränderungen

Ursachen: Zu große Gelenkbelastung im Verhältnis zur individuellen Belastbarkeit
Leitsymptome:
- Gelenksteife → Belastungsschmerz → Anlaufschmerz → Dauerschmerz. Zunehmende Bewegungeinschränkung
- Häufig Koxarthrose (der Hüftgelenke), Gonarthrose (der Kniegelenke), degenerative Wirbelsäulenveränderungen
Behandlung:
- Evtl. Beseitigung ursächlicher Faktoren
- „Bewegung ohne Belastung", Thermo-, Physiotherapie
- Ggf. nichtsteroidale Antihrheumatika zur Beschwerdelinderung
- In fortgeschrittenen Stadien bei hohem Leidensdruck endoprothetischer Gelenkersatz

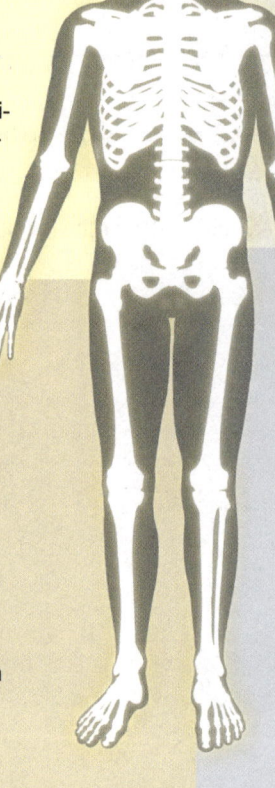

OSTEOPOROSE (KNOCHENSCHWUND)

Knochenerkrankung mit verminderter Knochenmasse und veränderter Knochenarchitektur

Ursache: Multifaktoriell, wesentliche Teilursache Östrogenmangel älterer Frauen
Leitsymptome: Rundrücken, „Kleinerwerden" mit dem Alter. Oft erst durch eine Fraktur bei geringem Trauma bemerkt
Behandlung:
- Behandlung der Fraktur entsprechend der üblichen Richtlinien
- Therapie der Osteoporose durch Medikamente (v.a. Bisphosphonate), Bewegungs-, Ernährungstherapie
- Sturzprophylaxe

FRAKTUR (KNOCHENBRUCH)

Durchtrennung eines Knochens

Ursache: Starke äußere Gewalt bei gesunden, geringe bei vorgeschädigten Knochen
Leitsymptom: Schmerz, Schwellung, Hämatom. Abnorme Beweglichkeit, Fehlstellung, Reiben der Knochenbruchstücke aufeinander, sichtbare Knochenbruchstücke
Behandlung:
- Reposition = Wiederherstellen der normalen Knochenstellung
- Retention = Halten dieser Knochenstellung für die Heilungsdauer, entweder konservativ (Gips, Orthese) oder operativ (Osteosynthese)
- Rehabilitation = Wiederherstellung der normalen Funktion
- Faustregeln: Bei Kindern meist konservative Behandlung. Bei verschobenen und offenen Frakturen, Gelenkbeteiligung, Gefäß-Nerven-Verletzung fast immer operative Behandlung

Abb. 7.9 Übersicht über die Erkrankungen des Bewegungsapparates. [L275]

8 Haut

Die **Haut** ist nicht nur ein Organ, sie ist sogar das größte von allen. Beim Erwachsenen weist sie eine Fläche von 1,5–2 m² und ein Gewicht von ca. 3,5–10 kg auf. An den Körperöffnungen geht die Haut in die Schleimhäute der inneren Körperoberflächen über.

Die wichtigsten Funktionen der Haut sind:

- Abgrenzung der „Innenwelt" von der „Außenwelt" und Schutz des Körpers sowohl vor unkontrolliertem Verlust körpereigener Substanzen als auch vor schädlichen Umwelteinflüssen.
- Aufnahme von Sinneseindrücken aus der Außenwelt.
- Speicher- und Stoffwechselaufgaben, z. B. Fettspeicherung, Vitamin-D-Bildung.
- Teil der Immunabwehr, z. B. als äußere Schutzbarriere und durch die in ihr enthaltenen Abwehrzellen.
- Mitregulation von Wasserhaushalt (z. B. in Form von Schweiß) und Körpertemperatur, Beteiligung an der Aufrechterhaltung der Homöostase.

Die Haut besteht aus drei Schichten:

- Die **Oberhaut** *(Epidermis)* als äußerster Schicht. Sie ist gefäßlos und besteht aus einem mehrschichtigen verhornten Plattenepithel.
- Die **Lederhaut** *(Dermis)*, welche unter der Oberhaut liegt. Sie enthält kollagene und elastische Fasern. Dies verleiht der Haut einerseits Reißfestigkeit und andererseits Elastizität.
- Der darunter liegenden **Unterhaut** *(Subkutis)*. Diese besteht aus lockerem Bindegewebe. Sie ist die Verschiebeschicht der Kutis zu den darunter liegenden Schichten wie *Muskelscheiden* oder *Knochenhaut*.

Zwar gehören anatomisch betrachtet nur die Ober- und Lederhaut zur **Haut** *(Kutis)*. Im allgemeinen Sprachgebrauch werden jedoch alle drei Schichten als Haut zusammengefasst, da sie funktionell eine Einheit bilden.

Die Hautfarbe wird bestimmt durch

- das **Melanin,** das von den Melanozyten der Oberhaut gebildete Pigment,
- das **Karotin,** ein Pigment der Leder- und Unterhaut,
- Ablagerung weiterer körpereigener oder -fremder Pigmente, etwa des Gallenfarbstoffs Bilirubin oder Farbpigmenten bei Tätowierungen,
- die **Blutkapillaren** der Lederhaut (z. B. rosige Haut bei guter Durchblutung).

Bereits durch geringen Druck können die kleinsten Blutgefäße in der Haut komprimiert werden. Beim Gesunden entsteht kein Schaden, da dieser in kurzen Abständen immer wieder seine Lage wechselt. Dadurch hält der Druck nie lange an. Bei länger dauernder Druckeinwirkung auf den gleichen Hautbezirk kommt es jedoch zum Sauerstoffmangel der Haut. Zunächst fällt eine Hautrötung auf. Besteht der Druck jedoch länger, stirbt Gewebe ab. Dabei können Defekte auftreten, die bis zu Muskeln und Knochen hinunterreichen.

Gefährdet für einen solchen **Dekubitus** *(Wundliegen)* sind in erster Linie bettlägerige Patienten. Körperregionen, an denen die Haut dem Knochen direkt aufliegt, sind besonders betroffen.

Zu den **Hautanhangsgebilden** gehören Haare, Hautdrüsen und Nägel. Sie durchstoßen alle die Oberhaut und münden auf die Hautoberfläche.

Haare finden sich an fast allen Körperstellen der Felderhaut. Die Kopfhaare schützen den Schädel vor zu starker Sonneneinstrahlung; Augenbrauen und -wimpern bewahren das Auge vor Fremdkörpern. Haare in den Nasenlöchern verhindern, dass Insekten oder Schmutzpartikel eingeatmet werden.

Das **Behaarungsmuster** ist alters- und geschlechtsspezifisch. Bei Kindern bedecken Wollhaare den größten Teil der Haut. Ab der Pubertät bildet sich der **weibliche** bzw. **männliche Behaarungstyp** aus. Terminalhaare bedecken bei Frauen ca. 30 %, bei Männern ungefähr 90 % der Körperoberfläche, wobei aber die Ausprägung der Behaarung sehr unterschiedlich ist.

Die **Hautdrüsen** werden in *Talg-, Schweiß-* und *Duftdrüsen* unterschieden. Auch im äußeren Gehörgang gibt es Drüsen, die Ohrenschmalz produzieren. Auch die *Brustdrüse* zählt anatomisch betrachtet zu den Hautdrüsen.

Als **Nägel** bezeichnet man Platten von dicht gepackten, harten, verhornten Zellen der Oberhaut. Sie erleichtern das Greifen (insbesondere die Feinmotorik) und verhindern Verletzungen an den Finger- und Zehenenden. Der überwiegende Teil des sichtbaren Nagels, die **Nagelplatte,** erscheint wegen des darunter liegenden, gut durchbluteten **Nagelbettes** rosafarben. Auf diesem Nagelbett schiebt sich der Nagel nach vorne. Der weißliche, halbmondförmige Abschnitt am unteren Nagelende wird **Lunula** genannt.

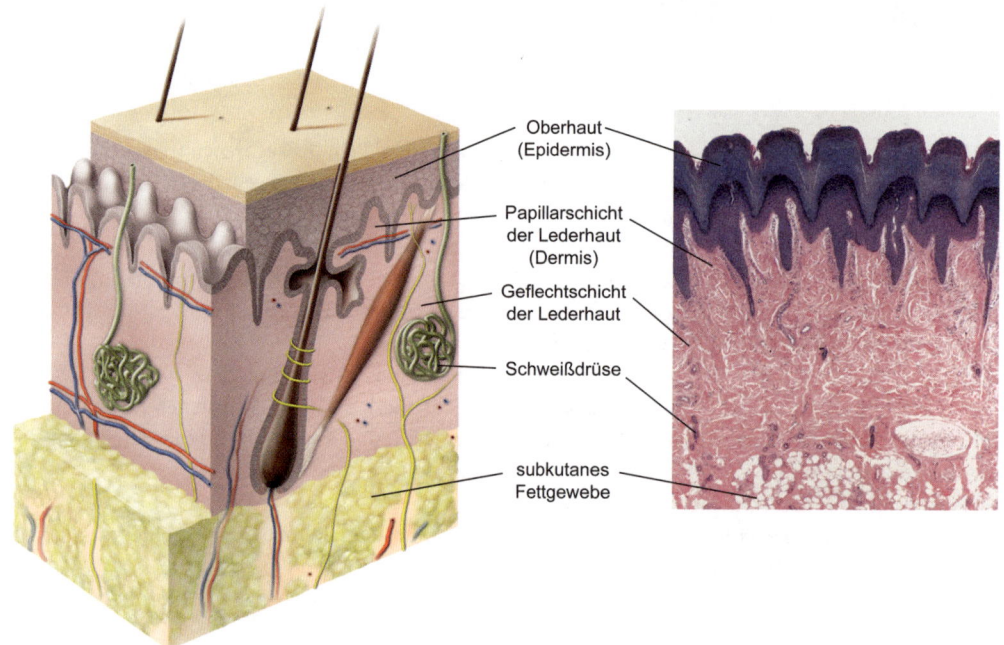

Oberhaut
(Epidermis)

Papillarschicht
der Lederhaut
(Dermis)

Geflechtschicht
der Lederhaut

Schweißdrüse

subkutanes
Fettgewebe

Abb. 8.1 Der Aufbau der Haut. [L275]

Frage 8.1 Welche Aufgabe erfüllt das subkutane Fettgewebe?

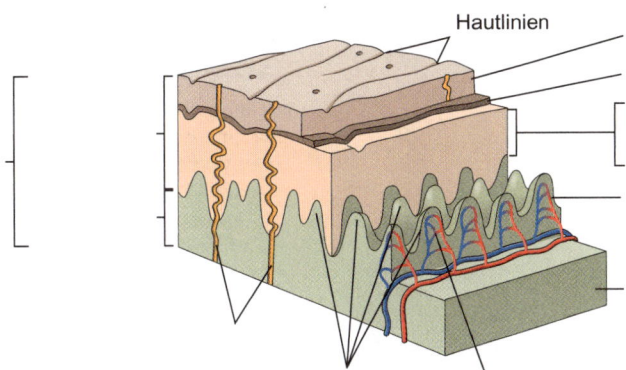

Hautlinien

Abb. 8.2 Aufbau der Haut (Schemazeichnung). Die untere Schicht ist nicht dargestellt.

Frage 8.2 In welche drei Schichten wird die Haut üblicherweise (anatomisch nicht ganz korrekt) eingeteilt?

Frage 8.3 In welchem Abschnitt der Haut finden sich u.a. Blutgefäße, Haarfollikel und Nerven?

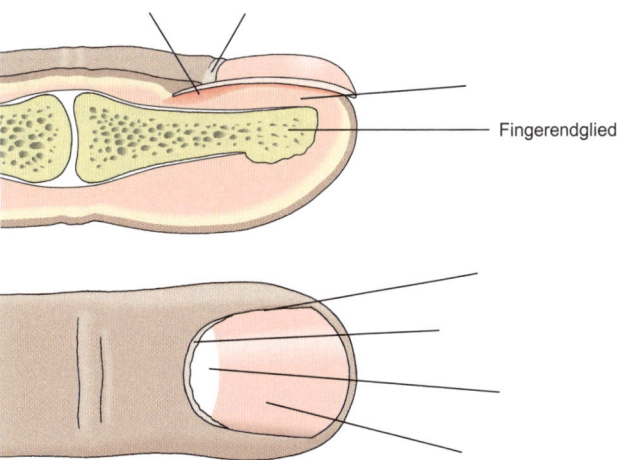

Fingerendglied

Abb. 8.3 Längsschnitt durch Fingerspitze und Nagel.

Frage 8.4 Von wo geht das Nagelwachstum aus?

Frage 8.5 Bei wem müssen die Nägel nicht geschnitten werden?

ATOPISCHE DERMATITIS (NEURODERMITIS)
Chronisch-rezidivierende entzündliche Hauterkrankung. Erstmanifestation meist in den beiden ersten Lebensjahren. Oft gleichzeitig Überempfindlichkeit gegen natürliche Umweltstoffe (z.B. Tierhaare)

Ursache: multifaktoriell (atopische Erkrankung)
Leitsymptome:
- Trockene Haut, Juckreiz, Hautrötung
- Herde bei Säuglingen oft an Kopf, Rumpf und Streckseiten der Extremitäten mit Bläschen, Erosionen, Krusten
- Später Knötchen, Vergröberung des Hautreliefs, v.a. an Stirn, Hals und großen Beugen

Behandlung:
- Kontinuierliche Basispflege der Haut, Meiden individueller Auslöser
- Im Schub zusätzlich v.a. lokale Glukokortikoide, Calcineurininhibitoren, ggf. systemische Medikation
- Ggf. Allergiebehandlung

PSORIASIS (SCHUPPENFLECHTE)
Chronisch-entzündliche Hauterkrankung mit meist schubweisem Verlauf, gekennzeichnet durch gesteigerte Zellneubildung der Oberhaut und daraus resultierend schuppenden Herden

Ursache: multifaktoriell
Leitsymptome: gerötete, mit Schuppen bedeckte Herde, v.a. an den Extremitätenstreckseiten, evtl. Nagel-, Gelenkbefall
Behandlung:
- Konsequente Basispflege der Haut, z.B. regelmäßige rückfettende, wirkstofffreie Salben
- Im Schub v.a. lokale Glukokortikoide, Calcineurininhibitoren, Vit.-D_3-Abkömmlinge
- Ggf. Lichttherapie, systemische Medikation

KONTAKTEKZEM
Lokal begrenzte Hautentzündung

Ursache: Allergie oder Hautkontakt mit hautreizender Substanz
Leitsymptome:
- Akutes Kontaktekzem – Hautrötung, Bläschen, Brennen/Jucken
- Chronisches Kontaktekzem – trockene, gerötete Haut, Schuppen, Rhagaden (Einrisse), vergröbertes Hautrelief

Behandlung:
- Meiden der verursachenden Substanz
- Lokal Glukokortikoide
- Hautpflege

BÖSARTIGE HAUTTUMOREN
Unterteilt in Basalzellkarzinome, Plattenepithelkarzinome (Lokalisation bei beiden v.a. an dem Sonnenlicht ausgesetzten Hautstellen), malignes Melanom (Lokalisation überall am Körper)

Ursache: Hauptrisikofaktor UV-Belastung (Sonnenlicht), v.a. bei heller Haut
Leitsymptome:
- Basalzellkarzinome – oft Knötchen mit Gefäßerweiterungen und einem perlschnurartigen Rand. Extrem selten Metastasen
- Plattenepithelkarzinome – oft knotig fest, mit Verhornung, später ulzerierend. Selten Metastasen
- Malignes Melanom – unregelmäßiges oder sich veränderndes „Muttermal". Frühe Metastasierung

Behandlung:
- Möglichst operative Entfernung im Gesunden

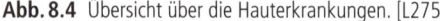

Abb. 8.4 Übersicht über die Hauterkrankungen. [L275]

9 Nervensystem

Das **Nervensystem** wird durch die Gesamtheit der Nervengewebe gebildet. Es regelt, koordiniert und passt in Zusammenarbeit mit dem Hormonsystem die Leistungen aller Organsysteme den sich ständig ändernden Anforderungen an.

Das Nervensystem

- erfasst mit spezialisierten Messfühlern (*Sinnesrezeptoren*) Informationen aus dem Körper und der Außenwelt,
- übermittelt diese über *afferente* (hinführende) Nervenfasern an übergeordnete Zentren,
- verarbeitet und speichert die Informationen,
- antwortet über *efferente* (wegführende) Nervenfasern mit entsprechenden Reaktionen.

Aufgrund seines Aufbaus wird das Nervensystem in **zentrales** und **peripheres Nervensystem** unterteilt. Das *zentrale Nervensystem (ZNS)* besteht aus Gehirn und Rückenmark. Das *periphere Nervensystem (PNS)* beinhaltet alle Nervenzellen und Nervenbahnen außerhalb von Gehirn und Rückenmark. Es verbindet die Körperorgane und die Körperperipherie mit dem zentralen Nervensystem.

Außerdem unterscheidet man nach der Funktion das **somatische** *(willkürliche)* **Nervensystem,** das v. a. Umwelt- und Körperreize empfängt und verarbeitet sowie Bewegungen steuert, und das **vegetative** *(autonome)* **Nervensystem,** welches hauptsächlich die Funktionen der inneren Organe reguliert. Es ist durch den Willen nur wenig beeinflussbar. Beide sind weder von der Funktion noch vom Aufbau her eindeutig trennbar.

Eine *Nervenzelle* (**Neuron**) ist das funktionell selbstständige Grundelement jeglicher Informationsübertragung und -verarbeitung im Nervensystem. Sie nimmt Informationen in Form von elektrischen Signalen auf, verarbeitet diese und leitet sie mittels elektrischen und biochemischen Vorgängen weiter.

Informationen müssen nicht nur innerhalb eines einzelnen Neurons weitergegeben werden, sondern auch an andere Zellen. Dies geschieht an den **Synapsen**. Synapsen verbinden meist Neurone miteinander (in der Regel das Axon eines Neurons mit Dendriten eines anderen Neurons), aber auch Neurone mit Muskel- oder Drüsenzellen. Die Synapse zwischen einem Axon und einer Muskelzelle heißt **motorische Endplatte.** Die meisten Synapsen des Menschen sind *chemische* Synapsen.

Das **Gehirn** ist die „oberste Steuerzentrale" des Nervensystems. Es wiegt beim Erwachsenen etwa 1.300–1.400 g und wird üblicherweise gegliedert in:

- **Großhirn** *(Cerebrum, Endhirn, Telencephalon)*, dem Sitz aller bewussten Empfindungen und Handlungen und der höheren Hirnfunktionen.
- **Zwischenhirn** *(Diencephalon)*, der Schaltstelle zwischen Großhirn und Hirnstamm.
- **Mittelhirn** *(Mesencephalon)*, das 1,5 cm lange „Mittelstück" zwischen Zwischenhirn und der Brücke.
- **Brücke** *(Pons)*, dort setzen sich die **längs** verlaufenden Bahnen zwischen Großhirn und Rückenmark fort. Die Brücke verbindet in **quer** verlaufenden Faserbündeln Groß- und Kleinhirn.
- **Verlängertes Mark** *(Medulla oblongata)*, es bildet den unteren Anteil des Hirnstamms und damit den Übergang zum Rückenmark.
- **Kleinhirn** *(Cerebellum)*, es liegt in der *hinteren Schädelgrube* unterhalb des Hinterhauptlappens des Großhirns.

Mittelhirn, Brücke und verlängertes Mark bilden zusammen den **Hirnstamm.**

Das **Rückenmark** *(Medulla spinalis)* ist die Verbindung zwischen dem Gehirn und den Rückenmarknerven *(Spinalnerven)*. Es leitet über große auf- und absteigende Leitungsbahnen (weiße Substanz) Nervenimpulse vom Gehirn zur Peripherie und umgekehrt. Beim Erwachsenen ist es ca. 45 cm lang. Das untere, spitz zulaufende Ende des Rückenmarks heißt **Conus medullaris.**

Über die gesamte Rückenmarklänge entspringen beidseits in regelmäßigen Abständen insgesamt 31 Paare von **Nervenwurzeln,** die sich jeweils zu den *Rückenmarknerven* (**Spinalnerven**) vereinigen. Dadurch wird das Rückenmark in 31 **Rückenmarksegmente** unterteilt. Jedes Segment enthält eigene Reflex- und Verschaltungszentren. Im Zentrum des Rückenmarks liegt schmetterlingsförmig die *graue Substanz* aus Nervenzellkörpern. Um sie herum liegen auf- und absteigende Nervenfasersysteme (*weiße Substanz*). Die äußeren Anteile der grauen Substanz werden „Hörner" genannt.

Reflexe sind vom Willen unabhängige, immer gleich ablaufende Reaktionen auf Reize. Sie erfolgen zum Teil blitzschnell in Situationen, in denen bewusste Überlegungen zu viel Zeit in Anspruch nehmen würden, so z. B., wenn beim Stolpern die Hände den Körper abstützen. Darüber hinaus regeln Reflexe ständig Körperfunktionen, sodass dafür keine bewusste Kontrolle erforderlich ist, etwa den Muskeltonus (Muskelgrundspannung). Auch die inneren Organe werden über Reflexe mit gesteuert. Sie werden über das vegetative Nervensystem vermittelt und deshalb **vegetative Reflexe** genannt.

Das **periphere Nervensystem** beinhaltet alle Nervenbahnen und Nervenzellansammlungen außerhalb des ZNS. Nach ihrem Austrittsort aus dem zentralen Nervensystem werden *Hirnnerven* und *Spinalnerven* unterschieden. Es gibt *zwölf Paare* von Hirnnerven (kurz HN = Hirnnerv oder N. = Nervus), die mit *römischen Ziffern* von I bis XII benannt werden. Die Spinalnerven verlassen den Wirbelkanal der Wirbelsäule seitlich durch die Zwischenwirbellöcher (Öffnungen zwischen benachbarten Wirbeln).

Das **vegetative Nervensystem** steuert lebenswichtige Organfunktionen wie z. B. Atmung, Kreislauf, Stoffwechsel und Wasserhaushalt. Die Steuerung erfolgt unbewusst, sie ist durch den Willen kaum beeinflussbar. Das vegetative Nervensystem wird unterteilt in *Sympathikus, Parasympathikus* und *Darmnervensystem.*

Sympathikus und **Parasympathikus** haben oft gegensinnige Wirkungen. Der Sympathikus wird v. a. bei nach *außen* gerichteten Aktivitäten erregt (z. B. körperliche Arbeit, Stress). Der Parasympathikus dominiert dagegen bei nach *innen* gerichteten Körperfunktionen (z. B. Essen). Durch das Zusammenspiel beider erfolgt ständig eine optimale Anpassung an die jeweiligen Bedürfnisse des Körpers.

Das **Darmnervensystem** oder *enterische Nervensystem* (kurz *ENS*) ist der dritte Teil des vegetativen Nervensystems. Es steuert die Blutversorgung und die Bewegungen des Magen-Darm-Trakts ebenso wie die Verschlusskraft der Schließmuskeln und die Sekretion der Verdauungssäfte.

Das empfindliche Nervengewebe von Gehirn und Rückenmark liegt geschützt im knöchernen Schädelraum bzw. Wirbelkanal. Zusätzlichen Schutz gewähren drei bindegewebige *Hirnhäute,* die **Meningen,** die Gehirn und Rückenmark bedecken. Von außen nach innen sind dies *Dura mater, Arachnoidea* und *Pia mater.* Zwischen Arachnoidea und Pia mater befindet sich ein mit **Liquor** *(Gehirnflüssigkeit)* gefüllter Raum, der **Subarachnoidalraum,** der das Gehirn wie ein Wasserkissen vor Stößen und schnellen Bewegungen schützt.

Als **Lernen und Gedächtnis** bezeichnet man die Fähigkeit, neue Gedächtnisinhalte aufzunehmen und wieder abzurufen (zu erinnern). An der Bildung von Gedächtnisinhalten sind stets viele Neurone beteiligt. Man stellt sich vor, dass zahlreiche Neurone miteinander verknüpft sind und so eine Art Netz oder Kreis bilden, in dem ein bestimmter *Gedächtnisinhalt* (**Engramm**) gespeichert ist. Dieses Netz heißt **neuronales Ensemble.**

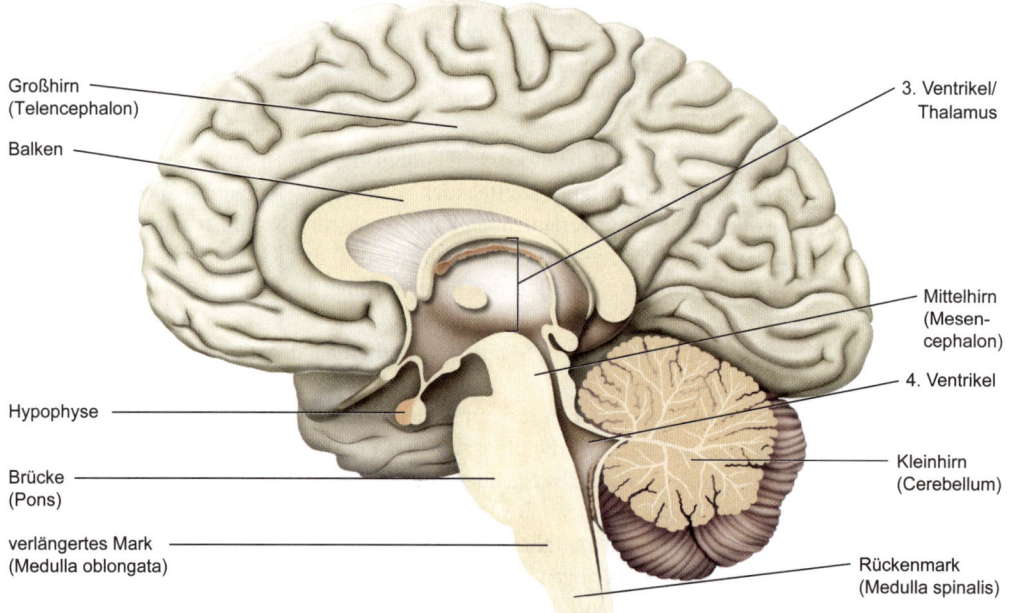

Abb. 9.1 Der Aufbau des Gehirns. [L275]

Frage 9.1   Wie viel wiegt das Gehirn eines Erwachsenen?

Frage 9.2   Das Gehirn wird in sechs Teile gegliedert. Welche Teile des Gehirns bilden gemeinsam den Hirnstamm?

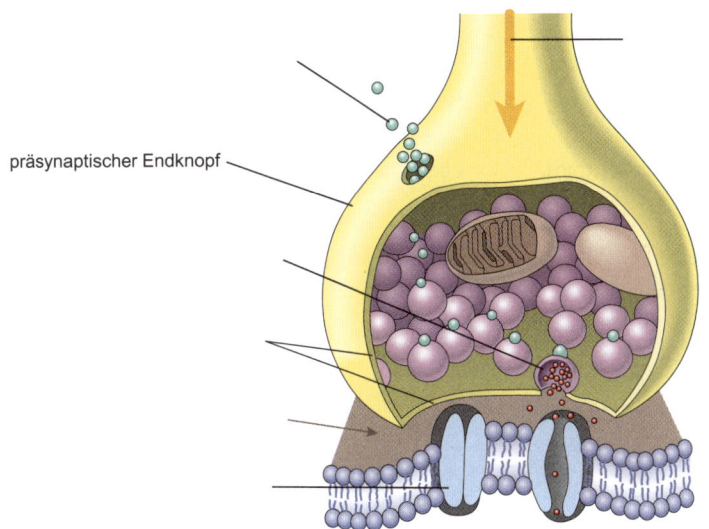

präsynaptischer Endknopf

Abb. 9.2 Aufbau einer Synapse.

Frage 9.3   Was versteht man unter einem Neurotransmitter?

Frage 9.4   Wie lauten (mindestens drei) der klassischen Neurotransmitter?

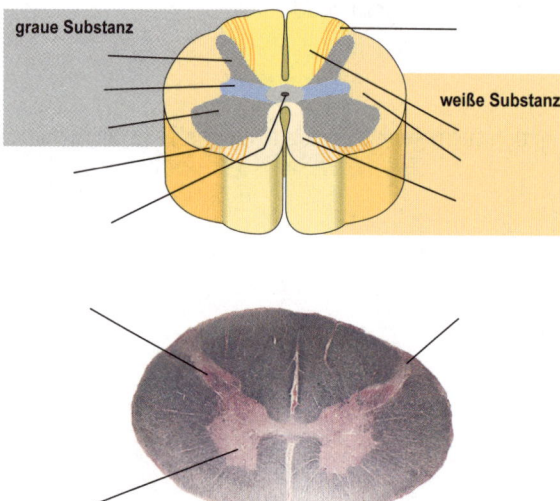

Abb. 9.3 Das Rückenmark im Querschnitt von vorne betrachtet (*oben* Schemazeichnung, *unten* ca. 3-fach vergrößert). [Foto: M375; L190]

Frage 9.5 Die weiße Substanz wird in zwei Hälften unterteilt. Wie viele Stränge gibt es pro Hälfte und wodurch werden sie gebildet?

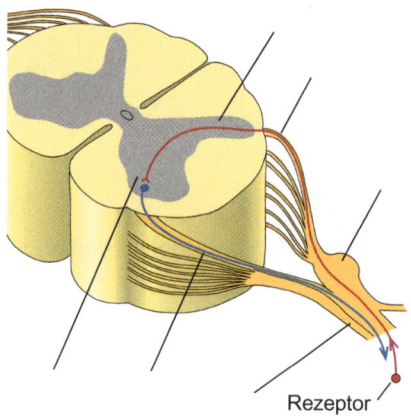

Abb. 9.4 Reflexbogen beim Eigenreflex.

Frage 9.6 Wie lässt sich der Reflexbogen bei einem Eigenreflex (z.B. dem Patellarsehnenreflex) beschreiben?

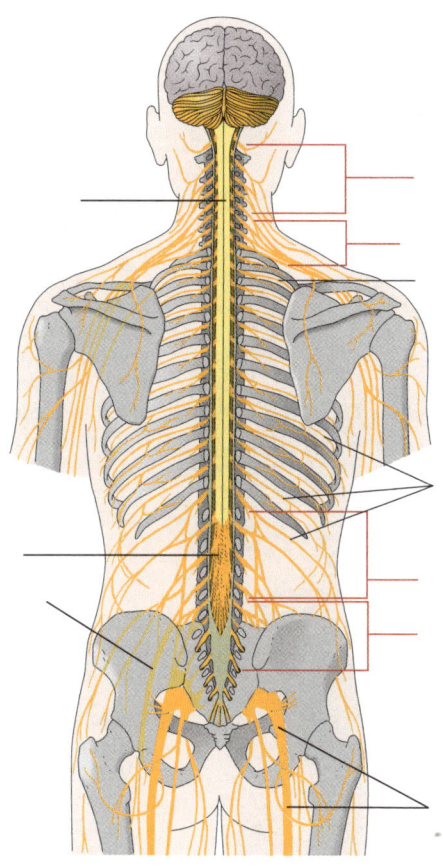

Abb. 9.5 Überblick über die Spinalnervenplexus (rote eckige Klammern) und die peripheren Nerven.

Frage 9.7   Ein Patient wird für eine Operation an der Wirbelsäule auf dem Bauch gelagert. Die Arme werden dabei seitlich ausgelagert. Welcher Plexus ist bei zu starker Abspreizung der Arme gefährdet?

Frage 9.8   Früher war es üblich, die intramuskuläre Injektion in den oberen äußeren Quadranten des Gesäßes zu verabreichen. Welcher Nerv war durch diese Methode gefährdet?

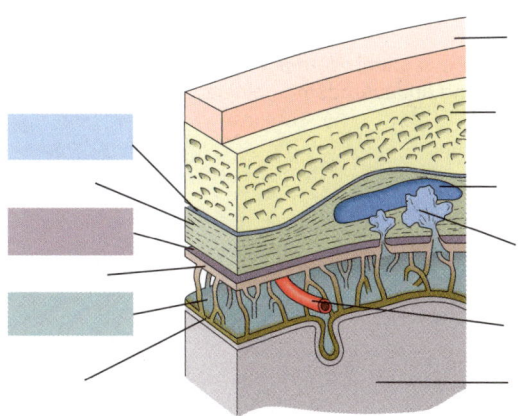

Abb. 9.6 Die Hirnhäute.

Frage 9.9   Welche der Hirnhäute werden auch weiche Hirnhäute genannt?

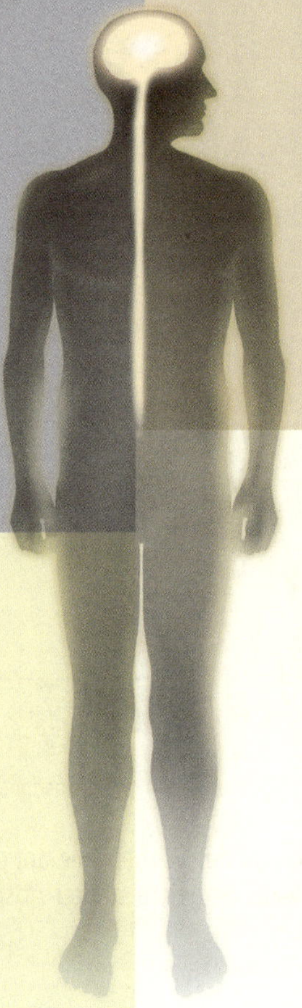

SCHLAGANFALL
Sammelbegriff für Durchblutungsstörungen des Gehirns (zerebrale Ischämie) und Hirnblutungen mit dem gemeinsamen klinischen Merkmal plötzlicher (schlagartiger) neurologischer Ausfälle. Oft bleibende Behinderung

Ursache: Gehirnischämie oder Gehirnblutung
Leitsymptome: plötzliche neurologische Ausfälle je nach betroffenem Gehirngebiet, oft Halbseitensymptomatik
Behandlung:
- Vor allem Stabilisierung der Vitalfunktionen, Optimierung der Sauerstoffversorgung des Gehirns
- Evtl. spezifische Behandlung, z.B. Lysetherapie
- Umfangreiche und früh beginnende Rehabilitation (u.a. Pflege nach dem Bobath-Konzept, Logopädie)
- Vermeidung/Behandlung von Komplikationen
- Meist medikamentöse Rezidivprophylaxe durch Behandlung von Risikofaktoren/Grunderkrankungen

MORBUS PARKINSON
Neurodegenerative Erkrankung mit Untergang von Nervenzellen im Mittelhirn und daraus resultierend Dopaminmangel. Zunehmende Einschränkungen im Langzeitverlauf

Ursache: unklar
Leitsymptome: Hypo-/Akinese (Bewegungsarmut), Rigor (Muskelsteife), Tremor (Zittern)
Behandlung:
- Medikamentös v.a. Dopamin- oder Dopamin-Agonisten
- Physiotherapie, Hilfsmittelversorgung zum Erhalt der Selbstständigkeit

EPILEPSIE
Chronische Erkrankung mit wiederholten, oft immer gleich ablaufenden epileptischen Anfällen ohne besondere Auslöser.

Gelegenheitsanfall: *Einmaliger epileptischer Anfall bei sehr starkem Auslöser, z.B. Fieberkrampf bei Kindern*

Ursache: multifaktoriell, andere Grunderkrankungen (z.B. Tumor)
Leitsymptome: wiederholte epileptische Anfälle ohne besondere Auslöser, teilweise mit Muskelzuckungen
Behandlung:
- Antiepileptika
- Vorsichtsmaßnahmen im Alltag zur Reduzierung von Anfällen, Eigen- und Fremdgefährdung

MULTIPLE SKLEROSE
Chronisch-entzündliche ZNS-Erkrankung mit Entmarkungsherden der weißen Substanz

Ursache: unklar
Leitsymptome:
- Verschiedenste neurologische Symptome je nach Ort der Herde, anfangs oft Seh-, Sensibilitätsstörungen
- Am häufigsten schubweiser Verlauf
- Oft zunehmende Behinderung nach langjährigem Verlauf
Behandlung:
- Glukokortikoide im akuten Schub
- Medikamente, die den Autoimmunprozess hemmen
- Symptomatische Behandlung der Beschwerden
- Physiotherapie

BANDSCHEIBENVORFALL
Austritt von Teilen des Bandscheibenkerns durch den umgebenden Faserring mit Kompression der Spinalnervenwurzel

Ursache: Überlastung, z.B. durch Bewegungsmangel, Fehlhaltungen, bei Vorschädigung der Bandscheiben
Leitsymptome: ins Bein ausstrahlender Rückenschmerz, evtl. neurologische Ausfälle
Behandlung:
- Meist konservativ (Schmerzmittel, angepasste Bewegung, Wärme, Physiotherapie)
- Bei schweren neurologischen Ausfällen oder lang andauerndem Schmerz Operation
- Langfristig Stärkung der Rumpfmuskulatur

Abb. 9.7 Übersicht über die Erkrankungen des Nervensystems. [L275]

10 Sensibilität und Sinnesorgane

Kennen Sie den Spruch, jemand habe seine fünf **Sinne** nicht mehr beisammen? Gemeint sind die Sinne zum Sehen und Hören sowie das Schmecken, Riechen und Tasten. Damit diese Sinne funktionieren, verfügt der Organismus über **Sinnesrezeptoren** (*Sensoren*, „Messfühler").

Die Sinnesrezeptoren reagieren spezifisch auf eine bestimmte Reizart:

- **Mechanorezeptoren** reagieren auf mechanische Einwirkungen, etwa Druck oder Zug. Ein Sonderfall sind die *Dehnungsrezeptoren* in den Muskelspindeln.
- **Thermorezeptoren** *(Temperaturrezeptoren)* melden Kälte bzw. Wärme.
- **Nozizeptoren** leiten Schmerzreize infolge von Gewebeschädigungen weiter.
- **Chemorezeptoren** reagieren z. B. auf Geschmacksstoffe im Mund bzw. Geruchsstoffe in der Nase.
- **Photorezeptoren** sprechen auf Licht an.

Zu den *Mechanorezeptoren* in der Haut gehören mehrere Typen, nämlich die **Merkel-Tastscheiben** (*Merkel-Zellen)* und die **Ruffini-Körperchen** *(Ruffini-Kolben).* Beide sind *Druckrezeptoren*. Die eiförmigen **Meißner-Tastkörperchen** registrieren *Berührungen*. Bei den **Vater-Pacini-Lamellenkörperchen** handelt es sich um *Vibrationssensoren*. **Freie Nervenendigungen** sind afferente Nervenfasern ohne Hülle. Sie dienen nicht nur als Mechanorezeptoren, sondern nehmen auch Temperatur- und Schmerzreize sowie Juckreiz wahr.

Bei den **Thermorezeptoren** *(Temperaturrezeptoren)* unterscheidet man **Warm-** und **Kaltrezeptoren,** die Temperaturen von 10–45 °C registrieren. Darüber und darunter werden vorwiegend *Schmerzrezeptoren* stimuliert. Die Temperaturrezeptoren sind vermutlich als freie Nervenendigungen überall in der Haut, im Körperinneren und im ZNS lokalisiert. Sie liefern ständig Informationen über die Temperatur an der Körperoberfläche und im Körperinneren an das ZNS.

Die **Schmerzempfindung** nimmt eine Sonderstellung ein, denn sie ist *subjektiv* und *unangenehm* – im Gegensatz z. B. zu der *objektiven* und *neutralen* Wahrnehmung „stumpf". Teilweise wird deshalb zwischen dem **Schmerz** als subjektivem Empfinden und der **Nozizeption** als den dabei stattfindenden objektiven Vorgängen unterschieden.

Als **somatischen Schmerz** bezeichnet man Schmerzempfindungen, die von der Haut, dem Bewegungsapparat oder dem Bindegewebe stammen. **Viszeraler Schmerz** oder *Eingeweideschmerz* ähnelt in seinem dumpfen Charakter dem Tiefenschmerz. Er tritt z. B. bei Dehnung oder Krämpfen von glatter Muskulatur, bei Mangeldurchblutung und bei Entzündungen auf und kann sich als Dauerschmerz oder als periodisch wiederkehrender Schmerz (z. B. Koliken, Wehen) äußern.

Im Wachen sind wir ständig über die Stellung unserer Glieder zueinander informiert **(Stellungssinn).** Wir können Bewegungen unserer Gelenke wahrnehmen **(Bewegungssinn)** und haben ein Gefühl für den Widerstand, gegen den unsere Muskeln Bewegungen durchführen **(Kraftsinn).** Diese Fähigkeiten, die über Mechanorezeptoren in Muskeln, Gelenken und Sehnen vermittelt werden, werden zusammenfassend als **Tiefensensibilität** bezeichnet.

Der **Geruchssinn** wirkt als „Kontrollstation" für die *Luft* am Anfang der Atemwege. Als **Geruchsrezeptoren** werden *Chemorezeptoren* bezeichnet, die in den **Riechfeldern** im oberen Bereich der Nasenscheidewand und an der oberen Nasenmuschel liegen.

Die **Geschmacksrezeptoren** liegen in den **Geschmacksknospen** von Zunge, Mundschleimhaut, Rachen und Kehldeckel. Besonders konzentriert liegen sie in den verschiedenen **Zungenpapillen,** kleinen Schleimhauterhebungen, die dem Geschmacks- und Tastempfinden dienen.

Für das Sehen sind die Augen zuständig. Der **Augapfel** *(Bulbus oculi)* ist von kugeliger Form. Er liegt in der mit Fettgewebe ausgekleideten **Augenhöhle** und wird durch sechs äußere Augenmuskeln bewegt. Seine Wand ist zwiebelschalenartig aus drei Schichten aufgebaut:

- der **äußeren,**
- **mittleren** und
- **inneren Augenhaut.**

Die ersten Neuronen der Sehbahn sind die **Photorezeptorzellen.** Sie liegen ganz außen in der **Netzhaut** (*Retina*) und werden **Stäbchen** und **Zapfen** genannt. Am hinteren Augapfelpol tritt der Sehnerv aus, der die Seheindrücke an das Großhirn weiterleitet.

Das **Hörorgan** liegt zusammen mit dem **Gleichgewichtsorgan** gut geschützt in der Felsenbeinpyramide des Schläfenbeins. Dabei dient das **Gehör** der Aufnahme von Schallreizen, das **Gleichgewichtsorgan** registriert Körperlage und -bewegung im Raum.

Zum Hörorgan gehören das **äußere Ohr**, das **Mittelohr** und das **Innenohr.** Das **Trommelfell** *(Membrana tympani),* eine dünne bindegewebige Membran, ist die Grenze zwischen äußerem Ohr und Mittelohr. Das **Mittelohr** liegt in einer kleinen, luftgefüllten Knochenhöhle im Felsenbein, deren Hauptteil **Paukenhöhle** heißt. Das **Innenohr** enthält die Sinnesrezeptoren für das Gehör und den Gleichgewichtssinn. Es liegt in einem komplizierten Hohlraumsystem, dem **knöchernen Labyrinth** des Felsenbeins.

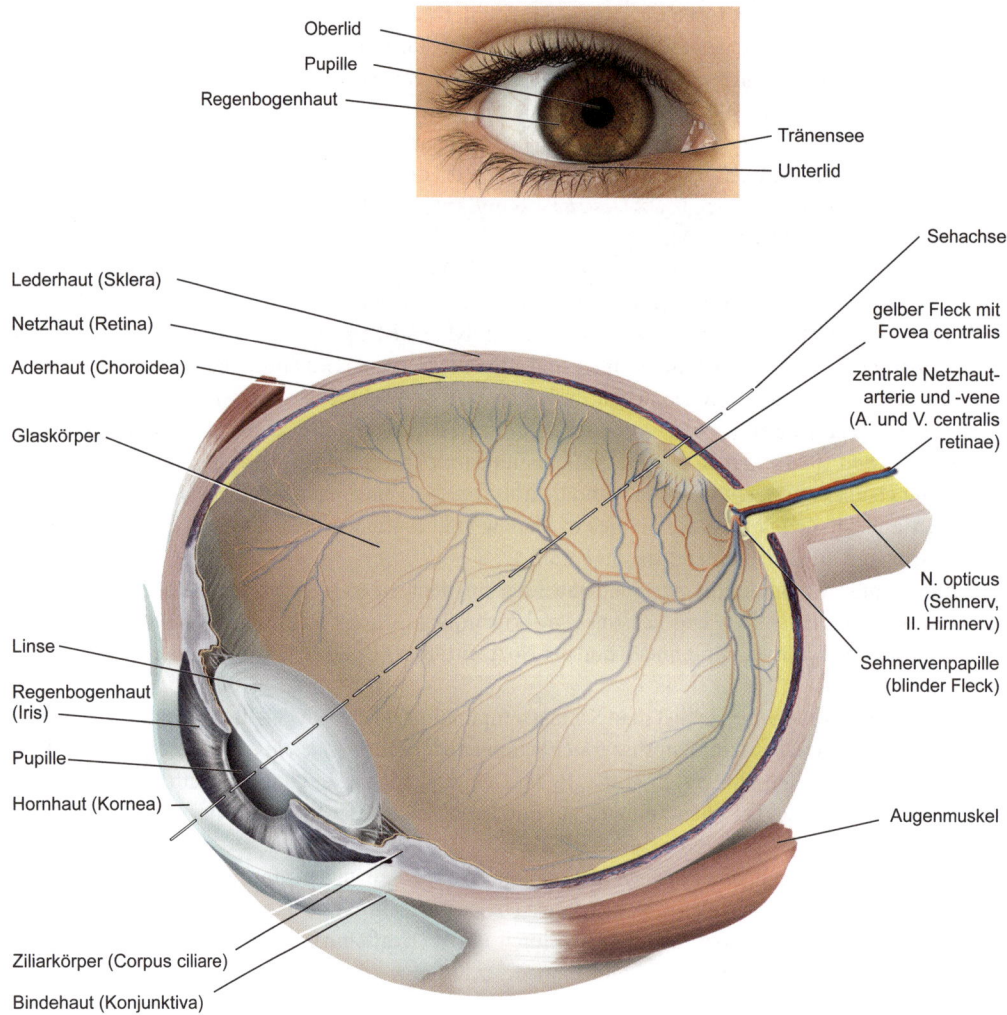

Abb. 10.1 Der Aufbau des Auges. [L275; J787]

Frage 10.1 Wo wird das Kammerwasser gebildet und welche Strukturen des Auges werden vom Kammerwasser ernährt?

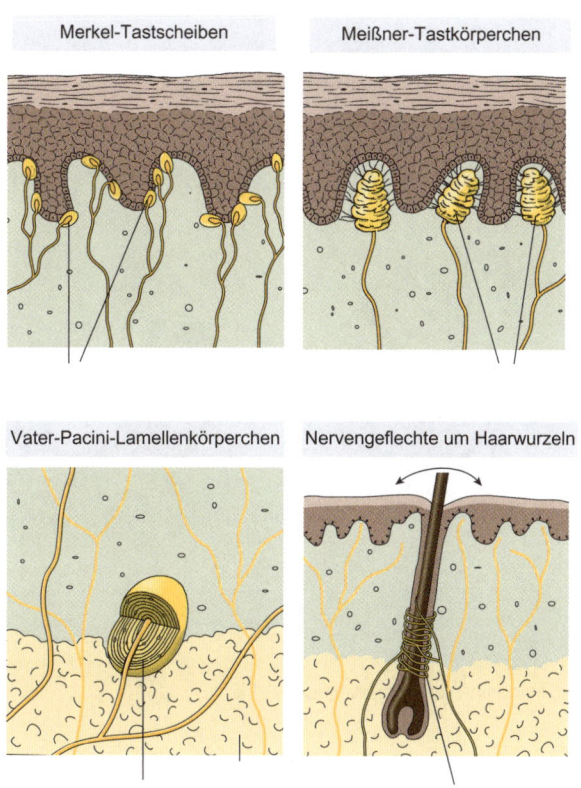

Abb. 10.2 Vier wichtige Mechanorezeptoren der Haut.

Frage 10.2 Auf welche der hier gezeigten Mechanorezeptoren passt die Beschreibung *Druckrezeptor*, *Berührungsrezeptor*, *Vibrationssensor* und *freie Nervenendigung*?

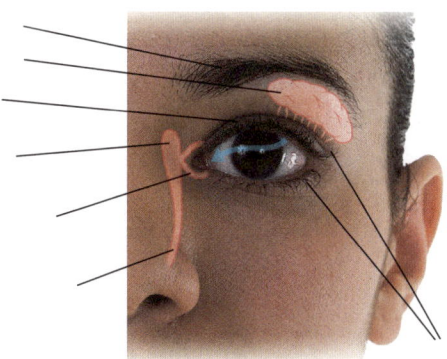

Abb. 10.3 Schutzeinrichtungen des Auges. [E364]

Frage 10.3 Welche Aufgaben hat die Tränenflüssigkeit und welche Eigenschaften weist sie auf?

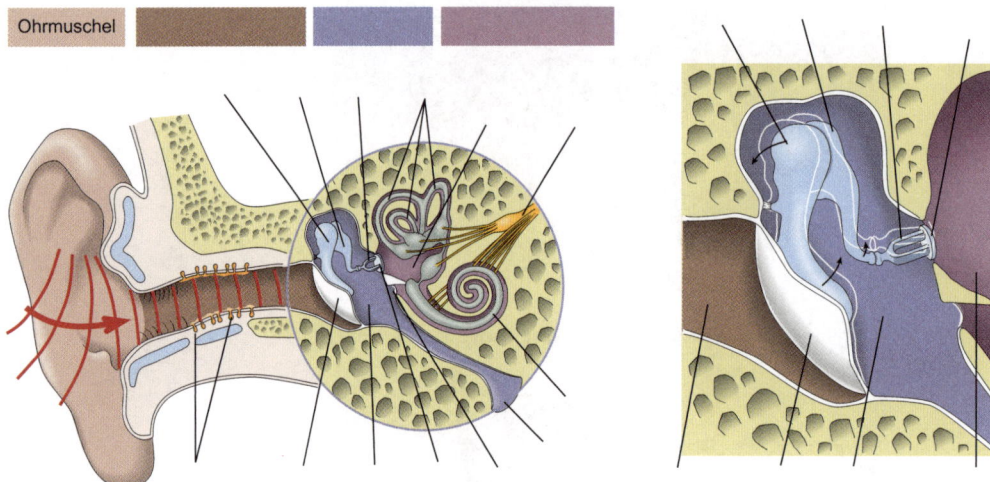

Abb. 10.4 Übersicht über das äußere Ohr, Mittelohr und Innenohr (vergrößert dargestellt).

Frage 10.4   Welche anatomische Struktur stellt die Grenze zwischen äußerem Ohr und Mittelohr dar?

Frage 10.5   Wie lässt sich der Vorgang der Hörfunktion ausführlich beschreiben (angefangen von den Schallwellen bis zum Hörzentrum im Gehirn)?

KATARAKT (GRAUER STAR)
Trübung der Augenlinse

Ursache: in 90 % altersbedingt
Leitsymptom: langsame Abnahme der Sehschärfe (Sehen wie durch einen Schleier)
Behandlung: Kataraktoperation mit Entfernung der getrübten Linse und Ersatz durch eine Kunstlinse

GLAUKOM (GRÜNER STAR)
Gruppe von Erkrankungen mit (Druck-) Schädigung des Sehnervs und daraus resultierend Gesichtsfeldausfällen bis zur Erblindung. Meist, aber nicht immer verbunden mit einem erhöhten Augeninnendruck

Ursache: verschiedene (angeboren oder erworben, primär oder sekundär, Offenwinkel- oder Winkelblockglaukom). Am häufigsten primäres Offenwinkelglaukom des Erwachsenen
Leitsymptome: lange keine, nicht selten erst bei erheblichen Gesichtsfelddefekten vom Patienten bemerkt
Notfall Glaukomanfall mit Sehminderung, Schmerzen, Übelkeit
Behandlung: Augeninnendrucksenkung, zunächst medikamentös, bei Erfolglosigkeit invasiv/operativ

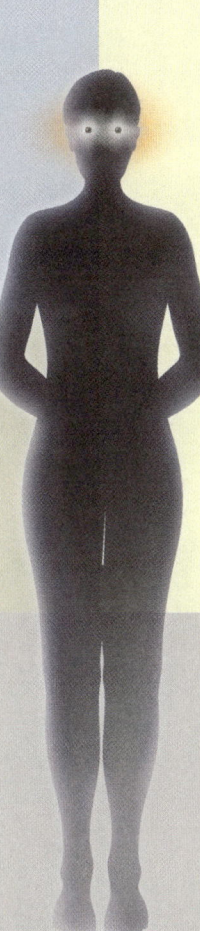

SCHIELEN (STRABISMUS)
Augenfehlstellung mit unterschiedlicher Blickrichtung beider Augen

Ursache: verschiedene. Bei kindlichem Schielen u.a. genet. Faktoren, Erkrankungen in der Schwangerschaft, Brechungsfehler. Bei Erwachsenen meist Augenmuskellähmungen, -blockaden
Leitsymptome: Oft zeitweilig oder ständig von außen sichtbar. Bei kleinen Kindern oft „Ungeschicklichkeit". Gefahr der **Amblyopie**, d.h. der dauerhaften Sehminderung des schlechteren Auges. Bei Neuauftreten im späteren Kindes-/Erwachsenenalter Doppeltsehen, Kopfschiefhaltung
Behandlung:
• Ursachenabhängig
• Brillenanpassung, Prismen, Operation
• Bei Kindern ggf. Okklusionstherapie

ALTERSABHÄNGIGE MAKULADEGENERATION (AMD)
Netzhauterkrankung der Makula mit Ablagerungen und z.T. Flüssigkeitsaustritt/ Blutungen

Ursache: multifaktoriell
Leitsymptome: Spätsymptome Verzerrtsehen, Abnahme der zentralen Sehschärfe/ zentrale Erblindung
Behandlung: je nach Form mit Nahrungsergänzungsmitteln, Antikörperinjektionen in den Augapfel

Abb. 10.5 Übersicht über die Augenerkrankungen. [L275]

ENTZÜNDUNGEN VON NASE, RACHEN, MANDELN UND OHREN
Überwiegend akute, meist virusbedingte Infektionen von oberen Luftwegen, Gaumenmandeln oder Mittelohr

Hauptformen:
- Rhinitis (Schnupfen), bedingt durch Virusinfektion der Nasenschleimhaut
- Pharyngitis, meist durch Viren verursachte Rachenschleimhautentzündung
- Laryngitis (Entzündung der Kehlkopfschleimhaut), am häufigsten durch Viren
- Angina tonsillaris, überwiegend durch Bakterien (Streptokokken) hervorgerufene Gaumenmandelentzündung
- Nasennebenhöhlenentzündung (Sinusitis), oft bakterielle Folgeinfektion der Nasennebenhöhlenschleimhaut
- Mittelohrentzündung (Otitis media), durch Viren oder Bakterien bedingte akute Entzündung der Mittelohrschleimhaut

Leitsymptome: Allgemeinbeschwerden plus
- Niesen, „laufende", später „verstopfte" Nase bei Rhinitis
- Kratzen/Schmerzen im Hals, Schluckbeschwerden, Hustenreiz bei Pharyngitis
- Heiserkeit, „keine Stimme", Hustenreiz bei Laryngitis
- Schluckbeschwerden, Halsschmerzen bei Angina tonsillaris
- Kopfschmerzen, Schmerzen über der Nebenhöhle bei Nasennebenhöhlenentzündung
- Druck im Ohr, Ohrenschmerzen, Hörminderung bei Mittelohrentzündung

Behandlung:
- Bei den häufigen Virusinfektionen symptomatisch mit Schonung, ggf. Fiebersenkung, Analgetika gegen Kopfschmerzen, organspezifischen Maßnahmen (z.B. kein Sprechen bei Laryngitis)
- Abschwellende Nasentropfen bei Rhinitis, Mittelohr-, Nasennebenhöhlenentzündung
- Antibiotika bei bakterieller Angina tonsillaris, Mittelohr-, Nasennebenhöhlenentzündung
- Bei chron. Verlauf/Komplikationen bakterieller Infektionen Operation, z.B. Tonsillektomie (Gaumenmandelentfernung)

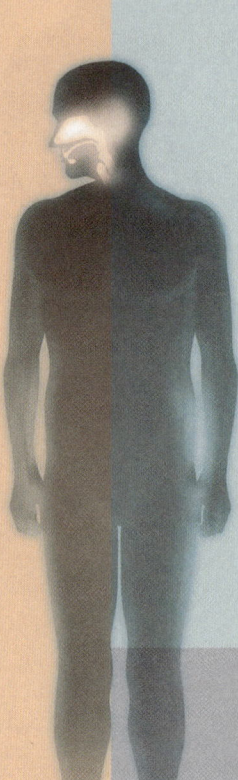

SCHWERHÖRIGKEIT
Hörminderung über ca. 25 dB.
Schallleitungsschwerhörigkeit mit Ursache im äußeren oder Mittelohr, sodass die Schallwellen nicht regelrecht auf das Innenohr übertragen werden.
Schallempfindungsschwerhörigkeit mit Ursache in Innenohr, Hörnerv oder Gehirn, sodass die Schallwellen nicht richtig in „Hörsignale" übersetzt, die Signale nicht weitergeleitet oder wahrgenommen werden.

Ursachen: zahlreiche, pränatal und während des gesamten (postnatalen) Lebens
Leitsymptome: insbesondere bei langsamer Entstehung und/oder Einseitigkeit bei Erwachsenen lange unbemerkt. Häufig zuerst Probleme bei hohen Tönen (Telefonklingeln) und beim Sprachverständnis bei Umgebungsgeräuschen. Bei Kindern gestörte Sprach- und letztlich Gesamtentwicklung. In allen Altersgruppen je nach Ausprägung Probleme in Schule/Beruf, sozialen Kontakten
Behandlung
- Möglichst Ursachenbeseitigung
- Hörhilfen (Hörgeräte, Cochlea-Implantat) und weitere technische Hilfsmittel
- Rehabilitationsmaßnahmen, psychosoziale Betreuung

KEHLKOPFKARZINOM
(Plattenepithel)Karzinom der Kehlkopfschleimhaut

Ursachen: v.a. Rauchen, Alkoholmissbrauch
Symptome: Heiserkeit, Schluckbeschwerden, Dyspnoe, Stridor, vergrößerte Halslymphknoten
Behandlung:
- Tumorentfernung, evtl. durch stimmerhaltende Operation, häufig jedoch durch Laryngektomie (Kehlkopfentfernung) mit Tracheostomaanlage und Stimmverlust
- Evtl. postoperative Strahlentherapie
- Nach Laryngektomie umfassende Betreuung und Rehabilitation, u.a. mit Schulung im Umgang mit dem Tracheostoma, Stimmrehabilitation (Stimmprothese, Ösophagusersatzstimme, elektronische Sprechhilfe)

Abb. 10.6 Übersicht über die Hals-Nasen-Ohren-Erkrankungen. [L275]

11 Hormonsystem

Das Hormonsystem trägt dazu bei, das Gleichgewicht im Körper aufrecht zu erhalten. Das macht es zwar nicht alleine, aber dennoch spielt es eine sehr wichtige Rolle. **Hormone** sind *Signal- und Botenstoffe,* welche die Kommunikation zwischen Zellen und Organen ermöglichen. Sie werden von einem Gewebe oder Organ des *endokrinen Systems* (**Hormonsystem**) gebildet.

Hormone erfüllen zahlreiche Aufgaben. Sie

- regulieren das innere Milieu, den Organstoffwechsel und die Energiebalance,
- helfen dem Körper, mit Belastungen aller Art (z. B. Infektionen, Stress, Hunger) fertigzuwerden,
- fördern Wachstum und Entwicklung,
- steuern die Reproduktionsvorgänge von der Eizell- und Spermienbildung bis zur Ernährung des Neugeborenen,
- beeinflussen psychische Vorgänge und Verhalten.

Viele Hormone werden von speziellen **endokrinen Drüsen,** den *Hormondrüsen,* gebildet. Im Gegensatz zu den *exokrinen Drüsen,* die ihre Sekrete an die Oberfläche von Haut oder Schleimhäuten absondern, geben die endokrinen Drüsen die Hormone in den sie umgebenden interstitiellen Raum ab.

Früher wurde das Nerven-, Hormon- und Abwehrsystem scharf getrennt, heute betrachtet man die Übergänge als fließend. Daher wird allgemein von *Botenstoffen* gesprochen, die je nach dem Ort ihrer Bereitstellung und ihrer Funktion als *Hormon, Gewebehormon, Neurotransmitter* oder *Neuropeptid* wirken.

Damit eine Zielzelle ein Hormonsignal empfangen kann, an die sich das Hormon anlagern kann, sind **spezifische Hormonrezeptoren** erforderlich. Hormon und Hormonrezeptor müssen wie Schlüssel und Schloss zusammenpassen.

Die exakte Hormonsekretion wird durch *Regelkreise* gesteuert. Als oberster Regler fungiert meist der **Hypothalamus**. Dort laufen viele Informationen über die Außenwelt und das innere Milieu zusammen. Außerdem findet dort eine Verknüpfung mit dem Nervensystem statt. Der Hypothalamus beeinflusst über **Releasing-Hormone** *(RH)* fördernd und über **Inhibiting-Hormone** *(IH)* hemmend einen zweiten Regler, den Hypophysenvorderlappen. Der **Hypophysenvorderlappen** wiederum gibt **glandotrope Hormone** *(glandotrop* = auf Drüsen einwirkend) ab, welche die sog. untergeordneten Hormondrüsen beeinflussen. Die „untergeordneten" **Hormondrüsen** (z. B. die Schilddrüse) stehen als letzte in dieser Hierarchie und beeinflussen mit den **peripheren Hormonen** direkt ihre Zielzellen. Allerdings unterliegen nicht alle Hormondrüsen dieser komplizierten hierarchischen Ordnung über drei Ebenen.

Oxytocin unterhält die regelmäßige Wehentätigkeit an der geburtsbereiten Gebärmutter und führt während der Stillzeit zur Milchentleerung.

Adiuretin (Vasopressin), üblicherweise kurz **ADH** – für *antidiuretisches* (gegen den Harndurchfluss gerichtetes) *Hormon* – genannt, ist entscheidend an der Regulierung des osmotischen Drucks und des Flüssigkeitsvolumens im Körper beteiligt. Flüssigkeitsmangel, Zunahme des osmotischen Drucks im Extrazellulärraum, aber auch eine hohe Körpertemperatur oder Stress stimulieren seine Freisetzung.

Das **Wachstumshormon** (auch *somatotropes Hormon,* kurz *STH,* oder *Human Growth Hormone,* kurz *HGH*) kontrolliert in Kindheit und Jugend das Körperwachstum, indem es Zellwachstum und -vermehrung fördert.

Die **Epiphyse** *(Zirbeldrüse, Corpus pineale)* ist eine ungefähr erbsengroße Drüse, die zum Zwischenhirn zählt. Sie produziert das Hormon **Melatonin,** dessen Ausschüttung durch Dunkelheit gefördert und durch Licht gehemmt wird.

Die Follikelzellen der **Schilddrüse** produzieren zwei Schilddrüsenhormone: **Thyroxin** *(T$_4$)* und **Trijodthyronin** *(T$_3$).* Die Schilddrüsenhormone bewirken u.a. eine Steigerung des Energieumsatzes, eine Aktivitätszunahme des Nervensystems und eine Förderung des Wachstums und der Gehirnreifung.

Die **Nebenschilddrüsen** *(Epithelkörperchen)* sind vier ungefähr weizenkorngroße Knötchen an der Rückseite der Schilddrüse. Sie schütten das **Parathormon** *(PTH)* aus, das im Zusammenspiel mit Kalzitonin und Vitamin-D-Hormon den Kalzium- und Phosphatstoffwechsel im Körper reguliert.

Das **Vitamin-D-Hormon** wird heute zu den Hormonen und nicht zu den Vitaminen gezählt, weil der Körper es unter dem Einfluss von UV-Licht in der Haut aus Vorstufen selbst bilden kann.

Die **Nebennieren** *(Glandulae suprarenales)* sind paarig angelegte, zwergenhutförmige Organe. Sie sitzen beidseits den oberen Nierenpolen auf. Man unterscheidet **Nebennierenrinde** und **Nebennierenmark**.

In der **Nebennierenrinde** werden verschiedene Hormone produziert: die **Mineralokortikoide** (z. B. Aldosteron), die **Glukokortikoide** (z. B. Kortisol) sowie eine geringe Menge **Sexualhormone**.

Im Gegensatz zur Nebennierenrinde ist das **Nebennierenmark** keine Hormondrüse im engeren Sinne. Man findet dort hoch spezialisierte Neurone des Sympathikus. Diese Zellen schütten – nach Stimulation durch vegetative Neurone des ZNS – **Adrenalin** und **Noradrenalin** ins Blut aus.

In der Bauchspeicheldrüse *(Pankreas)* liegen zwischen den exokrinen Drüsenteilen kleine, helle Inseln endokrin aktiver Zellen, die **Langerhans-Inseln.** In ihrer Gesamtheit bilden sie den **Inselapparat.** Es werden mehrere Zelltypen differenziert, die wohl bekanntesten sind die **B-Zellen** *(β-Zellen),* sie produzieren **Insulin.**

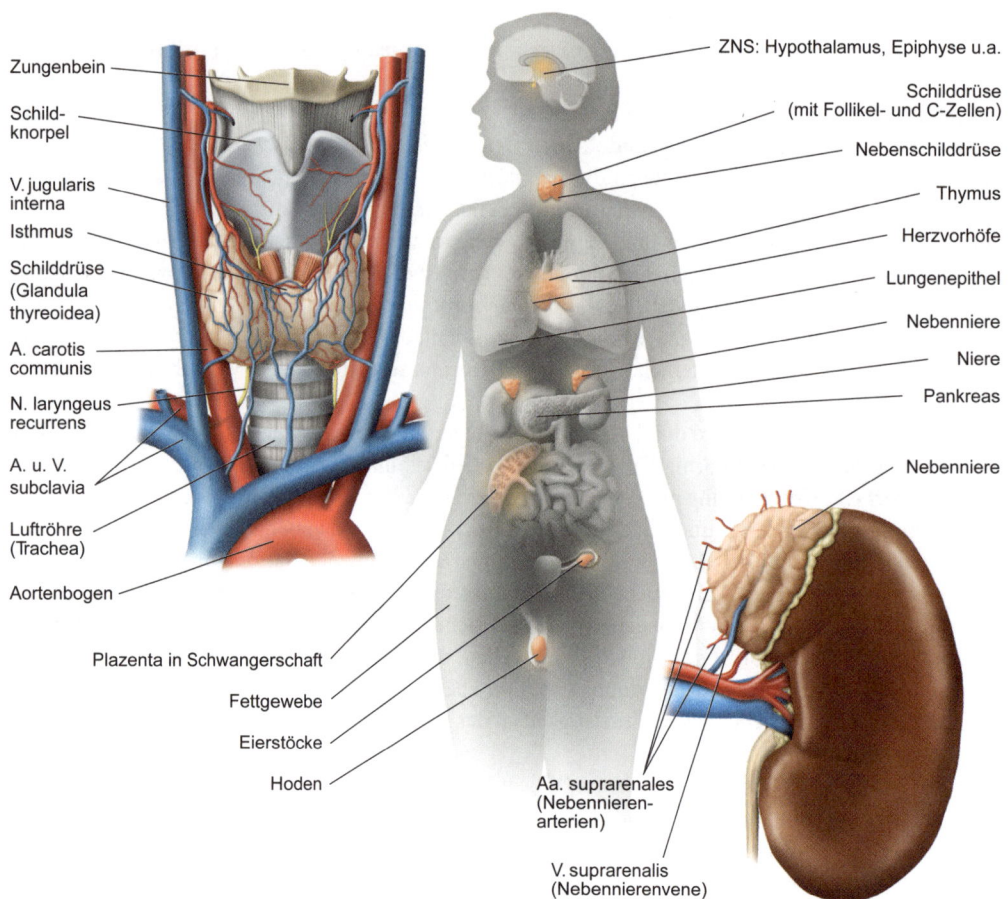

Abb. 11.1 Endokrine Drüsen und Gewebe des Menschen. [L275]

Frage 11.1 Welche Erkrankungen sind die häufigsten Ursachen der Hyperthyreose (Schilddrüsenüberfunktion) bei Erwachsenen?

Frage 11.2 Die Nebennieren (Glandulae suprarenales) werden in zwei unterschiedliche Organe unterteilt. Welche sind das?

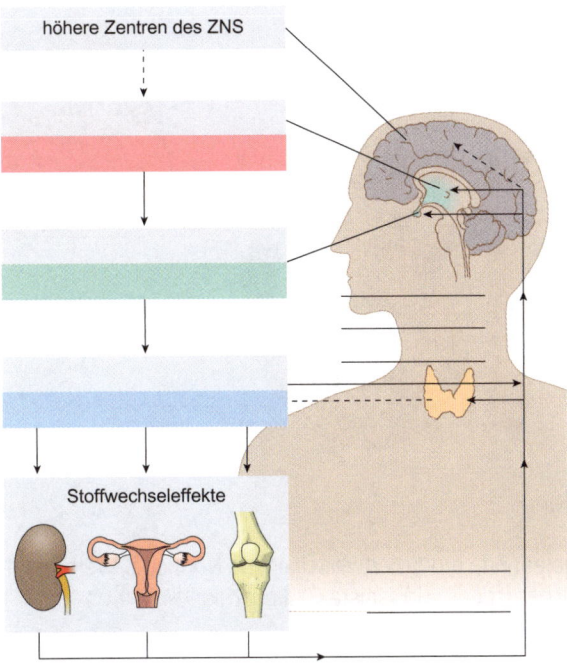

Abb. 11.2 Hierarchie der Hormonregulation. Gesucht werden hier der oberste Regler der Hormonsekretion und seine „Mitspieler" sowie Beschriftungen zu den hormonellen Regelkreisen.

Frage 11.3   Welche Hormone unterliegen nicht der hier dargestellten komplizierten hierarchischen Ordnung über drei Ebenen?

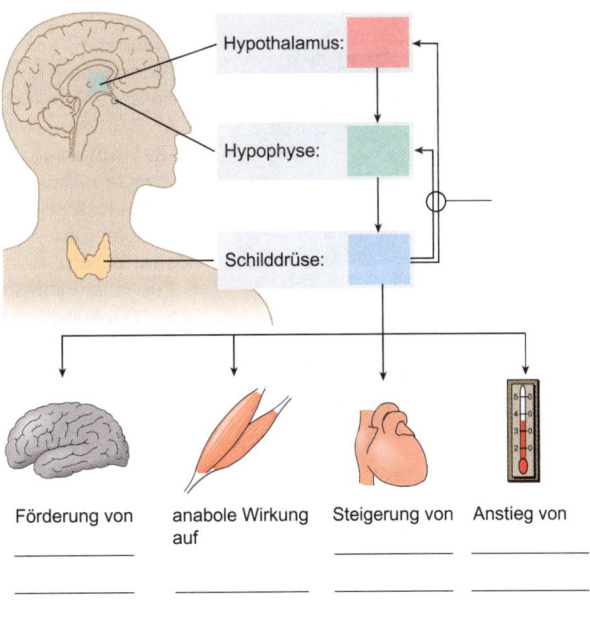

Abb. 11.3 *Oben* Regelkreis der Schilddrüsenhormone, *unten* Wirkung bestimmter Schilddrüsenhormone auf verschiedene Organe. In die farbigen Kästen sind Hormone einzutragen, außerdem eine Angabe zu Rückkopplungseffekten.

Frage 11.4   Was versteht man unter einer Struma und welches ist der entscheidende Pfeiler der Strumaprophylaxe?

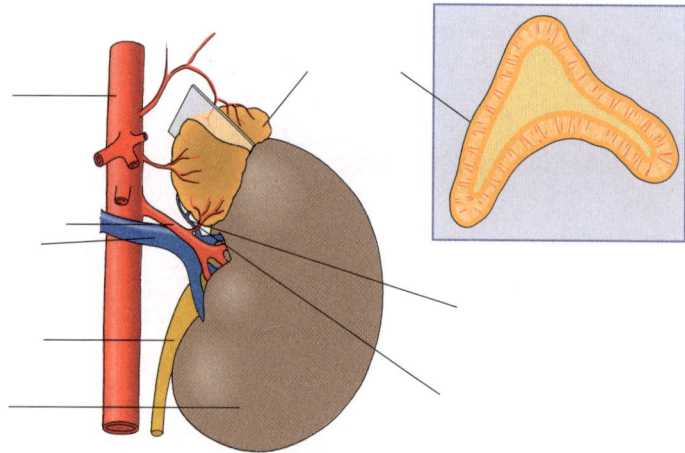

Abb. 11.4 Anatomie der Nebenniere.

Frage 11.5   Die Nebennierenrinde produziert verschiedene Hormone. Welches ist das wichtigste Mineralokortikoid und welches ist das wirksamste Glukokortikoid?

Frage 11.6   Welche Effekte werden durch das Aldosteron ausgelöst?

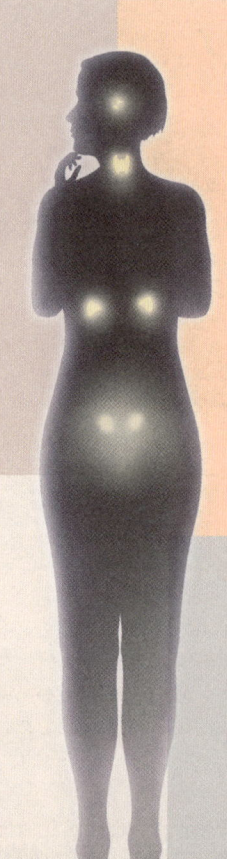

EUTHYREOTE STRUMA
Schilddrüsenvergrößerung bei normalen Hormonkonzentrationen mit oder ohne Schilddrüsenknoten

Ursache: am häufigsten Jodmangel
Leitsymptome: Oft nur kosmetisch störend. Evtl. Beschwerden durch Druck auf Nachbarorgane
Behandlung: je nach Größe der Struma und evtl. Knoten
- Medikamentös (Jodid, Schilddrüsenhormone)
- Operation oder Radiojodtherapie

CUSHING-SYNDROM
Glukokortikoidüberschuss

Ursache: am häufigsten exogen durch Glukokortikoidlangzeittherapie, seltener durch Tumoren
Leitsymptome: v.a. stammbetontes Übergewicht, rundliches, gerötetes Gesicht, breite rote Hautstreifen, Hypertonie.
Bei Kindern Wachstumsrückstand
Behandlung: möglichst Ursachenbeseitigung

HYPERTHYREOSE (SCHILDDRÜSENÜBERFUNKTION)
Zu hohe Produktion von Schilddrüsenhormonen

Ursache:
- Autonomie (vom Regelkreis entkoppelte, ungebremste Hormonproduktion)
- M. Basedow (Autoimmunerkrankung)
Leitsymptome: Unruhe, Tachykardie, Schwitzen, Diarrhö, Gewichtsabnahme, dünnes Haar. Bei M. Basedow Augen-, Hautsymptome
Behandlung:
- Zunächst medikamentös (Thyreostatika zur Senkung der Hormonproduktion)
- Ggf. Operation, Radiojodtherapie

HYPOTHYREOSE (SCHILDDRÜSENUNTERFUNKTION)
Zu geringe Produktion von Schilddrüsenhormonen

Ursache: oft entzündungsbedingt
Leitsymptome: Verlangsamung, Bradykardie, Frieren, Obstipation, Gewichtszunahme, trockenes Haar, teigige Haut.
Bei Kindern körperlicher und (irreversibler) geistiger Entwicklungsrückstand
Behandlung: Schilddrüsenhormongabe

Abb. 11.5 Übersicht über die wichtigsten hormonellen Erkrankungen. [L275]

12 Blut

Die Eigenschaften des Blutes haben die Menschen schon immer beschäftigt. Wenn man jemandem bestimmte Eigenschaften zuschreibt, heißt es oft „derjenige hat das im Blut." Auch Goethe lässt den Teufel Mephisto in seinem Werk Faust sagen: „Blut ist ein ganz besonderer Saft." Und das ist zutreffend, denn ohne das Blut, welches ständig durch unseren Kreislauf gepumpt wird, könnten wir nicht leben.

Obwohl es mit bloßem Auge betrachtet wie eine homogene Flüssigkeit aussieht, ist Blut in Wirklichkeit ein kompliziertes Gemisch verschiedenster Bestandteile. Zentrifugiert man Blut (schleudert es also mit hoher Geschwindigkeit), so trennt es sich in zwei Phasen auf:

- Die festen Bestandteile, die sog. **Blutkörperchen,** die ca. 40–45 % des Gesamtblutvolumens ausmachen.
- Die flüssige Fraktion, **Blutplasma** genannt, mit ca. 55–60 % des Blutvolumens.

Entfernt man das *Fibrinogen* und andere Gerinnungsfaktoren aus dem Blutplasma, erhält man das **Blutserum** (Merkhilfe: **Pl**asma = Serum **pl**us Fibrinogen). Das Serum entsteht außerdem als flüssiger Überstand, wenn man Blut in einem Röhrchen gerinnen lässt.

Bei Männern beträgt die Blutmenge in Herz und Gefäßen etwa 7 % des Körpergewichts (also ca. 5 Liter), bei Frauen etwas weniger.

Durch das verzweigte Netz der Blutgefäße erreicht das Blut jeden Winkel des Körpers. Es hat viele Aufgaben:

- **Transportfunktionen.** Das Blut befördert Sauerstoff und Nährstoffe, aber z. B. auch Hormone zu den Zellen und führt gleichzeitig Kohlendioxid und Stoffwechselabfallprodukte wieder ab.
- **Abwehrfunktionen.** Blut enthält Antikörper (Eiweiße mit Abwehrfunktion) und Abwehrzellen. Sie bekämpfen körperfremde Partikel und Krankheitserreger und erkennen entartete oder infizierte körpereigene Zellen.
- **Wärmeregulationsfunktion.** Die ständige Blutzirkulation verteilt die Wärme im Körper und trägt so zu einer gleichbleibenden Temperatur von ca. 37 °C bei.
- **Abdichtung** von Gefäßwanddefekten durch die Fähigkeit zur Gerinnung.
- **Pufferfunktion.** Durch die Puffersysteme im Blut werden Schwankungen des pH-Wertes ausgeglichen.

Die **Blutkörperchen** werden in drei große Gruppen unterteilt:

- **Erythrozyten** *(rote Blutkörperchen):* Sie transportieren Sauerstoff und Kohlendioxid und stellen mit 99 % den größten Volumenanteil der Blutkörperchen
- **Leukozyten** *(weiße Blutkörperchen):* Sie dienen der Abwehr von Krankheitserregern und sonstigen körperfremden Stoffen und werden in **Granulozyten, Lymphozyten** und **Monozyten** aufgeteilt
- **Thrombozyten** *(Blutplättchen):* Sie sind an der Blutgerinnung beteiligt.

Der Verbrauch an Blutzellen ist immens: Jede Sekunde müssen über zwei Millionen Blutkörperchen in der **Hämatopoese** *(Blutbildung, Blutzellbildung)* neu gebildet werden. Nach der Geburt erfolgt die Hämatopoese beim Gesunden nur noch im roten Knochenmark.

Die Bildung der roten Blutkörperchen heißt **Erythropoese.** Damit ausreichend Erythrozyten im Blut zirkulieren, muss die Erythropoese ständig in angemessenem Umfang stimuliert werden. Die Bildung der Leukozyten bezeichnet man als **Leukopoese.** Sollen aus einer Stammzelle im Knochenmark Leukozyten entstehen, so differenziert sich diese zunächst zu **Monoblasten, Lymphoblasten** oder **Myeloblasten,** aus denen dann die Hauptzelllinien der weißen Blutkörperchen hervorgehen. Die Bildung der Thrombozyten **(Thrombopoese)** erfolgt im Knochenmark und wird durch **Thrombopoetin** gefördert.

Als **Blutgruppenmerkmale** bezeichnet man durch Gene kodierte, definierte chemische Strukturen von Blutbestandteilen. Sie können nach Einbringen in einen immunkompetenten Organismus (der diese Merkmale nicht besitzt oder diese als fremd empfindet) immunologische Reaktionen hervorrufen. Das **AB0-System** ist das für die Bluttransfusion wichtigste Blutgruppensystem. Seine Eigenschaften sind angeboren, sie befinden sich auf den Erythrozyten (aber auch auf vielen anderen Geweben des Körpers).

Eine **Thrombose** entsteht, wenn sich innerhalb eines Gefäßes ein Blutgerinnsel bildet und das Gefäß verschließt. Sie kann in Arterien auftreten, viel häufiger sind jedoch die Venen betroffen, insbesondere die tiefen Bein- und Beckenvenen. Man spricht von einer **tiefen Venenthrombose** oder *Phlebothrombose*. Begünstigt wird die Thrombosebildung durch Schäden der Gefäßwand, erhöhte Gerinnungsneigung und verlangsamten Blutfluss.

Unter **Antikoagulanzien** *(Gerinnungshemmer)* werden Medikamente verstanden, die die Gerinnungsfähigkeit des Blutes herabsetzen. Sie werden verabreicht, um eine Thrombose oder Embolie zu behandeln oder beim Risikopatienten zu verhindern. Zu den sehr wichtigen Medikamenten für die Antikoagulation zählen: **Heparin, Cumarinderivate** und die **neuen oralen Antikoagulanzien**.

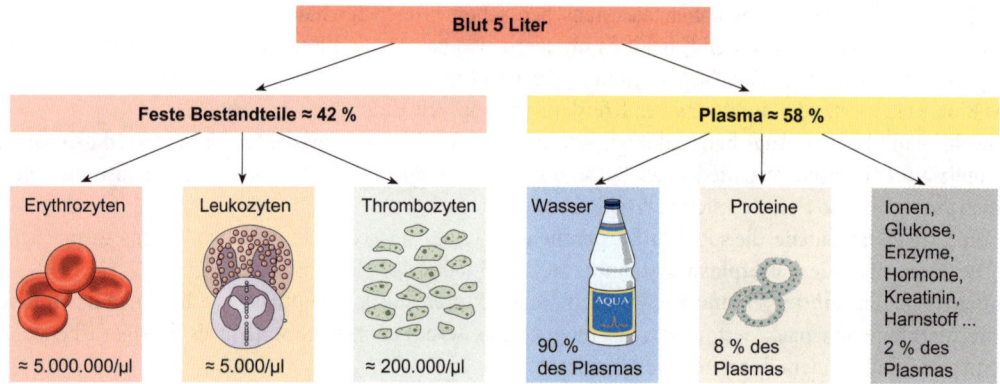

Abb. 12.1 Übersicht über die festen und flüssigen Bestandteile des Blutes.

Frage 12.1   Wie wird Blutplasma genannt, wenn man das Fibrinogen und andere Gerinnungsfaktoren daraus entfernt?

Frage 12.2   In welche drei Gruppen werden die Leukozyten (weiße Blutkörperchen) aufgeteilt?

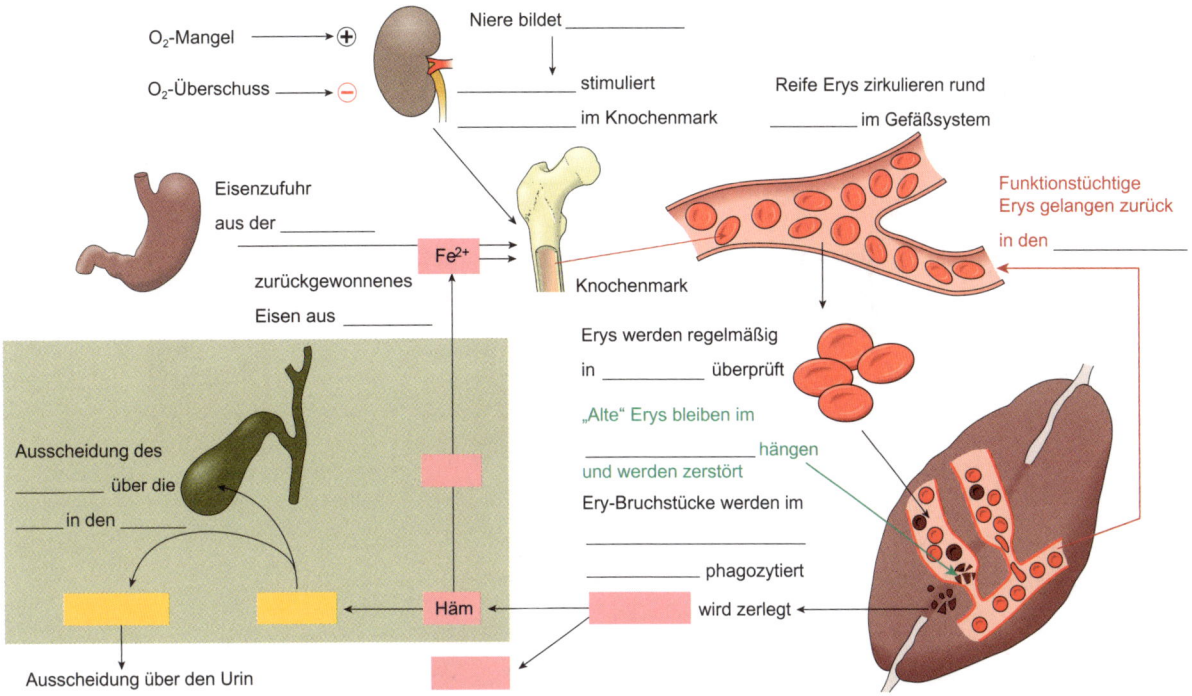

Abb. 12.2 Lebenszyklus der roten Blutkörperchen. Der Körper versucht, möglichst viel des wertvollen Eisens aus verbrauchten Erythrozyten wieder zurückzugewinnen („Recycling"), um es in neue rote Blutkörperchen „einbauen" zu können.

Frage 12.3   Wie lässt sich der Lebenszyklus der roten Blutkörperchen (unter Zuhilfenahme der Grafik oben) beschreiben?

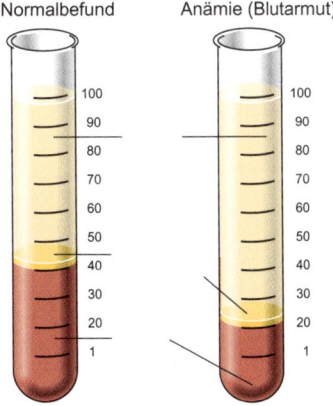

Abb. 12.3 Hämatokrit. Normalbefund und Befund bei Anämie. Durch Zentrifugieren haben sich die festen Bestandteile am Boden des Gläschens abgesetzt.

Frage 12.4   Wie lässt sich die Anämie (Blutarmut) definieren?

Frage 12.5   Welches ist die häufigste Ursache für eine Anämie?

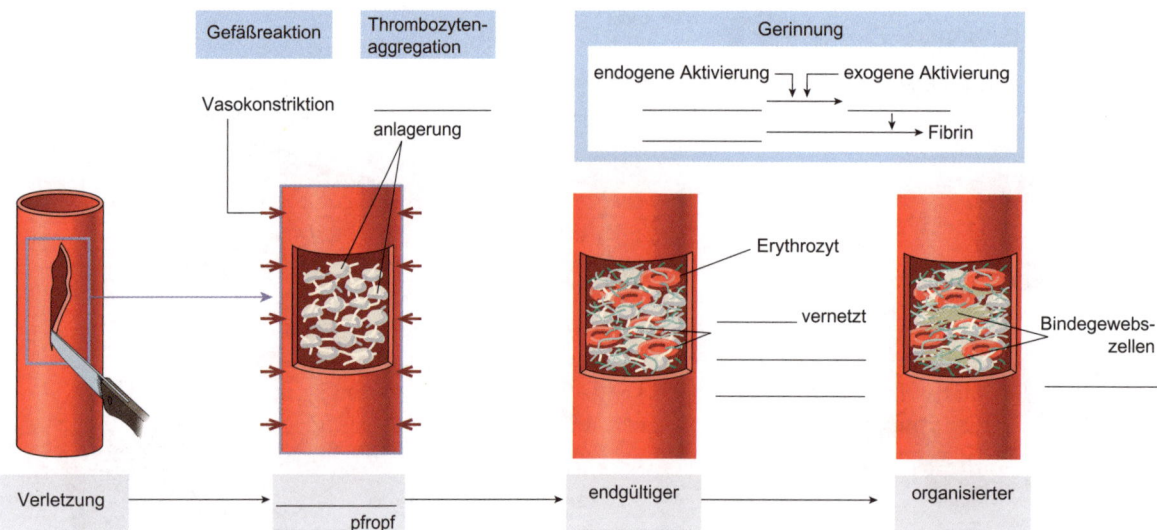

Abb. 12.4 Übersicht über die Vorgänge bei der Blutstillung. Hier gilt es, die Lücken zu füllen.

Frage 12.6   Wie lassen sich die Vorgänge bei der Blutstillung (unter Zuhilfenahme der Grafik oben) beschreiben? Erwähnt werden sollten dabei die Gefäßreaktion, Thrombozytenadhäsion und -aggregation sowie die Blutgerinnung.

ANÄMIE (BLUTARMUT)

Zu niedriges Bluthämoglobin, meist auch Hämatokrit und Erythrozytenzahl vermindert. Häufigste Bluterkrankung überhaupt, meist keine eigenständige Erkrankung, sondern Symptom

Ursache: am häufigsten Eisenmangel, außerdem chron. Erkrankungen, Vit.-B_{12}-/Folsäuremangel (megaloblastäre Anämie), Nierenerkrankungen (renale Anämie), vorzeitiger Erythrozytenuntergang (hämolytische Anämie)

Leitsymptome: Blässe, Abgeschlagenheit, Schwindel, Tachykardie, niedriger Blutdruck, evtl. Symptome der Grunderkrankung und durch die Sauerstoffunterversorgung von Geweben

Behandlung:
- Vorrangig durch Ursachenbeseitigung, z.B. Magen-Darm-Blutung, Nährstoffdefizit

MALIGNE LYMPHOME

Bösartige Erkrankungen des lymphatischen Systems, unterteilt in Hodgkin- und Non-Hodgkin-Lymphome

Ursache: unklar
Leitsymptome: schmerzlose Lymphknotenvergrößerung
- Hodgkin-Lymphome eher langsame Ausbreitung
- Non-Hodgkin-Lymphome sehr uneinheitlich

Behandlung:
- Bei Hodgkin-Lymphomen stadienangepasste Therapie (meist Chemo- und Strahlentherapie), günstige Prognose
- Bei aggressiven Non-Hodgkin-Lymphomen unter intensiver Therapie (z.B. Chemo-, Strahlen-, Antikörpertherapie, Stammzellentransplantation) Heilungschance
- Indolente Non-Hodgkin-Lymphome langsamer verlaufend, schonende Behandlung, keine Heilungschance

LEUKÄMIEN („BLUTKREBS")

Ungehemmte Vermehrung von Leukozyten/-vorstufen. Dadurch Verdrängung der gesunden Zellen in Knochenmark und Blut sowie Infiltration anderer Organe durch die bösartigen Zellen

Unterteilt in akute lymphatische/ myeloische Leukämie und chronische lymphatische/myeloische Leukämie

Ursache: unklar
Leitsymptome:
- Akute Leukämien – Anämie, Infektionen, Blutungen. Unbehandelt schnell tödlich
- Chronische Leukämien – langsamer Beginn, zunächst mit Müdigkeit, Nachtschweiß, Infektionen, Lymphknoten-/ Milzvergrößerung

Behandlung:
- Bei akuten Leukämien aggressive (Chemo-)Therapie, evtl. Blutstammzelltransplantation. Dadurch Heilung möglich, beste Prognose bei kindlicher akuter lymphatischer Leukämie
- Bei chronischen Leukämien unbehandelt Verlauf über Jahre.
- Bei chronischer myeloischer Leukämie sofortiger Behandlungsbeginn mit zielgerichteten Therapien, bei chronischer lymphatischer Leukämie (schonende) Behandlung erst bei Beschwerden.
Dadurch langjähriger Verlauf, aber keine Heilung

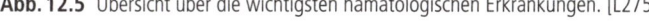

Abb. 12.5 Übersicht über die wichtigsten hämatologischen Erkrankungen. [L275]

13 Abwehr

Hätte der Organismus kein **Abwehrsystem**, wäre es schlecht um die Menschheit bestellt – sie wäre wohl schon ausgestorben. Denn Bakterien, Viren, Pilze oder andere Fremdstoffe könnten völlig ungehindert in den Körper eindringen und Krankheiten bzw. den Tod hervorrufen. Um das zu verhindern, stellt beispielsweise die Haut eine erste Barriere dar. Eine andere Barriere ist die Salzsäure des Magens, die die meisten Bakterien umbringt, die mit der Nahrung aufgenommen wurden. Sind die Feinde aber erst mal im Blut, ist zur Abwehr rund um die Uhr eine unsichtbare Armee im Einsatz, bei denen die unterschiedlichen „Soldaten" wie bei einer richtigen Armee ganz unterschiedliche Aufgaben und Fähigkeiten haben.

Unser **Abwehrsystem** *(Immunsystem)* schützt den Organismus in aller Regel sehr effektiv vor den unterschiedlichsten Krankheitserregern und vor bösartigen Zellen (wie sie nach heutiger Kenntnis ständig in unserem Körper entstehen).

Zur besseren Übersichtlichkeit werden vier Teilsysteme der Abwehr unterschieden, die jedoch auf vielfältige Weise miteinander vernetzt sind und eng zusammenarbeiten.

Zum einen werden **unspezifische** und **spezifische** Abwehr (> Tab. 13.1) differenziert:

Die **unspezifische** *(angeborene)* **Abwehr** ist *antigenunabhängig.* Sie ist von Geburt an verfügbar, sehr schnell und hat direkte Effektorfunktion. Die unspezifische Abwehr sorgt z. B. dafür, dass Bakterien, die durch eine kleine Wunde in die Haut eingedrungen sind, rasch vernichtet werden.

Manchmal allerdings reicht die unspezifische Abwehr nicht aus, um den Erreger vollständig zu vernichten. Dann springt die **spezifische** *(erworbene)* **Abwehr** ein, die gegen ein *spezielles Antigen* gerichtet ist. Sie muss sich nach der Geburt erst entwickeln und braucht länger (Tage bis Wochen), um einen Gegenschlag vorzubereiten, der dafür aber sehr gezielt ist. Außerdem hat das spezifische Abwehrsystem die Fähigkeit, sich die Erreger zu „merken" **(Antigengedächtnis),** sodass es bei einem erneuten Kontakt mit dem gleichen Erreger wesentlich schneller „zuschlagen" kann.

Zum anderen werden im Abwehrsystem **zelluläre** und **humorale** Abwehrmechanismen unterschieden (> Tab. 13.1). „Zellulär" bezieht sich auf die zahlreichen Abwehrzellen, die direkt an der Beseitigung von Erregern beteiligt sind, während die humorale Abwehr aus diversen Eiweißfaktoren, Enzymen und Antikörpern besteht.

Tab. 13.1 Die vier Teilsysteme der Abwehr.

Teilsystem	Zelluläre Abwehr	Humorale (nicht zelluläre) Abwehr
Unspezifische Abwehr	• Makrophagen • Neutrophile Granulozyten • Natürliche Killerzellen	• Komplement • Zytokine • Lysozym
Spezifische Abwehr	**T-Zellen:** • T-Helferzellen • Zytotoxische T-Zellen • Regulatorische T-Zellen • T-Zell-Gedächtnis	Antikörper (produziert von stimulierten B-Zellen = Plasmazellen)

Alle Abwehrzellen werden im Knochenmark gebildet und vermehren sich dort. Danach wandern sie aus und besiedeln die weiteren lymphatischen Organe, wo sie sich noch weiterentwickeln können. Die Abwehrzellen gehören alle zu den *Leukozyten* (**weiße Blutzellen**), im Einzelnen sind dies drei Arten von *Granulozyten,* die *Monozyten* und *Makrophagen* sowie die *Lymphozyten* mit den Untergruppen der T- und der B-Zellen und die *natürlichen Killerzellen (NK-Zellen).*

Das **Komplementsystem** ist der Hauptpfeiler der humoralen unspezifischen Abwehr. Es vernichtet vor allem Bakterien und andere körperfremde Zellen und fördert Entzündungsreaktionen.

Stuft der Körper Strukturen als „fremd" ein und führt dies zur Aktivierung des Abwehrsystems (d.h., es werden Gegenmaßnahmen eingeleitet), bezeichnet man diese Fremdstoffe als **Antigene**. Merkhilfe: Der Begriff Antigen hat nichts mit Genen zu tun, sondern ist eine Abkürzung von *Anti*körper *gen*erierend oder *Anti*körper-*Gen*erator (= Antikörper erzeugend).

Antikörper *(AK)* sind hoch selektiv auf bestimmte Antigene passende Proteine, die von den Plasmazellen sezerniert werden. Sie stellen die humorale Komponente des spezifischen Abwehrsystems dar. Antikörper werden auch **Immunglobuline** *(Ig)* genannt und in fünf Antikörperklassen unterschieden (Ig G, M, A, D und E).

Das Abwehrsystem kann in zwei „Richtungen" entgleisen. Zum einen kann das Abwehrsystem Reaktionen gegen solche Substanzen zeigen, die es normalerweise toleriert:

- Das Abwehrsystem kann gegen an sich harmlose Antigene (z. B. Pollen oder Erdbeeren) eine krankhaft starke Reaktion zeigen. Diese Überempfindlichkeit der Abwehr zeigt sich dann als *Allergie.*
- Normalerweise geht das Abwehrsystem nicht gegen körpereigene Strukturen vor *(Immuntoleranz).* Bei den Autoimmunerkrankungen funktioniert dies aber nicht mehr – hier beginnt der Körper sozusagen sich selbst zu zerstören.

Zum anderen kann das Abwehrsystem aber auch zu wenig reagieren. Eine solche Abwehrschwäche zeigt sich durch besonders viele und v. a. schwere Infektionen sowie, bei längerem Bestehen, durch ein gehäuftes Auftreten von Tumoren.

Als **Allergie** bezeichnet man eine *Überempfindlichkeitsreaktion*, also eine erworbene, spezifische Überempfindlichkeit gegenüber bestimmten, an sich nicht schädigenden Antigenen aus der Umgebung. Eine **Anaphylaxie** ist eine schwere, *lebensbedrohliche*, generalisierte bzw. systemische Hypersensitivitätsreaktion.

Eine **Autoimmunerkrankung** ist eine Krankheit, bei der sich eine Immunreaktion gegen körpereigene Strukturen richtet. Die daraus resultierenden Krankheiten zeigen unterschiedliche, teils lebensbedrohliches Symptome.

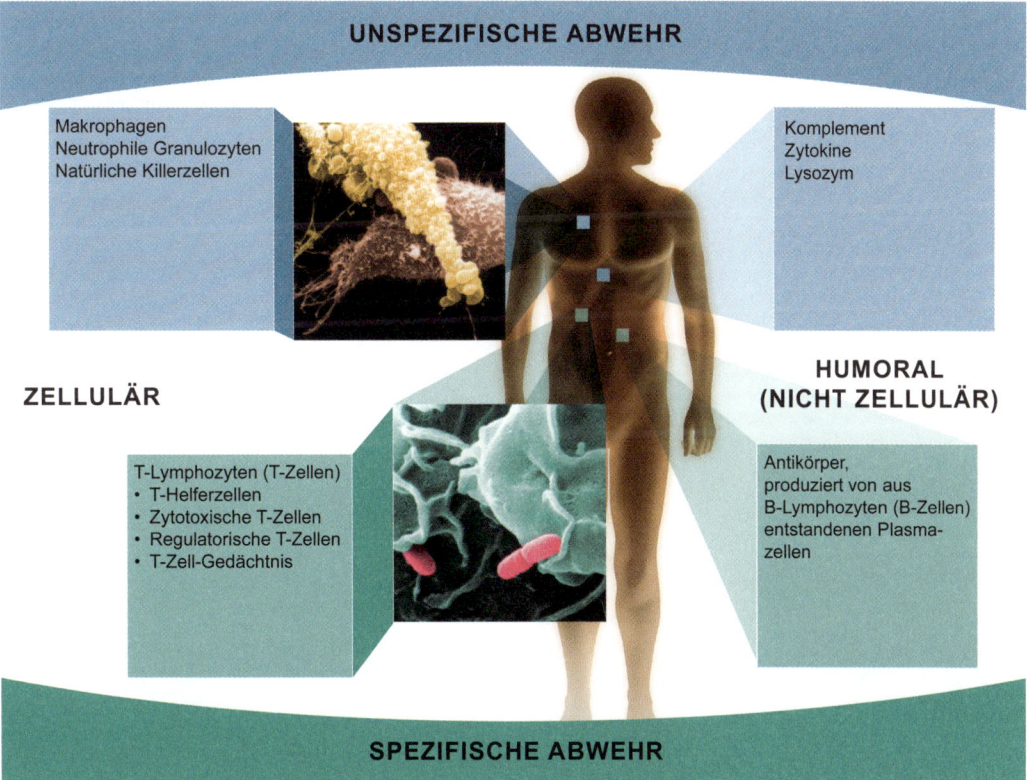

Abb. 13.1 Das menschliche Abwehrsystem. [L275; X243]

Frage 13.1 Was ist der Unterschied zwischen unspezifischer und spezifischer Abwehr?

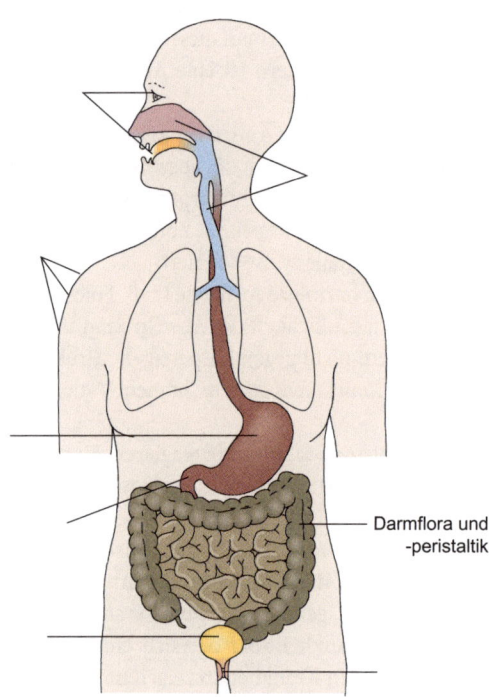

Darmflora und
-peristaltik

Abb. 13.2 Äußere Schutzbarrieren des menschlichen Organismus. Hier soll eingetragen werden, wo und wodurch es zur Barrierefunktion kommt. Eine Lösung ist schon vorhanden.

Frage 13.2 Inwiefern stellt der Darm bei der Abwehr von Mikroorganismen eine äußere Schutzbarriere des menschlichen Organismus dar?

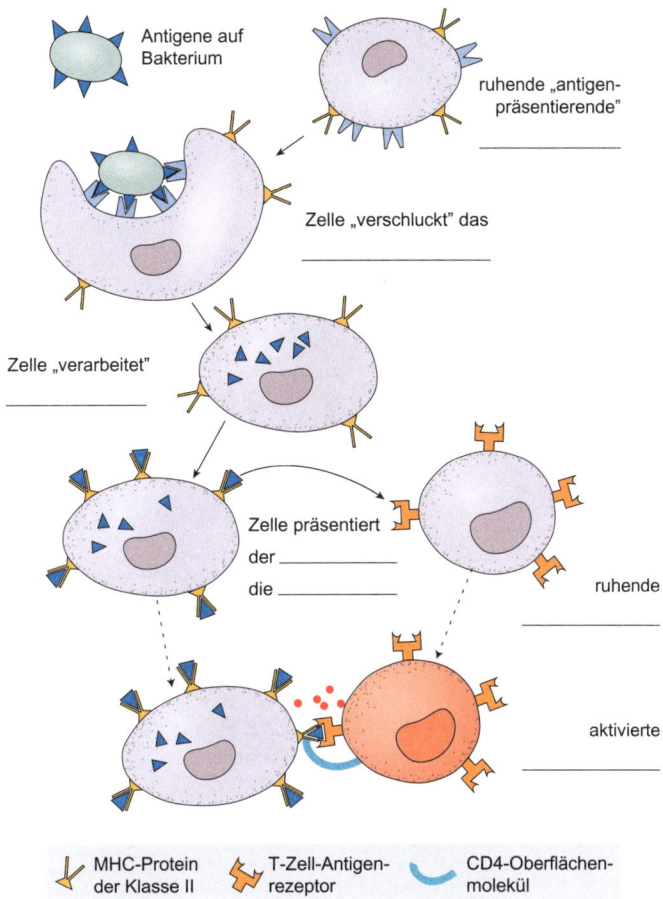

Antigene auf Bakterium

ruhende „antigen-präsentierende"

_____

Zelle „verschluckt" das

_____

Zelle „verarbeitet"

_____

Zelle präsentiert

der _____

die _____

ruhende

_____

aktivierte

_____

| MHC-Protein der Klasse II | T-Zell-Antigen-rezeptor | CD4-Oberflächen-molekül |

Abb. 13.3 Aktivierung einer T-Helferzelle. T-Helferzellen müssen bakterielle Antigene zusammen mit einem MHC-II-Molekül „präsentiert" bekommen.

Frage 13.3 Die zu den weißen Blutkörperchen gehörenden T-Lymphozyten (T-Zellen) gehören zum *erworbenen* (spezifischen) Teil des Abwehrsystems. T-Helferzellen (T_H-Zellen) stellen die erste Untergruppe der T-Zellen dar. Wie lässt sich (unter Zuhilfenahme der Grafik oben) der Ablauf einer T-Helferzellen-Aktivierung beschreiben?

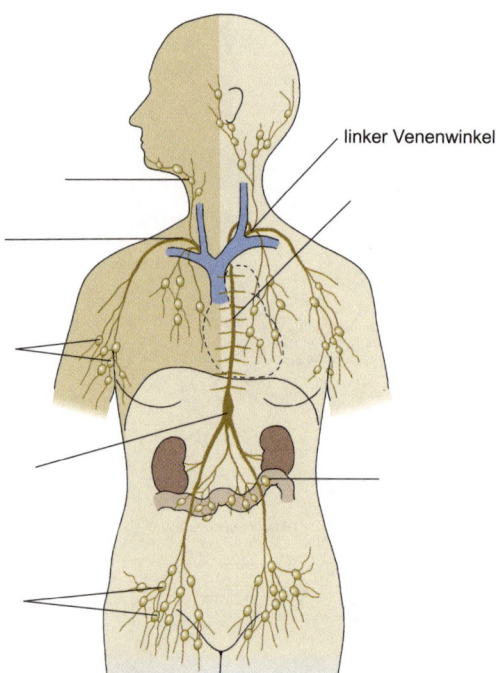

linker Venenwinkel

Abb. 13.4 Wichtige Lymphbahnen und Lymphknotenstationen. Der Ductus thoracicus übernimmt den Großteil des Lymphab-flusses, der rechte Hauptlymphgang die Lymphe der rechten oberen Körperseite.

Frage 13.4   Wo beginnt der „Weg" der Lymphe?

Frage 13.5   Welche Aufgaben haben die Lymphknoten?

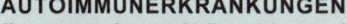

ALLERGIEN

„Fehlgeleitete" Immunreaktion mit erworbener, spezifischer Überempfindlichkeit, unterteilt in die Typen I–IV

Häufigste Erkrankung des Abwehrsystems

Ursache: multifaktoriell verursachter Immunprozess mit Überempfindlichkeit gegenüber (harmlosen) Allergenen aus der Umwelt als Folge

Leitsymptome:
- Haut-/Schleimhautentzündung, je nach Lokalisation mit Augentränen, Schnupfen, Asthma, Durchfall, Hautquaddeln, -ekzem
- Bei schweren Typ-I-Allergien Allgemeinbeschwerden bis zum (lebensgefährlichen) anaphylaktischen Schock

Behandlung:
- Wichtigste Maßnahme Allergenkarenz (Meiden der auslösenden Substanz), teils problemlos, teils unmöglich
- Ggf. spezifische Immuntherapie (→ Umstimmung des Abwehrsystems, damit es die Substanzen toleriert)
- Medikamentöse Beschwerdelinderung

AUTOIMMUNERKRANKUNGEN

Zusammenfassende Bezeichnung für zahlreiche, ursächlich letztlich unklare Erkrankungen, bei denen das Abwehrsystem körpereigene Strukturen bekämpft

Ursachen: multifaktoriell und im Detail unklar
Symptome: variabel.
- Können sich gegen ein Organ, aber auch viele richten
- Können harmlos oder lebensbedrohlich sein
- Häufige autoimmun (mit-)bedingte Erkrankungen sind z.B. Colitis ulcerosa/M. Crohn, Diabetes mellitus Typ 1, Multiple Sklerose, Psoriasis (Schuppenflechte), rheumatoide Arthritis, Zöliakie

Behandlung:
- Abhängig von der Erkrankung, z.B. Entzündungshemmung, Hormonersatz
- Vor allem bei Befall lebenswichtiger Organe (z.B. Nieren, ZNS) Immunsuppressiva

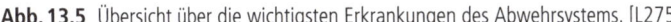

Abb. 13.5 Übersicht über die wichtigsten Erkrankungen des Abwehrsystems. [L275]

14 Herz

Das **Herz** *(Cor)* ist ein Hohlmuskel, es treibt als zentrale Pumpe die Transportvorgänge in allen Blutgefäßen an. Das **Herz-Kreislauf-System** versorgt den ganzen Körper mit Sauerstoff (O_2) und Nährstoffen und transportiert Stoffwechselendprodukte wie etwa Kohlendioxid (CO_2) ab. Das Herz liegt schräg im **Mediastinum** *(Mittelfellraum)*. Durch die **Herzscheidewand** *(Septum cardiale)* wird das Herz in zwei Hälften geteilt: Die **rechte Herzhälfte** nimmt das sauerstoffarme Blut aus dem Venensystem des Körpers auf und pumpt es in den **Lungenkreislauf** *(kleinen Kreislauf),* wo es mit Sauerstoff angereichert wird. Aus den Lungen gelangt das Blut in die **linke Herzhälfte,** die es in die **Aorta** *(große Körperschlagader, Hauptschlagader)* und damit zurück in den **Körperkreislauf** *(großer Kreislauf)* presst.

Zwischen den **Vorhöfen** *(Atrium)* und Kammern (Ventrikel) liegen jeweils Segelklappen, zwischen den Kammern und den großen Schlagadern befinden sich jeweils Taschenklappen. Jede Klappe lässt sich vom Blutstrom nur in eine Richtung aufdrücken. Kommt der Druck von der anderen Seite, verschließt sie sich.

Die Herzwand besteht von innen nach außen aus drei Schichten: Endokard, Myokard und Epikard. Mit jedem Herzschlag **(Kontraktion)** wird Blut aus den Kammern in Lungen- und Körperkreislauf gepumpt. Anschließend erschlafft die Muskulatur – die Höhlen erweitern sich und füllen sich erneut mit Blut. Die Kontraktionsphase wird **Systole** genannt, die Erschlaffungsphase wird als **Diastole** bezeichnet.

Das Herz erregt sich ohne äußere Einflüsse spontan selbst, diese Fähigkeit und Eigenschaft ist die **Autonomie des Herzens.** Vom **Sinusknoten** gehen normalerweise alle Erregungen des Herzens aus. Er bestimmt also im Regelfall die Herzfrequenz und heißt deshalb *Schrittmacher* des Herzens. Vom **Sinusknoten** gelangt die Erregung über normale Vorhofmuskulatur zu einem weiteren Schrittmacherzentrum, dem **AV-Knoten.** Der AV-Knoten nimmt die Erregungen von der Vorhofmuskulatur auf und leitet sie weiter zum **His-Bündel.** Das His-Bündel ist sehr kurz und verläuft am Boden des rechten Vorhofes in Richtung Kammerscheidewand. Dort teilt es sich in einen rechten und einen linken Kammerschenkel. Die **Kammerschenkel** (auch *Tawara-Schenkel* genannt) ziehen an beiden Seiten der Kammerscheidewand herzspitzenwärts und zweigen sich dort weiter auf. Die Endabzweigungen der Kammerschenkel nennt man **Purkinje-Fasern**. Die Erregungen gehen dann direkt von den Purkinje-Fasern auf die Kammermuskulatur über.

Ein **Elektrokardiogramm** ist das Ableiten der elektrischen Aktivität des Herzens mithilfe von Elektroden (Aufklebern, Saugnäpfen) an der Körperoberfläche. Das EKG wird durch ein EKG-Gerät auf einem Monitor angezeigt oder auf speziellem EKG-Papier ausgedruckt. Im normalen EKG finden sich Wellen und Zacken, die mit den Buchstaben P, Q, R, S und T bezeichnet werden. Für Überwachungszwecke genügt üblicherweise das Ableiten von ein oder zwei Ableitungen. Für diagnostische Zwecke, etwa beim Verdacht auf Herzinfarkt, wird ein 12-Kanal-EKG abgeleitet. In einigen Fällen wird das 12-Kanal-EKG um weitere Ableitungen ergänzt. Für besondere Fragestellungen kommen das Belastungs-EKG oder Langzeit-EKG infrage.

Es gibt eine Vielzahl von Herzrhythmusstörungen, manche sind harmlos, manche lebensgefährlich.

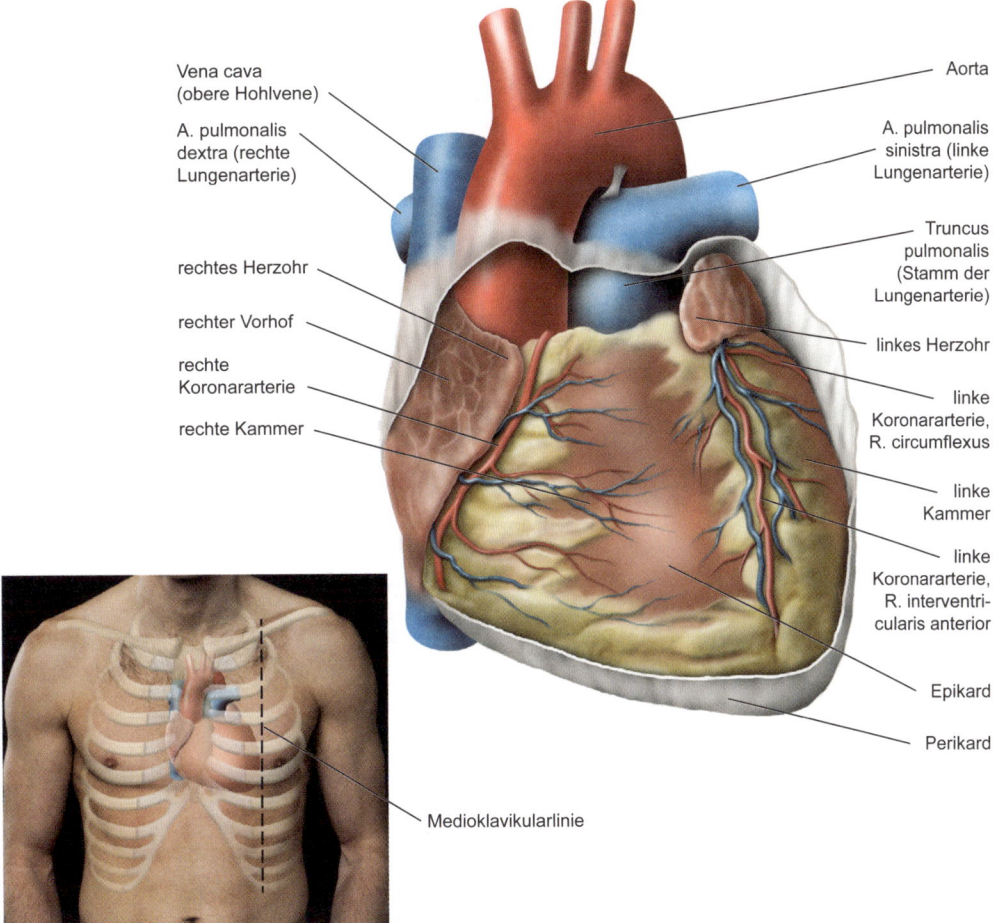

Vena cava
(obere Hohlvene)

A. pulmonalis
dextra (rechte
Lungenarterie)

rechtes Herzohr

rechter Vorhof

rechte
Koronararterie

rechte Kammer

Aorta

A. pulmonalis
sinistra (linke
Lungenarterie)

Truncus
pulmonalis
(Stamm der
Lungenarterie)

linkes Herzohr

linke
Koronararterie,
R. circumflexus

linke
Kammer

linke
Koronararterie,
R. interventri-
cularis anterior

Epikard

Perikard

Medioklavikularlinie

Abb. 14.1 Das Herz. [L275; J787]

Frage 14.1 Wie groß ist das Herz in Relation zu seinem Träger, also beispielsweise beim Neugeborenen?

Frage 14.2 Wie schwer ist das Herz etwa beim Erwachsenen?

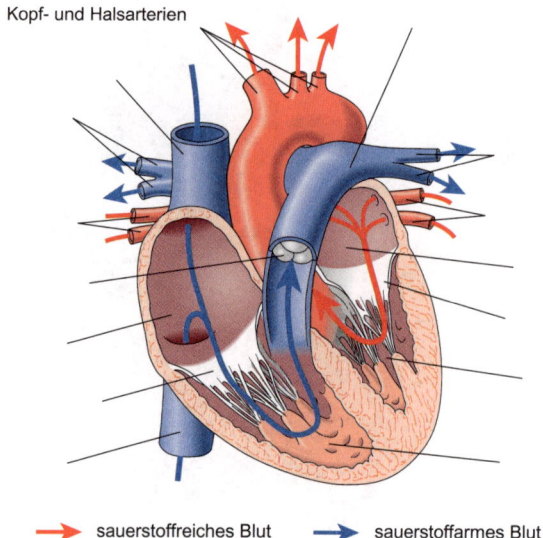

Kopf- und Halsarterien

sauerstoffreiches Blut   sauerstoffarmes Blut

Abb. 14.2 Längsschnitt durch das Herz.

Frage 14.3   Welche unterschiedlichen allgemeinen Bezeichnungen haben die Klappen zwischen Vorhöfen und Kammern (auf die Form und auf ihre Lage bezogen)?

Frage 14.4   Die Fachbegriffe für die linke und rechte zwischen Vorhof und Kammer befindliche Klappe lassen sich anhand des Aufbaus der jeweiligen Klappe ableiten. Eine der Klappen hat zudem eine weitere Bezeichnung, die sich auf ihr Aussehen bezieht. Wie heißen die Klappen und warum?

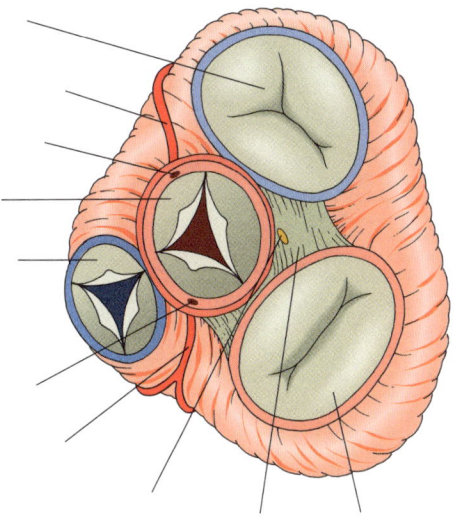

Abb. 14.3 Blick von oben auf die Klappenebene (Vorhöfe abgetrennt).

Frage 14.5　Welches sind die beiden Hauptfunktionen der gesunden Herzklappen?

Frage 14.6　Was ist eine Klappenstenose, was eine Klappeninsuffizienz? Welche Auswirkung haben diese auf das Herz?

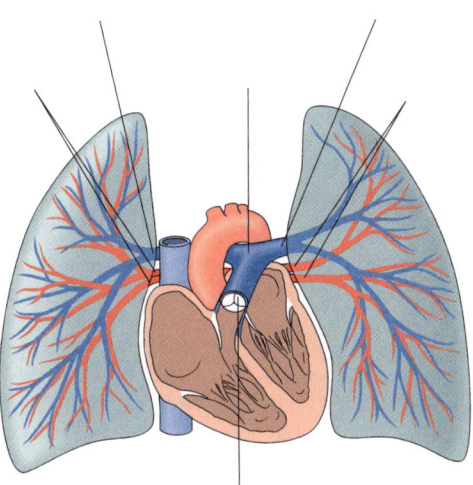

Abb. 14.4 Verzweigung des Truncus pulmonalis in die Lungenschlagadern und kleinere Arterienäste.

Frage 14.7　Wie verläuft der Weg des Blutes (beginnend im rechten Vorhof), bis es in der linken Kammer angekommen ist?

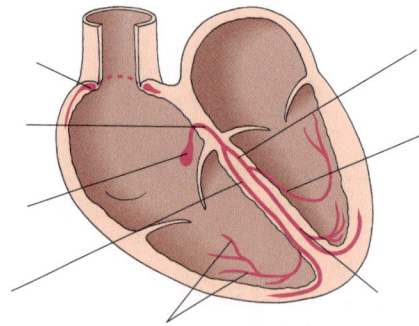

Abb. 14.5 Erregungsleitungssystem des Herzens.

Frage 14.8 Warum wird der Sinusknoten als Schrittmacher des Herzens bezeichnet?

Frage 14.9 Was ist ein AV-Block III. Grades und warum ist dieser gefährlich?

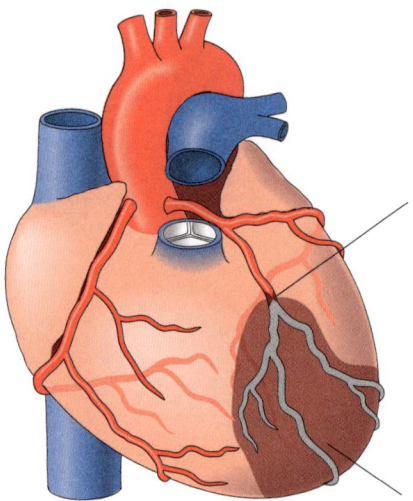

Abb. 14.6 Herzinfarkt. Wie heißt das betroffene Gefäß? Wie ist der dunkel dargestellten Bereich zu bezeichnen?

Frage 14.10 In welchem Abschnitt ist der Infarktbereich in diesem Fall lokalisiert und welche Teile des Herzens werden im Normalfall von diesem Gefäß versorgt?

Frage 14.11 Welches sind pflegerische und ärztliche Maßnahmen bei einem Patienten mit (Verdacht auf) Herzinfarkt?

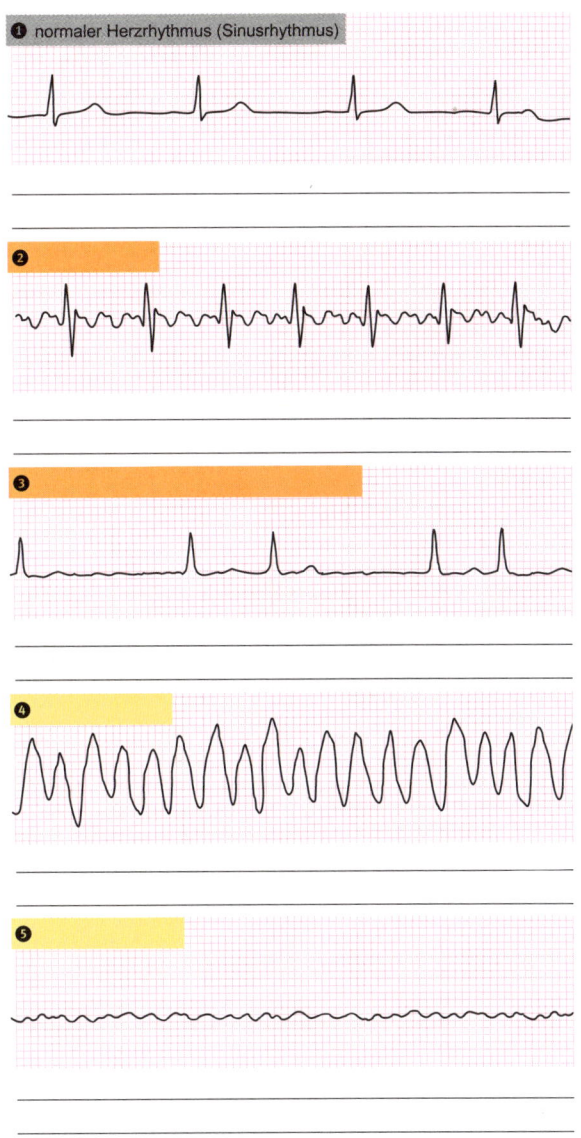

❶ normaler Herzrhythmus (Sinusrhythmus)

❷

❸

❹

❺

Abb. 14.7 EKG-Normalbefund und EKG-Bilder bei verschiedenen Herzrhythmusstörungen. Wie heißen die abgebildeten EKG-Veränderungen?

Frage 14.12   Welche der hier gezeigten Herzrhythmusstörungen wird u.a. mittels Defibrillationsversuch behandelt?

Frage 14.13   Was bedeutet der Begriff Defibrillation ins Deutsche übersetzt und was genau passiert dabei am Herzmuskel?

KORONARE HERZKRANKHEIT (KHK)
Minderdurchblutung und Sauerstoffmangel des Herzens

Ursache: meist Arteriosklerose der Koronararterien
Leitsymptom: Angina pectoris mit Druck und Schmerz hinter dem Brustbein/im Brustkorb bei psych. oder körperlicher Belastung
Behandlung:
- Medikamente, die den Sauerstoffverbrauch des Herzens senken oder das Sauerstoffangebot verbessern
- Minimierung aller Herz-Kreislauf-Risikofaktoren durch Lebensstiländerung und Medikamente
- Bei fortgeschrittener KHK Erweiterung des verengten Gefäßes durch Kathetereingriff oder Bypass-Operation

AKUTES KORONARSYNDROM (ACS)/ HERZINFARKT
Akut bedrohliche klinische Bilder durch den Verschluss oder die hochgradige Verengung einer Koronararterie

Ursache: meist fortgeschrittene KHK
Leitsymptome: heftigster Brustschmerz, Atemnot, Übelkeit, Kaltschweißigkeit, Angst
Kardiologischer Notfall! Lebensbedrohlich durch akute Herzinsuffizienz, Rhythmusstörungen (plötzlicher Herztod)
Behandlung:
- Anfangs Intensivpflege
- Schnellstmögliche Wiedereröffnung des verschlossenen Gefäßes mittels Kathetereingriff oder Fibrinolyse (Thrombusauflösung)
- Dauerbehandlung wie chron. KHK

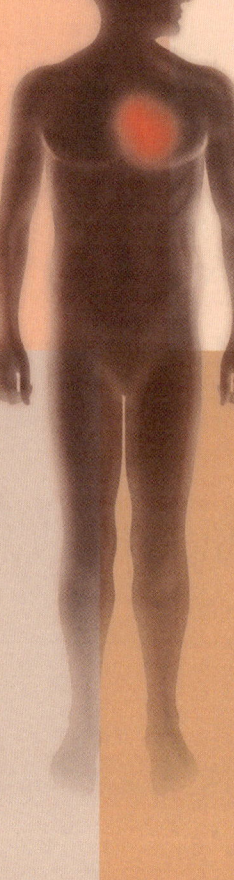

HERZINSUFFIZIENZ
Unfähigkeit des Herzens ausreichend Blut zu pumpen

Ursachen: hauptsächlich Hypertonie und KHK, entsteht meist langsam und betrifft v.a. ältere Menschen
Leitsymptome: Ermüdbarkeit, verminderte körperliche Belastbarkeit, nächtliche Toilettengänge.
- Bei Linksherzinsuffizienz außerdem Dyspnoe
- Bei Rechtsherzinsuffizienz außerdem Ödeme
Behandlung:
- Sowohl der ursächlichen Erkrankung als auch der Herzinsuffizienz selbst, meist medikamentös
- Vermeidung aller zusätzlichen herzschädigenden Faktoren

(ARTERIELLE) HYPERTONIE
Dauerhafte Blutdruckerhöhung

Ursache: am häufigsten multifaktoriell (primäre Hypertonie)
Leitsymptom: zunächst keinerlei Krankheitszeichen außer Blutdruckerhöhung > 140/90 mmHg.
Massiver Risikofaktor für das gesamte Herz-Kreislauf-System mit Folgeerkrankungen besonders an Herz, Gehirn, Nieren
Behandlung:
- Lebensstiländerung
- Blutdrucksenkende Medikamente (Antihypertensiva)
- Vermeidung weiterer Herz-Kreislauf-Risikofaktoren

Abb. 14.8 Übersicht über die wichtigsten Herz-Kreislauf-Erkrankungen. [L275]

15 Kreislauf- und Gefäßsystem

Das **Herz-Kreislauf-System** oder *kardiovaskuläre System* wird aus dem Herzen und den Blutgefäßen gebildet. Es versorgt alle Zellen des Körpers mit Sauerstoff und Nährstoffen und transportiert gleichzeitig Stoffwechselendprodukte, beispielsweise Kohlendioxid oder harnpflichtige Substanzen, wieder ab.

Der **Körperkreislauf** *(großer Kreislauf)* beginnt in der linken Herzkammer, führt über die **Aorta** *(Hauptschlagader)* zu den Kapillargebieten und über das venöse System zurück zu **V. cava superior** *(obere Hohlvene)* und **V. cava inferior** *(untere Hohlvene)* und in den rechten Vorhof.

Als **Lungenkreislauf** *(kleiner Kreislauf)* wird der Teil bezeichnet, der in der rechten Herzkammer beginnt, von dort geht es in den **Truncus pulmonalis,** *den Stamm der Lungenschlagadern),* aus dem wiederum zwei große Arterien hervorgehen, die **linke** und **rechte A. pulmonalis** *(linke und rechte Lungenschlagader, -arterie).* Diese teilen sich in immer feinere Äste auf, die das sauerstoffarme Blut an die Lungenbläschen heranführen, aus denen Sauerstoff aufgenommen und in die Kohlendioxid abgegeben wird. Venolen und Venen vereinigen sich zu vier großen **Vv. pulmonales** *(Lungenvenen),* die das jetzt mit Sauerstoff angereicherte Blut zum linken Herzvorhof leiten.

Die **Blutgefäße** gehören zu den wichtigsten Transportwegen des menschlichen Körpers. Sie werden in die folgenden Typen unterschieden:

- **Arterien** sind Gefäße, in denen das Blut *vom Herzen weg* strömt. Im Körperkreislauf führen die Arterien heller rotes, sauerstoffreiches Blut, im Lungenkreislauf hingegen fließt in ihnen sauerstoffarmes, dunkler rotes Blut.
- **Venen** leiten das Blut *zum Herzen zurück,* sie enthalten im Körperkreislauf sauerstoffarmes Blut, während sie im Lungenkreislauf sauerstoffreiches Blut transportieren.
- Die **Kapillaren** sind mikroskopisch feine Gefäße. Sie verbinden die Arterien mit den Venen. Alle zusammen weisen den größten Gefäß-Gesamtquerschnitt im Körper auf. Sie sind einer der Orte des Gas- und Stoffaustauschs. In den Kapillaren ist der Blutstrom besonders langsam – dies begünstigt den Stoffaustausch durch die Kapillarwand. Denn im Gegensatz zu den Arterien, deren Wand für das Blut undurchdringlich ist, ist die dünne Kapillarwand porös und besteht nur noch aus dem Endothel und einer dünnen Basalmembran.

Als **Taschenklappen** werden Endothelausstülpungen in den kleinen und mittelgroßen Venen bezeichnet, die zusammen eine Art Ventil bilden. Sie sorgen für einen Blutstrom zum Herzen hin und verhindern den Rückfluss, indem sie sich entfalten, wenn Blut in die „falsche" Richtung (vom Herzen weg) zu strömen versucht.

Die **Pulsmessung** ist eine einfache, aber wichtige Methode zur Untersuchung der Kreislauf- und Gefäßsituation eines Patienten. So erfährt man beispielsweise, ob eine **Tachykardie** (zu schneller Puls) oder eine **Bradykardie** (zu langsamer Puls) vorliegt. Am häufigsten wird der Puls an der A. radialis in der Nähe des Handgelenks gemessen. Andere Stellen, an denen sich auch bei schlechter Kreislaufsituation noch der Puls messen lässt (beispielsweise im Schock), sind die **A. carotis** am Hals und die **A. femoralis** in der Leistenbeuge.

Als **Blutdruck** wird die Kraft bezeichnet, die das Blut auf die Gefäßwände ausübt. Der Blutdruck wirkt sowohl in Arterien als auch in Venen. Er wird als systolischer und diastolischer Blutdruck angegeben, manchmal auch als **mittlerer arterieller Druck** (**MAD**, auch *MAP: mean arterial pressure).* Auch wenn der Blutdruck in den Venen existiert, ist jedoch im klinischen Sprachgebrauch mit dem Begriff Blutdruck stets der Druck in den größeren Arterien gemeint. Pumpt das Herz während der Kammerkontraktion (Systole) Blut in die Aorta, so steigt der Druck beim ruhenden jungen Erwachsenen auf etwa 120 mmHg an. Dies ist der **systolische Blutdruckwert.** Der **diastolische Wert** von rund 80 mmHg entsteht, wenn das Herz in der Diastole erschlafft und der Druck in der Aorta dadurch abfällt.

Als **Schock** wird eine Minderdurchblutung der Organe bezeichnet. Diese hat ein Missverhältnis zwischen bestehendem Sauerstoffbedarf im Gewebe und dem zur Verfügung stehenden Sauerstoffangebot zur Folge. Dieser Zustand kann jedes Gewebe in jedem Organ betreffen. Der Schock ist kein eigenständiges Krankheitsbild, sondern das Ergebnis **pathophysiologischer** *(krankmachender)* Mechanismen, die aus einer Erkrankung, Verletzung oder Vergiftung entstehen. Die gemeinsame Endstrecke ist die Störung der Mikrozirkulation. Je nach Auslöser unterscheidet man fünf verschiedene Schockformen. Unbehandelt führt der Schock zum Tod des Patienten.

Zusammen mit anderen Regelmechanismen trägt das Gefäßsystem wesentlich dazu bei, dass der Körper trotz Schwankungen der Außentemperatur seine Körpertemperatur bei etwa 37 °C hält. Dies ist notwendig für den Menschen, alle anderen Säugetiere und alle Warmblüter, da

- bei Temperaturen unter 35 °C viele lebenswichtige Enzymreaktionen kaum noch funktionieren,
- bei Temperaturen über 41,5 °C die Enzymproteine zerstört werden.

Temperaturempfindliche Messfühler, die **Thermorezeptoren,** messen ununterbrochen die Temperatur im Körperkern (z. B. ZNS) und in der Körperschale (Haut). Ihre Werte melden die Thermorezeptoren über die Nervenbahnen an das **thermoregulatorische Zentrum** im Hypothalamus. **Fieber** bezeichnet den Anstieg der Körperkerntemperatur über 38 °C infolge *Erhöhung des Temperatursollwerts* im ZNS. Fieber ist eine vom Körper selbst eingeleitete Temperaturerhöhung, die nicht von der Außentemperatur abhängt und sich somit grundlegend von der Hyperthermie unterscheidet.

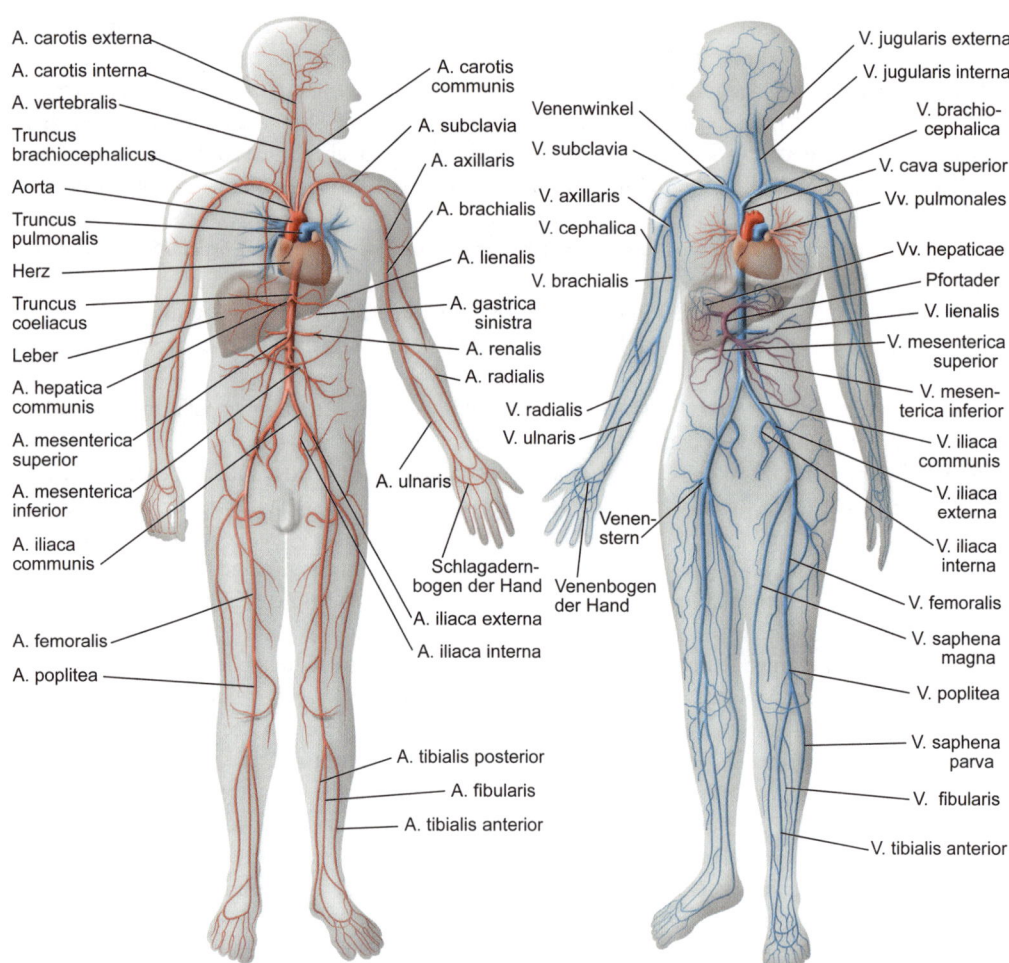

Abb. 15.1 Das Herz-Kreislauf-System. [L275]

Frage 15.1   Was ist, in Bezug auf die *Richtung* des Blutflusses, der Unterschied zwischen Arterien und Venen?

Frage 15.2   Wie lässt sich der Begriff Mikrozirkulation beschreiben?

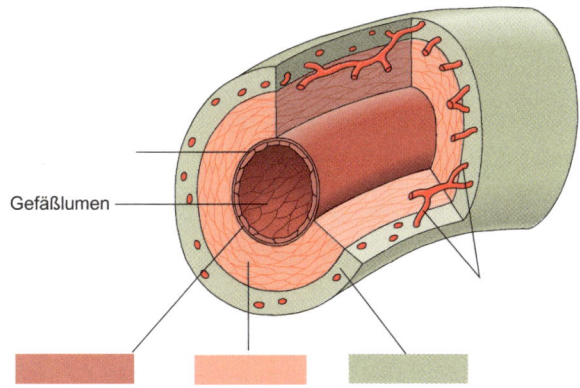

Gefäßlumen

Abb. 15.2 Schichtaufbau einer Arterie.

Frage 15.3   Die notwendige lokale Durchblutungsregulation erfolgt vor allem (über verschiedene Mechanismen) über eine Änderung der Gefäßweite. Welche Rolle spielen dabei Stoffwechselendprodukte und NO (Stickstoffmonoxid)?

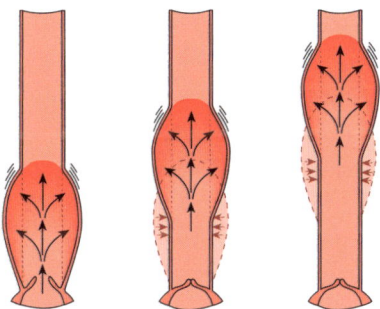

Abb. 15.3 Die Windkesselfunktion der arteriellen Gefäße. Hier ist ausnahmsweise nichts zu beschriften. Die Grafik unterstützt dabei, Frage 15.4 zu beantworten.

Frage 15.4   Wie lässt sich der Begriff der Windkesselfunktion beschreiben?

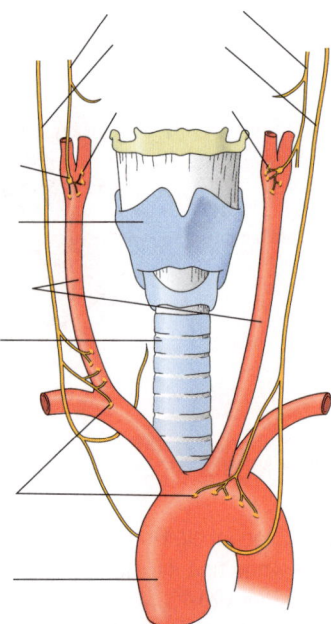

Abb. 15.4 Pressorezeptoren im Aortenbogen, entlang der A. carotis communis und insbesondere im Bereich ihrer Aufgabelung. Gesucht werden hier natürlich nicht nur Pressorezeptoren.

Frage 15.5 Welche Aufgaben haben die hier dargestellten Pressorezeptoren und das Glomus caroticum?

ARTERIOSKLEROSE
Minderdurchblutung und Sauerstoffmangel in den verschiedensten Organen durch Veränderungen der Arterien. Besonders betroffene Organe: Herz (KHK), Gehirn (Schlaganfall, vaskuläre Demenz), Beine (periphere arterielle Verschlusskrankheit)

Ursache: Arterienveränderungen mit fett- und bindegewebshaltigen Plaques, Gefäßwandentzündung → Verengung, thrombotische Auflagerungen
Hauptrisikofaktoren: Rauchen, Hypertonie (Bluthochdruck), Diabetes mellitus, erhöhtes Blutcholesterin, Übergewicht
Symptome: je nach betroffenem Organ
Behandlung:
• Lebensstiländerung
• Medikamentöse Behandlung der Risikofaktoren/-erkrankungen
• Gabe von Thrombozytenaggregationshemmern
• Ggf. organspezifische Therapien

PERIPHERE ARTERIELLE VERSCHLUSSKRANKHEIT (PAVK)
Arterielle Durchblutungsstörung der Beine

Ursache: 95 % Arteriosklerose. Hauptrisikofaktor Rauchen
Leitsymptome: belastungsabhänge Bein-/Fußschmerzen (Claudicatio intermittens), später Nekrosen/Ulzera. Abgeschwächte/fehlende Fußpulse
Behandlung:
• Allgemein wie bei Arteriosklerose
• Gehtraining
• Ggf. katheter-interventionelle/operative Gefäßerweiterung
• Wundtherapie, in schwersten Fällen Amputation

VARIKOSIS (KRAMPFADERLEIDEN)
Erweiterte und geschlängelte oberflächliche Beinvenen mit Blutrückfluss von proximal nach distal

Ursache: bei der häufigen primären Varikosis multifaktoriell
Leitsymptome: sichtbare, vergrößerte Beinvenen, Schwellneigung, Schwere, Spannungsgefühl der Beine
Komplikationen: chronisch-venöse Insuffizienz (Schwerstform Ulkus), Beinvenenthrombose
Behandlung:
• „Venen-günstiges" Verhalten
• Kompressions-, Sklerosierungs-, endovaskuläre Therapien
• Operative Varizenentfernung

TIEFE VENENTHROMBOSE (TVT)
Teilweiser/vollständiger Verschluss einer tiefen Vene, meist Beinvene, durch einen Thrombus (Blutgerinnsel)

Ursache: Begünstigt durch Venenwandschäden, verlangsamten Blutfluss, Hyperkoagulabilität (verstärkte Gerinnungsneigung)
Leitsymptome: Beinschwellung, -spannung, -schmerzen, bläuliche Hautfarbe. Sehr variable Ausprägung
Akutkomplikation: Lungenembolie
Spätkomplikation: chronisch-venöse Insuffizienz
Behandlung:
• Antikoagulation
• Mobilisation bei Kompressionstherapie des betroffenen Beins
• Selten Thrombusentfernung/-auflösung

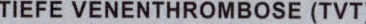
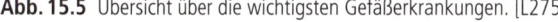

Abb. 15.5 Übersicht über die wichtigsten Gefäßerkrankungen. [L275]

16 Atmungssystem

Die Atmung und somit auch das Atmungssystem ist immerzu überlebenswichtig. Für alle Lebensvorgänge ist es unabdingbar, dass Sauerstoff aus der Umgebung über die Lunge in den Körper aufgenommen wird. Auch genau jetzt, während Sie diesen Text lesen, atmen Sie ein und aus!

Die Atemwege lassen sich in *obere* und *untere* Atemwege unterteilen:

- Die **oberen Atemwege** *(obere Luftwege, oberer Respirationstrakt)* umfassen Nase, Nasennebenhöhlen und Rachen.
- Die **unteren Atemwege** *(untere Luftwege, unterer Respirationstrakt)* reichen vom Kehlkopf über Luftröhre und Bronchien bis zu den Lungen.

Im Rachen kreuzen sich Luft- und Speiseweg und teilen sich am unteren Ende des Rachens wieder auf in

- vorne gelegene untere Atemwege (Kehlkopf und Luftröhre),
- hinten gelegene, vor der Halswirbelsäule verlaufende Speiseröhre.

Die Luftröhre *(Trachea)* stellt ein zwischen Kehlkopf und Lunge verlaufendes „Rohr" dar, genauer: einen durchschnittlich 11 cm langen, muskulösen Schlauch. Die Öffnung der **Luftröhre** wird durch 16–20 C-förmige Knorpelspangen offen gehalten. Dies verhindert, dass sich die Luftröhre durch den Unterdruck bei der Einatmung verschließt. An ihrem unteren Ende, der **Luftröhrenbifurkation** *(Bifurcatio tracheae)*, teilt sich die Luftröhre in die beiden **Hauptbronchien**.

Das „eigentlich atmende" Lungengewebe sind die *Lungenbläschen* (**Alveolen**). Sie sind der Ort des äußeren Gasaustauschs. An den Alveolargängen hängen traubenförmig und dicht gepackt die *Lungenbläschen*. In den Alveolen sind Blut und Luft nur durch die **Blut-Luft-Schranke** voneinander getrennt: Durch diese dünne Schicht aus Alveolarepithel, Basalmembran und Kapillarendothel kann der Sauerstoff aus der Alveolarluft rasch ins Kapillarblut übertreten, während das Kohlendioxid den umgekehrten Weg nimmt. Der zuführende Schenkel dieser Kapillaren enthält kohlendioxidreiches, sauerstoffarmes Blut, das aus der rechten Herzkammer über die Lungenarterien in den Lungenkreislauf gepumpt wird. Der ableitende Schenkel der Lungenkapillaren enthält dann sauerstoffreiches, kohlendioxidarmes Blut. Dieser Anteil des Blutes mündet nach seinem Transport durch die Lunge über die Lungenvenen in den linken Vorhof des Herzens und wird dann von der linken Herzkammer in den Körperkreislauf gepumpt.

Die beiden **Lungen** liegen in der Brusthöhle und umgeben jeweils seitlich das **Mediastinum** *(Mittelfellraum)*. Nach außen werden sie von den Rippen, nach unten vom Zwerchfell begrenzt; oben ragen sie mit ihren Spitzen geringfügig über das Schlüsselbein hinaus. Zwischen linker und rechter Lunge liegt das Herz. Der Teil der Lunge, der dem Zwerchfell aufliegt, wird als **Lungenbasis** bezeichnet, der obere Teil als **Lungenspitze.**

Als **Lungenfell** *(Pleura visceralis)* wird die hauchdünne, mit Gefäßen versorgte Hülle bezeichnet, die die Lunge überzieht und auch in die Spalten zwischen den Lungenlappen hineinzieht.

Der über die Lunge ins Blut aufgenommene Sauerstoff diffundiert zum größten Teil sofort in die roten Blutkörperchen und lagert sich an das Eisen des Hämoglobins an (roter Blutfarbstoff). Normalerweise sind im arteriellen Blut etwa 98,5 % des zur Verfügung stehenden Hämoglobins mit Sauerstoff gesättigt. Steht nur wenig Hämoglobin zur Verfügung, etwa bei der Blutarmut *(Anämie)*, kann auch nur wenig Sauerstoff transportiert werden: Es treten Leistungsschwäche, Müdigkeit und Kurzatmigkeit auf.

Die Sauerstoffabgabe an das Gewebe erfolgt wiederum durch Diffusion. Hierfür sorgt der Konzentrationsunterschied zwischen dem sauerstoffreichen Blut und dem sauerstoffarmen Gewebe. Nach der Sauerstoffabgabe ist das Blut deutlich sauerstoffärmer. Diese **Sauerstoffausschöpfung** ist je nach Organ sehr unterschiedlich.

Das **Atemzentrum** mit getrennten **Inspirations-** und **Exspirationskernen** steuert die gesamte Atemmuskulatur, indem es Impulse aussendet, die über Halsmark und periphere Nerven die Atemmuskeln und Hilfsmuskeln zur Kontraktion veranlassen.

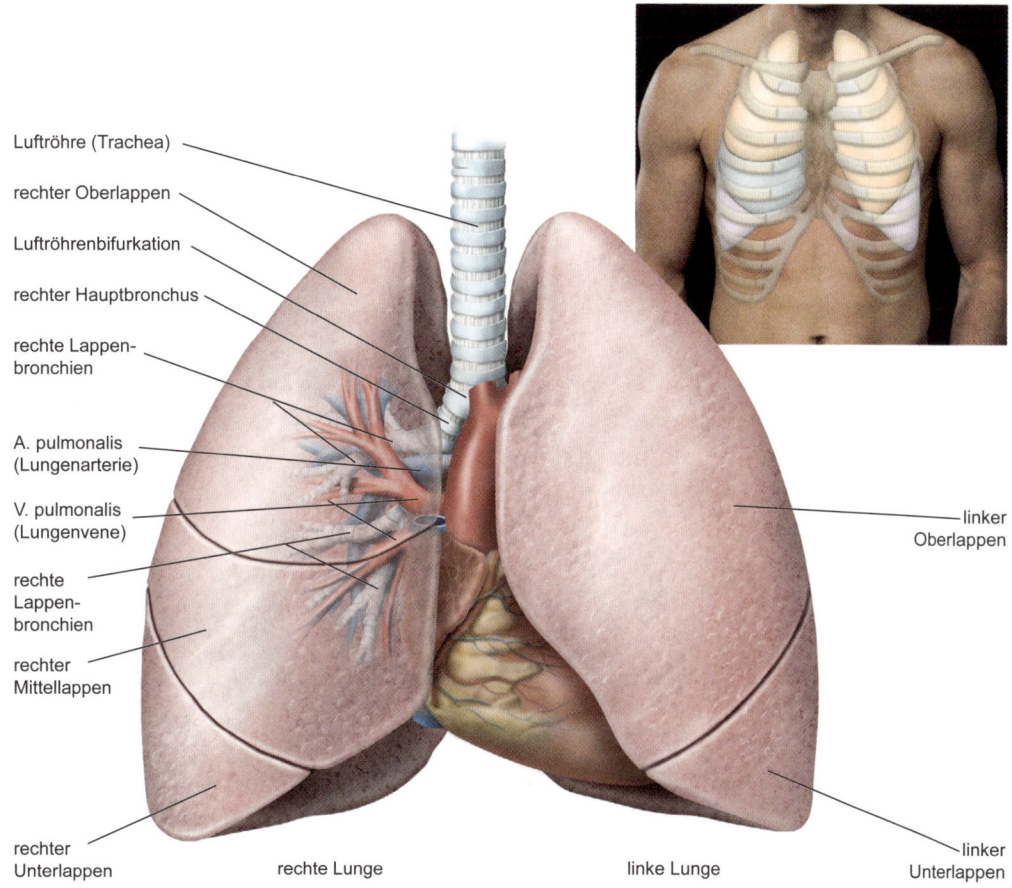

Luftröhre (Trachea)

rechter Oberlappen

Luftröhrenbifurkation

rechter Hauptbronchus

rechte Lappen-
bronchien

A. pulmonalis
(Lungenarterie)

V. pulmonalis
(Lungenvene)

rechte
Lappen-
bronchien

rechter
Mittellappen

rechter
Unterlappen

rechte Lunge

linke Lunge

linker
Oberlappen

linker
Unterlappen

Abb. 16.1 Die Lunge. [L275; J787]

Frage 16.1   Warum ist die rechte Lunge größer als die linke Lunge?

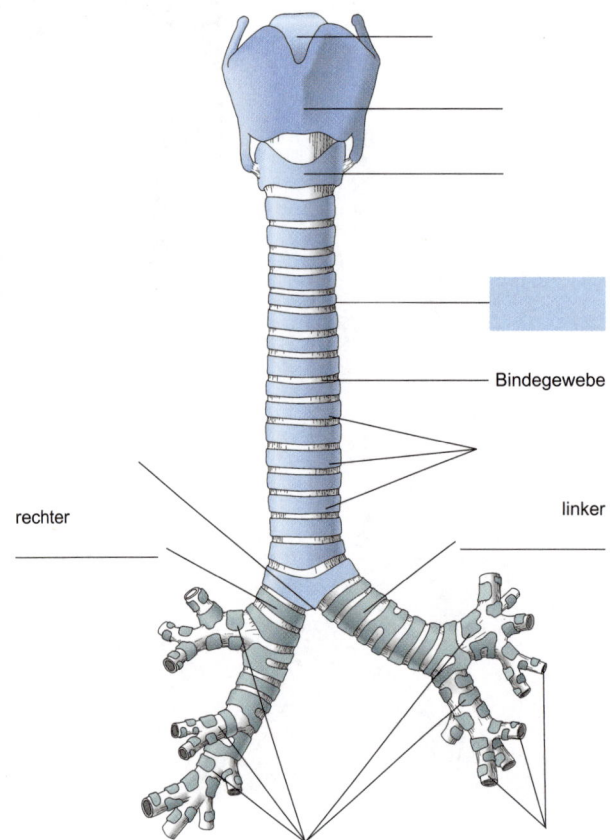

Bindegewebe

rechter

linker

Abb. 16.2 Kehlkopf, Luftröhre und große Bronchien (Ansicht von vorn).

Frage 16.2   Wenn ein Fremdkörper tief (bis in einen Hauptbronchus) aspiriert (= eingeatmet) wird: In welchem Hauptbronchus wird er wahrscheinlicher zu finden sein?

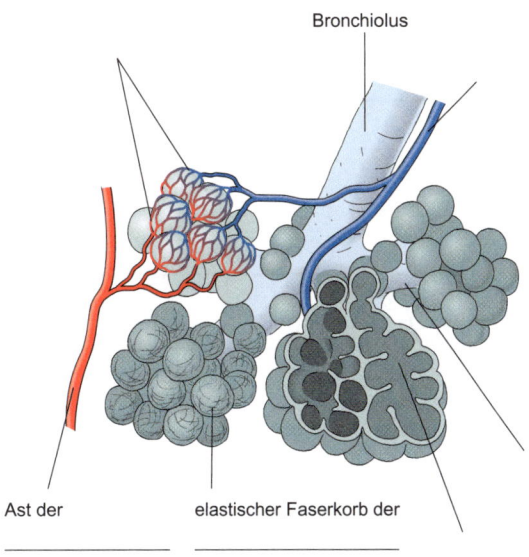

Bronchiolus

Ast der

elastischer Faserkorb der

_____ _____

Abb. 16.3 Alveolargänge und Alveolen (Lungenbläschen), links in der Aufsicht, in der Mitte im Längsschnitt.

Frage 16.3   Welche Zelltypen werden beim Alveolarepithel unterschieden?

Frage 16.4   Welche Substanz sorgt dafür, dass die Alveolen bei der Ausatmung nicht zusammenfallen?

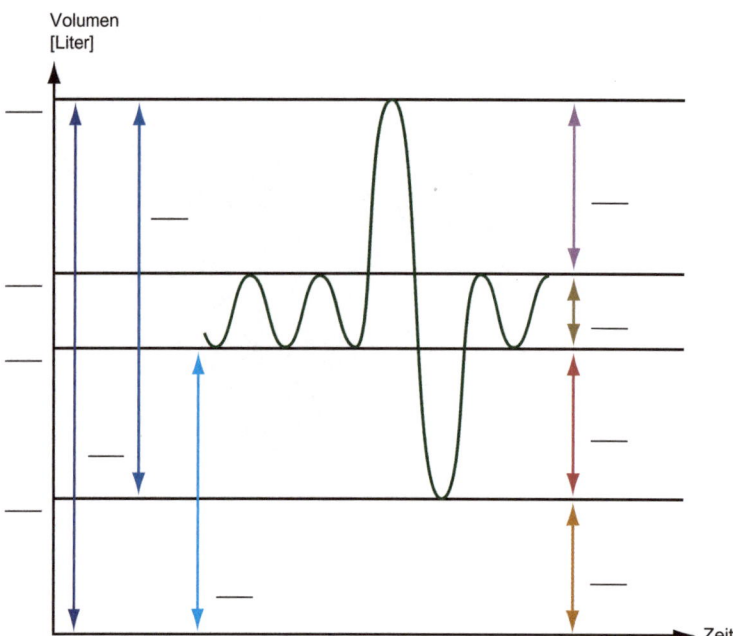

Abb. 16.4 Lungen- und Atemvolumina bei Ruheatmung und bei vertiefter Ein- und Ausatmung. Die Werte sind stark abhängig von Größe, Geschlecht (bei Frauen etwa 10–20 % niedriger) und Trainingszustand. Hier sollen die farbigen Pfeile beschriftet werden sowie ganz links das Volumen in Liter.

Frage 16.5 Wie lauten die dazugehörigen Begriffe zu den Abkürzungen TC, VC, FRC, IRV, AZV, ERV und RV und wie groß sind die jeweiligen Werte (Näherungswerte für einen gesunden jüngeren Mann in Liter)?

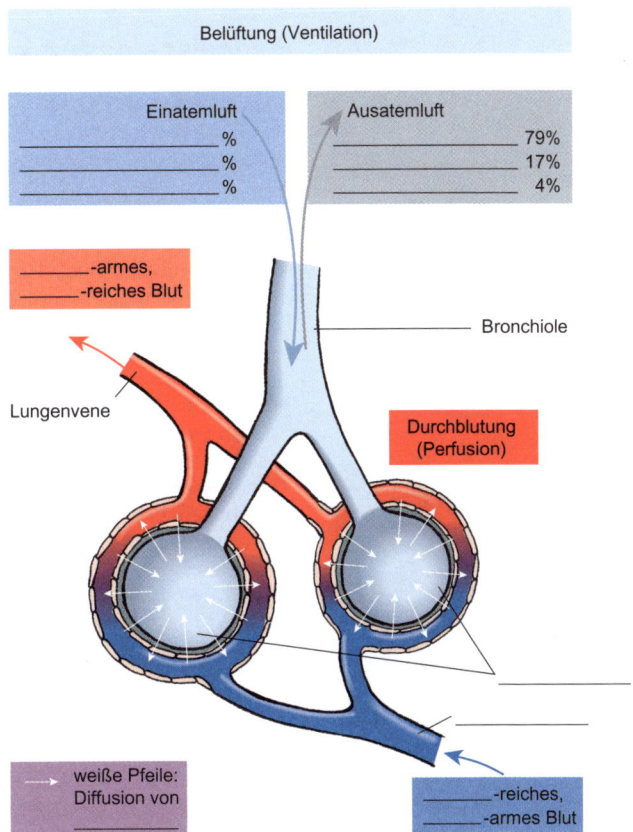

Abb. 16.5 Gasaustausch in den Alveolen. Oben sollen die Bestandteile der Einatemluft/Ausatemluft und ihr prozentualer Anteil angegeben werden.
Tipp: Zwei Bestandteile sind in der ersten Zeile zusammengefasst.

Frage 16.6   Welcher Bestandteil der Luft bleibt in der Einatem- und Ausatemluft unverändert?

Frage 16.7   Wie lassen sich die Begriffe Ventilation, Diffusion und Perfusion übersetzen, inwiefern spielen sie für den regelrechten Gasaustausch eine Rolle?

PNEUMONIE (LUNGENENTZÜNDUNG)

In den Industriestaaten häufigste zum Tode führende Infektionskrankheit

Ursache: meist Bakterien und Viren
Leitsymptome: Fieber, Husten, Dyspnoe. Geschwindigkeit der Beschwerdeentstehung und Beschwerdeausprägung variabel
Behandlung:
- Atemtherapie
- Bei bakterieller Pneumonie Antibiotika
- In schweren Fällen stationäre Aufnahme
- Vorbeugend: Pneumonieprophylaxe, ggf. Impfung gegen Pneumokokken, Influenza

CHRONISCH-OBSTRUKTIVE LUNGENERKRANKUNG (COPD), LUNGENEMPHYSEM

Atemwegsentzündung und -verengung, die nur teilweise reversibel ist

Lungenemphysem: irreversible Überblähung der Lungenbläschen

Ursache: multifaktoriell. Hauptursache Rauchen
Leitsymptome:
- Zunächst chronische Bronchitis, v.a. morgendlicher Husten
- Dann zunehmende (Belastungs-) Dyspnoe, Verschlechterung von Atemsituation und Allgemeinzustand
Behandlung:
- Nikotinverzicht
- Medikamentös: Bronchodilatatoren als Basis
- Atem-, Physiotherapie

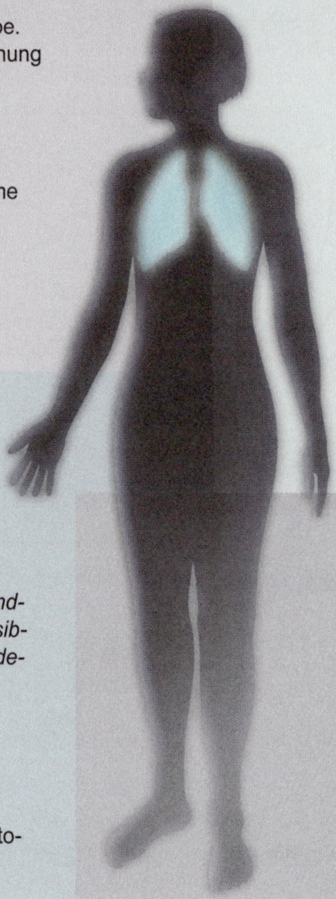

ASTHMA BRONCHIALE

Chronische Entzündung und Überempfindlichkeit der Atemwege mit starker, reversibler Atemwegsverengung durch verschiedene Auslöser, z.B. Allergene, Infekte

Ursache: multifaktoriell
Leitsymptom: Atemnotanfälle mit erschwerter Ausatmung
Behandlung:
- Akuter Anfall: Gabe von Bronchodilatatoren, atemerleichternde Maßnahmen
- Dauerbehandlung medikamentöse Stufentherapie mit inhalativen Glukokortikoiden als Basis, umfassende Patientenschulung

LUNGENKARZINOM

Bei Männern häufigste, bei Frauen zweithäufigste tödliche Krebserkrankung

Unterteilt v.a. in kleinzellige und nichtkleinzellige Karzinome, z.B. Plattenepithel-, Adenokarzinom

Ursache: multifaktoriell. Hauptursache Rauchen
Leitsymptome: Husten, Dyspnoe, Allgemeinbeschwerden, Schmerzen
Behandlung:
- Bei nichtkleinzelligen Karzinomen möglichst OP
- Bei kleinzelligen Karzinomen Chemotherapie (Gefahr der frühen Metastasierung!), evtl. OP. Insgesamt schlechte Prognose

Abb. 16.6 Übersicht über die wichtigsten Erkrankungen von unteren Atemwegen und Lungen. [L275]

17 Verdauungssystem, Ernährung und Stoffwechsel

Der **Verdauungstrakt** (*Gastrointestinaltrakt, Magen-Darm-Trakt*) ist ein durchgehendes Rohr, das mit dem Mund beginnt und mit dem After (Anus) endet.

Die **Mundhöhle** stellt den Anfangsteil des Verdauungsrohrs dar. Ihre Aufgabe ist die Aufnahme und Vorbereitung der Nahrung für die weitere Verdauung im Magen-Darm-Trakt. Dabei sorgen die Zähne für die *mechanische Zerkleinerung* der Nahrung. Für die Speichelbildung sorgen neben den vielen **kleinen Speicheldrüsen** der Mundschleimhaut drei paarige **große Speicheldrüsen.** Sie liegen außerhalb des Mundraums und geben ihr Sekret über Ausführungsgänge in den Mundraum ab.

Der **Rachen** (*Pharynx*) ist ein Schleimhaut-Muskel-Schlauch, der oben an der Schädelbasis befestigt ist und unten in die Speiseröhre übergeht. Er stellt den gemeinsamen Teil von Luft- und Nahrungsweg dar.

Die **Speiseröhre** (*Ösophagus*) ist ein beim Erwachsenen ca. 25 cm langer Muskelschlauch, der den Rachen mit dem Magen verbindet. Sie transportiert die Speisen vom Mund in den Magen. Ausgekleidet ist die Speiseröhre mit einem mehrschichtigen unverhornten Plattenepithel.

An die Speiseröhre schließt sich als sackartige Erweiterung des Verdauungskanals der **Magen** (*Ventriculus, Gaster*) an.

Der **Dünndarm** ist der auf den Magen folgende Abschnitt des Verdauungsrohrs. Er ist zuständig für Verdauung und die Aufnahme von Nährstoffen. Er leistet den Hauptteil der Verdauung. Der Dünndarm besteht aus drei Abschnitten, die ohne scharfe Grenze ineinander übergehen:

- **Duodenum** (*Zwölffingerdarm*)
- **Jejunum** (*Leerdarm*)
- **Ileum** (*Krummdarm*)

Zur abschließenden Verdauung des Speisebreis werden Galle und Pankreassaft benötigt. Sie werden in der **Leber** (*Hepar*) bzw. dem **Pankreas** (*Bauchspeicheldrüse*) gebildet und dem Darminhalt im Zwölffingerdarm beigemischt. Die Leber ist das wichtigste Organ zum *Um- und Abbau* körpereigener und körperfremder Substanzen. Sie wird deshalb oft als *Entgiftungsorgan* bezeichnet.

Die birnenförmige **Gallenblase** (*Vesica biliaris, Vesica fellea*) liegt an der Eingeweidefläche („Unterseite") der Leber und ist dort mit deren bindegewebiger Kapsel verwachsen.

Das im Oberbauch liegende **Pankreas** (*Bauchspeicheldrüse*) ist ca. 15–20 cm lang, 1,5–3 cm dick und etwa 80 g schwer. Das Pankreas ist eine der wichtigsten Drüsen des Körpers:

- Es bildet im *exokrinen Anteil* den *Pankreassaft* (**Bauchspeichel**), der in den Dünndarm abgegeben wird.
- Es bildet in seinen *endokrinen Anteilen*, den *Langerhans-Inseln*, Hormone vor allem für den Kohlenhydratstoffwechsel.

Der **Dickdarm** (*Intestinum crassum*) und das sich anschließende **Rektum** (*Mastdarm*) bilden den letzten Abschnitt des Verdauungsrohrs. Verdauung und Resorption der Nährstoffe sind im Dünndarm bereits abgeschlossen, im Dickdarm werden vor allem noch Wasser und Elektrolyte rückresorbiert. Hierdurch wird der Darminhalt eingedickt und nach Speicherung im Mastdarm als halbfester **Stuhl** (*Kot, Faeces*) über den After ausgeschieden.

Man unterscheidet folgende Abschnitte, die ohne deutliche Grenzen ineinander übergehen:

- Den **Blinddarm** (*Caecum*) mit dem **Wurmfortsatz** (*Appendix vermiformis*).
- Das **Kolon** (*Grimmdarm*) mit seinen vier Abschnitten **Colon ascendens** (*aufsteigender Grimmdarm*), **Colon transversum** (*querverlaufender Grimmdarm*), **Colon descendens** (*absteigender Grimmdarm*) und **Colon sigmoideum** (*S-förmiger Grimmdarm*, kurz *Sigma*).

Die **Stuhlentleerung** (*Defäkation*) ist ein reflektorisch ablaufender Vorgang, der jedoch willentlich beeinflusst werden kann.

Die meisten Verdauungsorgane (Magen bis Dickdarm) liegen im **Bauchraum**. Dieser wird ringsum von der Muskulatur der Bauchwand und des Rückens, oben vom Zwerchfell und unten von der Beckenbodenmuskulatur begrenzt.

Die Bauchorgane sammeln ihr venöses Blut in einem gemeinsamen System, aus dem die **Pfortader** (*V. portae*) hervorgeht. Diese bringt das Blut zur Leber, wo es erneut in ein Kapillarsystem einmündet und Nährstoffe, aber auch Stoffwechselprodukte entzogen und verstoffwechselt werden.

Die benötigte Energie führt sich der Mensch in Form der **Nahrungsmittel** zu, deren Energiegehalt in den chemischen Bindungen der Nährstoffe **Fett, Eiweiß** und **Kohlenhydrate** gespeichert ist:

- Die **Fette** stellen den energiereichsten Nahrungsstoff dar. Sie sind zugleich Energielieferant aber auch Energiereservoir (Fettgewebe und Leber).
- Die **Eiweiße** oder *Proteine* kommen sowohl in pflanzlichen als auch in tierischen Nahrungsmitteln vor und besitzen eine wichtige Rolle als Aminosäurenlieferant.
- Rund 60 %, mindestens aber 50 % der benötigten Energie sollten aus **Kohlenhydraten** stammen. Der Großteil der Kohlenhydrate in der Nahrung ist pflanzlicher Herkunft. *Polysaccharide* (Vielfachzucker, z. B. Stärke), wie sie reichlich in Kartoffeln und Getreide vorkommen, gehen verhältnismäßig langsam ins Blut über, da sie im Verdauungstrakt erst aufgespalten werden müssen.

Vitamine sind lebensnotwendige organische Verbindungen, die der Körper nicht oder nur in unzureichender Menge selbst herstellen kann. Vitamine müssen dem Organismus daher mit der Nahrung zugeführt werden.

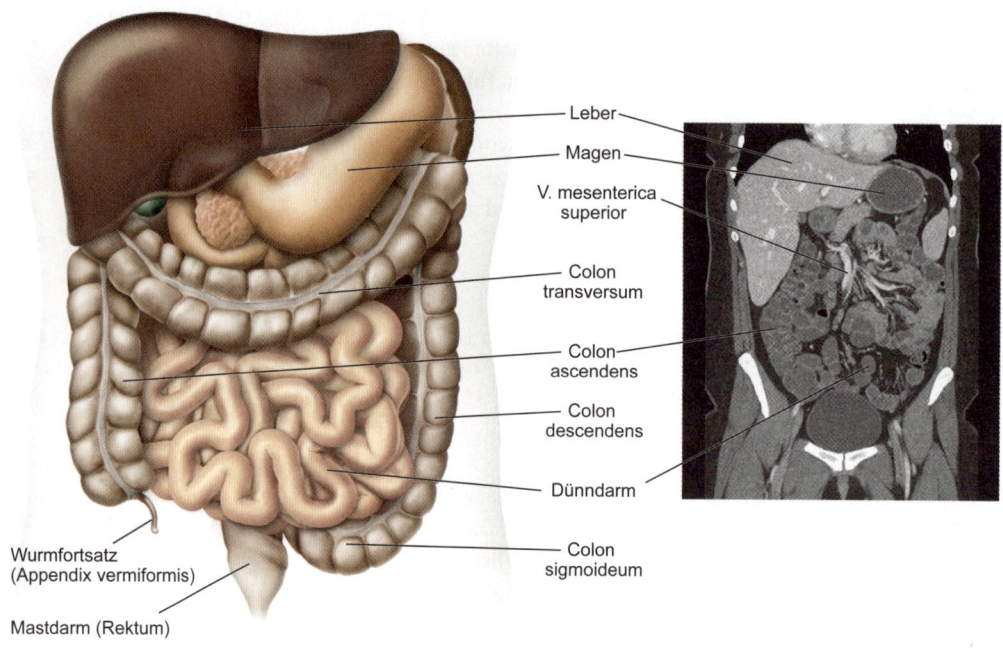

Abb. 17.1 Der Magen-Darm-Trakt. [L275; E460-002]

Frage 17.1 Wie heißen die „Stationen", mit denen die aufgenommene Nahrung der Reihe nach in Kontakt kommt? Die Aufzählung sollte den deutschen sowie den medizinischen Fachbegriff enthalten.

Frage 17.2 Welches sogenannte Vitamin wird heutigem Verständnis nicht den Vitaminen, sondern den Hormonen zugerechnet?

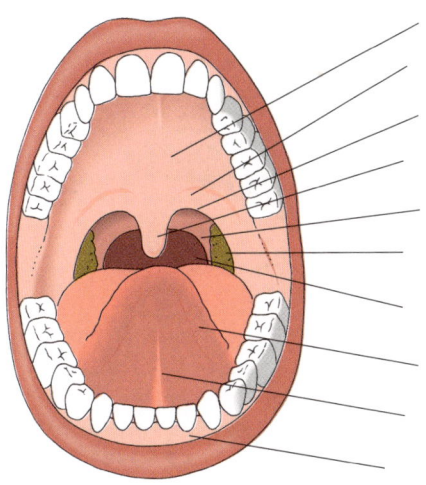

Abb. 17.2 Blick in die Mundhöhle.

Frage 17.3 Aus wie vielen Zähnen besteht das vollständige Erwachsenengebiss und wie werden die Zähne unterteilt?

Frage 17.4 Welche Aufgaben hat die Zunge im Zusammenhang mit Essen und Trinken?

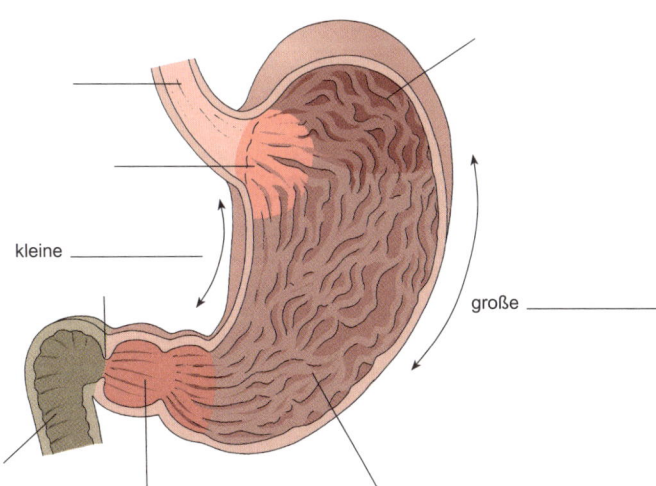

kleine _____

große _____

Abb. 17.3 Magen im Längsschnitt.

Frage 17.5 Wodurch kann ein Zurücklaufen von Mageninhalt in die Speiseröhre auftreten?

Frage 17.6 Wie heißen die Zellen, die im Magen die Salzsäure bilden und was wird außerdem von ihnen gebildet?

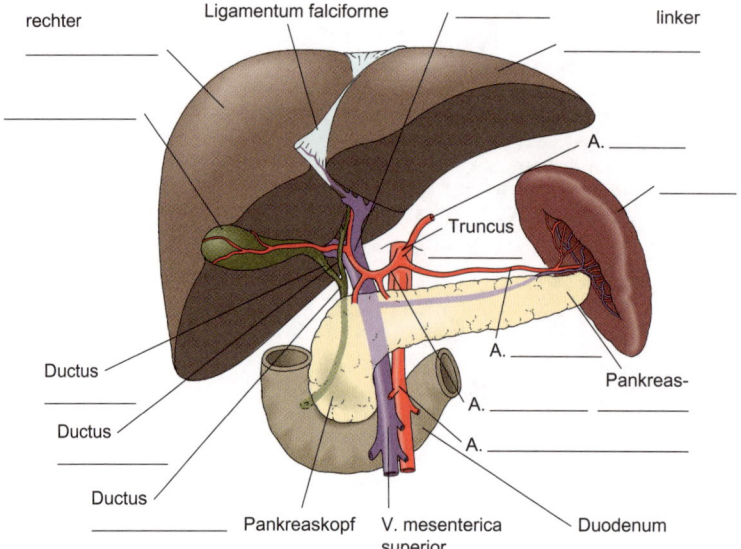

rechter

Ligamentum falciforme

linker

A.

Truncus

A.

Pankreas-

Ductus

Ductus

A.

A.

Ductus

Pankreaskopf

V. mesenterica superior

Duodenum

Abb. 17.4 Die Leber (mit Zwölffingerdarm, Pankreas und Milz) in der Ansicht von vorne.

Frage 17.7   Welches sind Aufgaben der Leber (wenigstens vier Antworten)?

Frage 17.8   Welches der oben abgebildeten Organe bildet das Insulin und wie heißen die insulinbildenden Zellen?

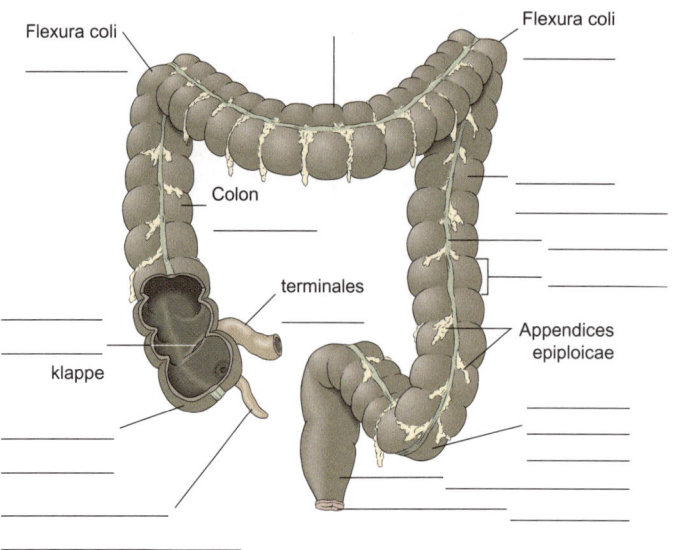

Flexura coli

Flexura coli

Colon

terminales

Appendices epiploicae

klappe

Abb. 17.5 Dickdarm (Blinddarm und Kolon) sowie Rektum in der Vorderansicht. Die Tänien sind durch Bündelung der Längsmuskulatur entstanden. Appendices epiploicae sind kleine Anhängsel aus Bindegewebe und Fett.

Frage 17.9   Wo genau ist die im Volksmund als Blinddarmentzündung bezeichnete Erkrankung lokalisiert?

GASTROÖSOPHAGEALE REFLUXKRANKHEIT
Beschwerden durch Rückfluss von Mageninhalt in die Speiseröhre

Ursache: unzureichende Verschlussfunktion des unteren Ösophagussphinkters
Leitsymptome: (saures) Aufstoßen, Sodbrennen, Heiserkeit, unklarer Husten/Dyspnoe
Behandlung:
- Allgemeinmaßnahmen, Gabe von Protonenpumpenhemmern
- Selten OP (Fundoplikatio)

ZÖLIAKIE
Glutenunverträglichkeit

Ursache: autoimmunologisch bedingt
Leitsymptome:
- Klassisches Bild mit chron. Diarrhö, „dickem" Bauch, Malabsorptionssyndrom, bei Kindern Gedeihstörungen
- Heute häufiger Verläufe mit unspezifischen Abdominalbeschwerden und/oder Symptomen außerhalb des Darms

Behandlung: zeitlebens glutenfreie Kost ohne z.B. Weizen, Roggen, Gerste, Dinkel und alle daraus hergestellten Produkte

(INFEKTIÖSE) GASTROENTERITIS
I.d.R. akute Entzündung der Magen-Darm-Schleimhaut

Ursache: v.a. Viren und Bakterien
Leitsymptome: Übelkeit, Erbrechen, Diarrhö
Hauptgefahr: Austrocknung, v.a. bei Kindern und alten Menschen
Behandlung:
- Flüssigkeitsersatz, möglichst oral
- Meist selbstlimitierend

KOLOREKTALES KARZINOM
Dick- und Mastdarmkrebs. Überwiegend aus Adenomen entstehend

Leitsymptome: Beschwerden meist spät, z.B. Änderung der Stuhlgewohnheiten, Blut im Stuhl
Behandlung:
- Operative Entfernung des Tumors
- Je nach Stadium zusätzlich Chemotherapie (Kolonkarzinom), Radiochemotherapie (Rektumkarzinom)

CHRONISCHE GASTRITIS
Lang andauernde Entzündung der Magenschleimhaut

Ursache:
- Typ A: Autoimmungastritis → verminderte Vit.-B_{12}-Aufnahme → Anämie
- Typ B: Bakteriell – Helicobacter-Besiedelung des Magens → gastroduodenale Ulkuskrankheit im Magen bzw. Zwölffingerdarm
- Typ C: Chemisch-toxisch, verursacht durch Alkohol, nichtsteroidale Antirheumatika, Gallenreflux

Leitsymptome: uncharakteristische Abdominalbeschwerden, Oberbauchschmerzen
Behandlung:
- Weglassen aller Schädigungsfaktoren
- Helicobacter-Eradikationstherapie
- Protonenpumpenhemmer

CHRONISCH-ENTZÜNDLICHE DARMERKRANKUNGEN (M. CROHN/ COLITIS ULCEROSA)
Rezidivierende oder kontinuierliche Entzündung der Darmschleimhaut

M. Crohn: segmental, aber im gesamten Magen-Darm-Trakt

Colitis ulcerosa: kontinuierlich, aber auf Dickdarm, Rektum und terminales Ileum (selten) beschränkt

Ursache: unklar
Leitsymptome: Bauchschmerzen, Diarrhö, Allgemeinsymptome
- M. Crohn: oft hohe Stuhlfrequenz, perianale Symptome, Fisteln
- Colitis ulcerosa: blutig-schleimige Diarrhö

Behandlung:
- Medikamentöse Entzündungshemmung/ Immunsuppression, Ernährungstherapie
- OP bei konservativ/endoskopisch nicht beherrschbaren Komplikationen, bei Colitis ulcerosa auch Proktokolektomie zur Vorbeugung eines Karzinoms

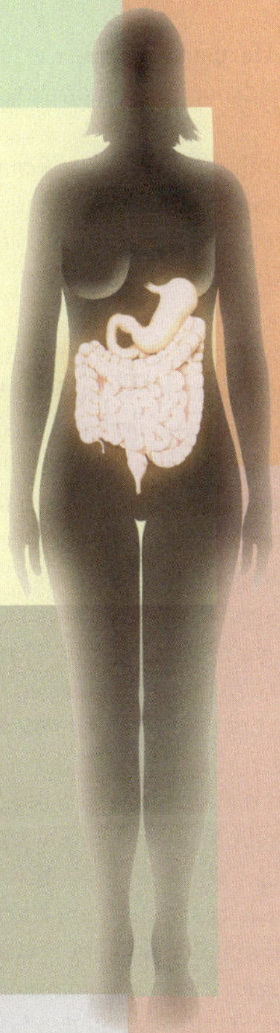

Abb. 17.6 Übersicht über die wichtigsten Magen-Darm-Erkrankungen. [L275]

18 Harnsystem, Wasser- und Elektrolythaushalt

Mit **Harnproduktion** und **Harnausscheidung** erfüllt das Harnsystem mehrere für die Aufrechterhaltung des inneren Milieus entscheidende Regulationsaufgaben. Das Harnsystem besteht aus **Nieren, Harnleiter, Harnblase** und **Harnröhre**.

Im Harnsystem spielen die rotbraunen **Nieren** *(Renes, Nephri)* eine herausragende Rolle. Sie liegen links und rechts der Wirbelsäule unter dem Zwerchfell. Schneidet man eine Niere der Länge nach auf, so erkennt man drei Zonen: Im Inneren liegt das **Nierenbecken** *(Pelvis renalis, Pyelon),* an welches sich nach außen das fein gestreifte **Nierenmark** *(Medulla renalis)* anschließt. Ganz außen liegt die hellere **Nierenrinde** *(Cortex renalis).*

Die Urinbildung erfolgt im **Nephron,** der Arbeitseinheit der Nieren. Jedes Nephron besteht aus dem **Nierenkörperchen** und den dazugehörigen kleinsten Harnkanälchen, dem **Tubulusapparat.**

- Im **Nierenkörperchen** *(Corpusculum renale)* wird der *Primärharn* oder das **Glomerulusfiltrat** durch Filtrierung des Blutes gewonnen, während dieses durch das Gefäßknäuel (den Glomerulus) fließt.
- Im **Tubulusapparat** wird der Primärharn durch Reabsorptionsvorgänge stark konzentriert, durch Sekretionsvorgänge mit Stoffwechselprodukten „angereichert" und dann als **Urin** *(Sekundär-, Endharn, Harn)* in einen Nierenkelch weitergeleitet.

Wasser, Elektrolyte und kleine Moleküle wie etwa Glukose können die **Blut-Harn-Schranke** ungehindert, Zellen und große Moleküle gar nicht passieren. Mittelgroße Substanzen werden je nach Größe und Ladung teilweise filtriert. Liegt z. B. beim Diabetiker die Glukosekonzentration im Blut über ca. 180 mg/dl, so kommt es zur Glukoseausscheidung mit dem Urin **(Glukosurie).**

Die *Sammelrohre* nehmen den Urin (Sekundärharn) auf. Mehrere Sammelrohre münden in einen *Papillengang* zusammen, der sich in das Nierenbecken öffnet. Außerdem sind die Sammelrohre Wirkort des Hormons ADH (Adiuretin), das die Wasserrückresorption in den distalen Tubuli und den Sammelrohren steigert und den Harn dadurch konzentriert. Fehlt diese Wirkung, entwickelt sich ein Diabetes insipidus.

Das Nierenbecken verengt sich nach unten zum **Harnleiter** *(Ureter).* Die beiden Harnleiter ziehen retroperitoneal ins kleine Becken und münden dort in die Harnblase ein.

Die **Harnblase** *(Vesica urinaria)* ist ein aus *glatter Muskulatur* gebildetes Hohlorgan. Sie liegt vorne im kleinen Becken direkt hinter der Symphyse und den Schambeinen. Die Harnblase ragt, wenn sie voll ist, nach oben über die Symphyse hinaus.

Die **Harnröhre** *(Urethra)* verbindet die Harnblase mit der Körperoberfläche.

- Die Harnröhre der Frau ist nur etwa 4 cm lang und verläuft fast gerade. Sie mündet in den Scheidenvorhof.
- Die Harnröhre des Mannes ist mit etwa 20 cm deutlich länger mit mehreren Biegungen, Engstellen und Erweiterungen.

Um eine kontinuierliche Nierenfunktion mit konstanter glomerulärer Filtration sicherzustellen, muss der Blutdruck in den Glomerulusschlingen trotz Schwankungen des arteriellen Blutdrucks immer bei etwa 50 mmHg bleiben. Dies wird durch mehrere Mechanismen gewährleistet. Die **Autoregulation** („Selbst-Konstanthaltung") der Nierendurchblutung funktioniert jedoch nur bei einem mittleren arteriellen Blutdruck zwischen 80 und 180 mmHg.

Die Niere hat nicht nur Ausscheidungsfunktion, sondern ist gleichzeitig ein endokrines Organ. Sie bildet vor allem die zwei „renalen Hormone" Renin und Erythropoetin. Außerdem ist die Niere an der Umwandlung von Cholekalziferol in aktives Vitamin-D-Hormon beteiligt.

Unter einer **Harninkontinenz** *(Blaseninkontinenz)* versteht man eine eingeschränkte oder fehlende Fähigkeit der betroffenen Patienten, ihre Blase kontrolliert zu entleeren.

Der Blut-pH liegt mit einem Wert von **7,40** beim Gesunden im leicht alkalischen Bereich. Alle Stoffwechselreaktionen sind pH-abhängig, d. h., sie laufen nur in einem bestimmten pH-Bereich optimal ab. Der Organismus muss daher den Blut-pH im Bereich von 7,36 bis 7,44 halten, obwohl z. B. ständig saure Stoffwechselprodukte anfallen. Für die Konstanthaltung des pH-Wertes sorgen die Puffersysteme des Blutes, die Atmung und die Nieren.

Die Atmung übernimmt hierbei Aufgaben der kurzfristigen Gegenregulation. Ihr steht die langsamere und längerfristige Gegenregulation durch die Nieren zur Seite: Die Nieren können z. B. saure Stoffwechselprodukte beseitigen, indem sie die Wasserstoff-Ionen (H^+) im Tausch gegen Natrium- oder Bikarbonat-Ionen ausscheiden oder vermehrt Ammonium-Ionen (NH_4^+) über die Tubuli abgeben.

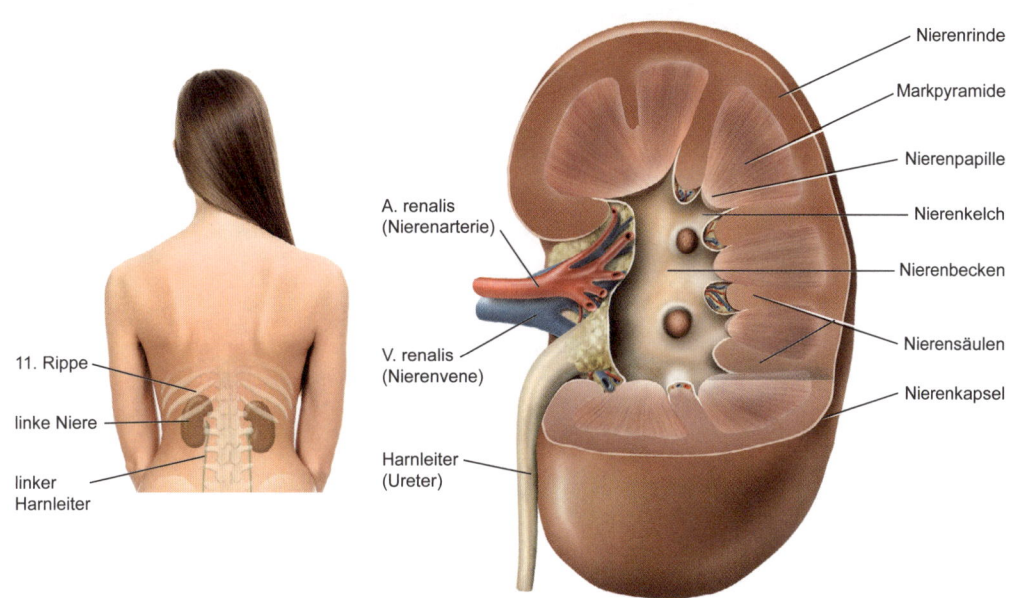

Abb. 18.1 Die Nieren. [L275; J787]

Frage 18.1 Wie viel Liter Blut fließen pro Minute (und täglich) durch beide Nieren?

Frage 18.2 Wenn man eine Niere der Länge nach aufschneidet, so erkennt man drei Zonen. Welche Zonen sind das von außen nach innen?

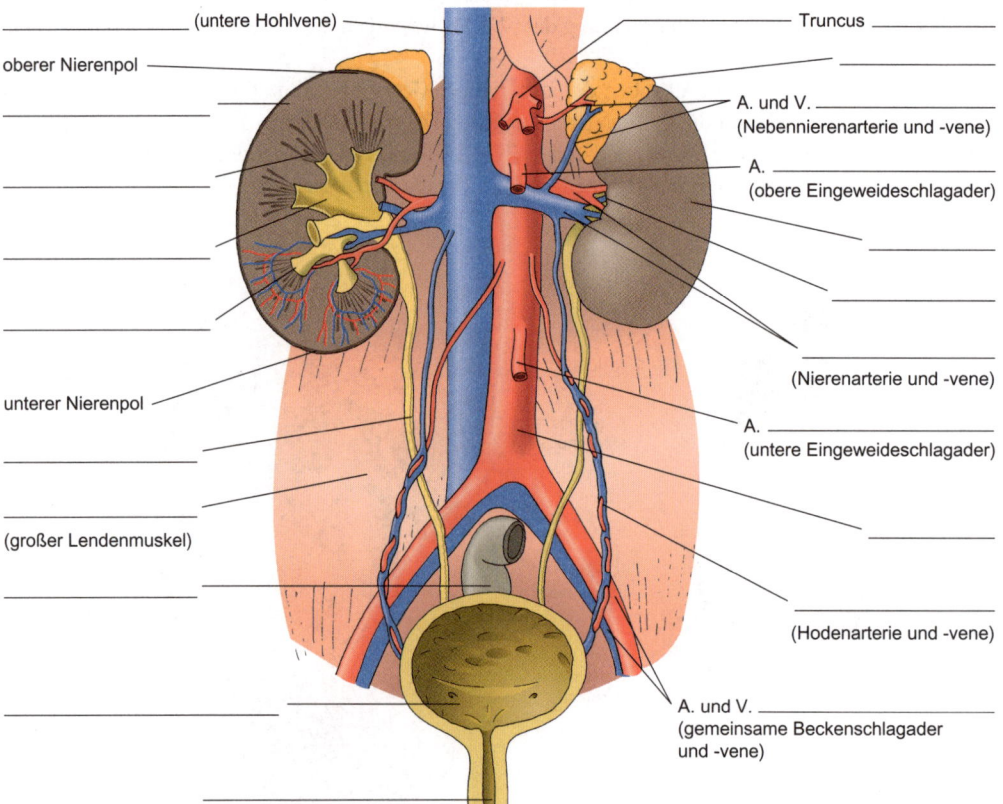

(untere Hohlvene)

oberer Nierenpol

Truncus

A. und V.
(Nebennierenarterie und -vene)

A.
(obere Eingeweideschlagader)

(Nierenarterie und -vene)

A.
(untere Eingeweideschlagader)

unterer Nierenpol

(großer Lendenmuskel)

(Hodenarterie und -vene)

A. und V.
(gemeinsame Beckenschlagader
und -vene)

Abb. 18.2 Übersicht über das Harnsystem.

Frage 18.3 Was wird zum Harnsystem hinzugerechnet (deutsche Begriffe und Fachbegriffe)?

Frage 18.4 Welches sind Aufgaben des Harnsystems (mindestens fünf)?

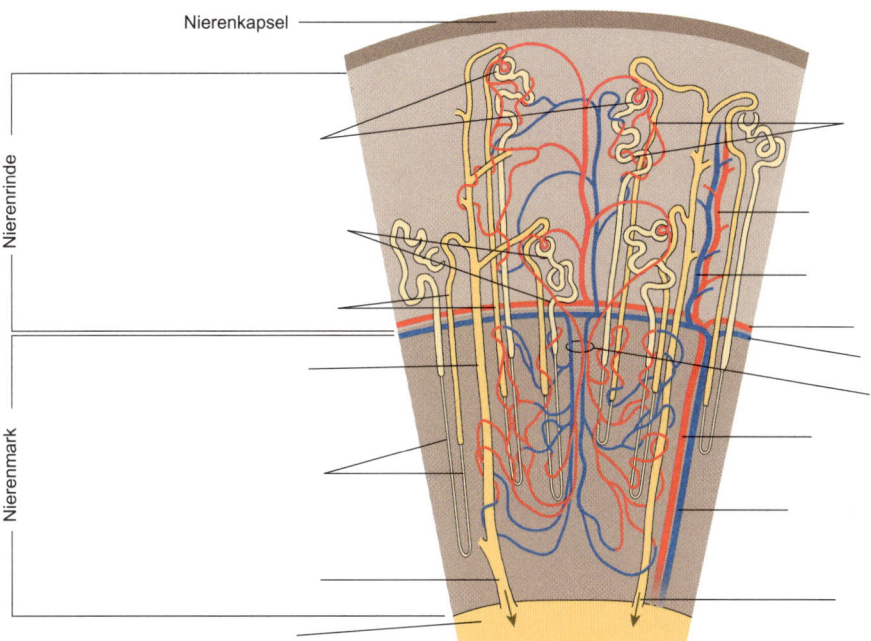

Nierenkapsel

Nierenrinde

Nierenmark

Abb. 18.3 Feinbau von Nierenrinde und Nierenmark.

Frage 18.5   Woraus besteht die Arbeitseinheit der Nieren, das Nephron?

Frage 18.6   Wie lässt sich beschreiben, was Nierenkörperchen und Tubulusapparat leisten?

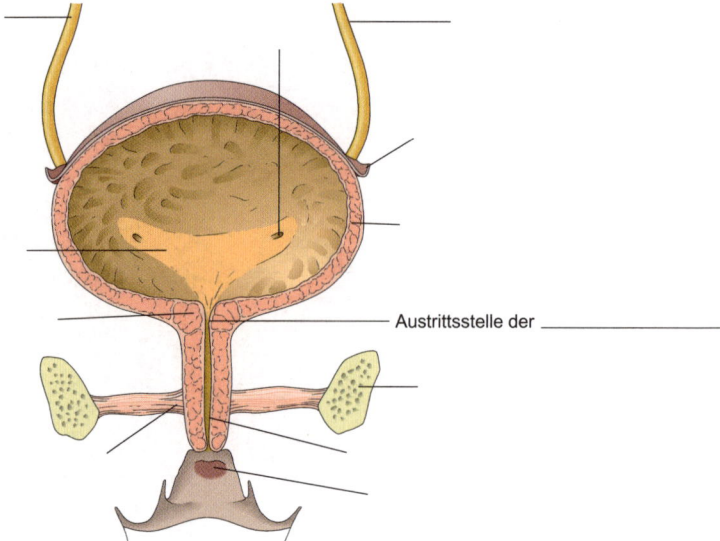

Austrittsstelle der _____

Abb. 18.4 Harnblase der Frau im Frontalschnitt.

Frage 18.7   Warum sind Frauen anfälliger für Harnwegsinfekte (z.B. Blasenentzündungen) als Männer? Auch, wenn die Antwort nicht im Text steht, lässt sie sich bestimmt herleiten.

Frage 18.8   Ab etwa welcher Blasenfüllung entsteht beim Erwachsenen das Gefühl des Harndranges?

CHRONISCHE NIERENINSUFFIZIENZ
Langsam entstehende, irreversible Nierenfunktions-einschränkung

Ursachen: am häufigsten Diabetes, Bluthochdruck/Arteriosklerose
Leitsymptome: Beschwerden erst in Spätstadien, dann aber den ganzen Körper betreffend
Behandlung:
• Vor allem Diabetes-, Hypertonieeinstellung zur Verlangsamung der Erkrankung
• Ernährungstherapie je nach Krankheitsstadium
• Im Endstadium Nierenersatztherapie

UROLITHIASIS (HARNSTEINLEIDEN)
Steinbildung in den Harnwegen

Ursache: zu hohe Konzentration steinbildender Salze
Leitsymptom: Nierenkolik mit heftigsten, wellenförmigen Schmerzen
Behandlung:
• Zuerst Schmerzlinderung
• Förderung des spontanen Steinabgangs durch Trinken, Bewegung
• Je nach Steingröße/-lokalisation Steinzertrümmerung durch ESWL, endoskopische Steinentfernung
• Rezidivprophylaxe

HARNBLASENKARZINOM
Karzinom der Harnblase, ausgehend vom Urothel

Ursache: nicht eindeutig geklärt
Leitsymptome: Hämaturie, evtl. Dysurie, Pollakisurie
Behandlung:
• Bei oberflächlichen Karzinomen endoskopische transurethrale Resektion (TUR-Blase), oft gefolgt von einer Lokaltherapie zur Rezidivprophylaxe
• Bei fortgeschrittenen Karzinomen Zystektomie (Harnblasenentfernung), Neuanlage einer Harnableitung, möglichst durch Neoblase

NIERENKARZINOM
Karzinom der Niere, ausgehend von den Tubuli

Ursache: nicht eindeutig geklärt
Leitsymptome: Oft Zufallsbefund, sonst v.a. Hämaturie, Flankenschmerz
Behandlung:
• Teilweise oder vollständige Entfernung der betroffenen Niere (Nephrektomie)
• Evtl. zielgerichtete Therapien

HARNWEGSINFEKTIONEN
Einwandern von Bakterien in die Harnblase. Unterteilt in Zystitis (Harnblasenentzündung) und Pyelonephritis (Nierenbeckenentzündung)

Ursache: Bakterien
Leitsymptome:
• Bei Zystitis Dysurie (erschwertes und schmerzhaftes Wasserlassen), Pollakisurie (häufiges Wasserlassen mit kleinen Mengen)
• Bei Pyelonephritis (zusätzlich) Allgemeinsymptome
Verlauf:
• Bei Frauen oft unkompliziert
• Bei Kindern oder Männern häufiger Fehlbildungen, Abflussbehinderungen, insgesamt höhere Komplikationsrate
Behandlung:
• Antibiotikagabe
• Ggf. Beseitigung begünstigender Faktoren

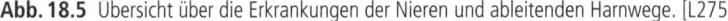

Abb. 18.5 Übersicht über die Erkrankungen der Nieren und ableitenden Harnwege. [L275]

KAPITEL

19 Geschlechtsorgane

Die geschlechtliche Fortpflanzung ist überlebenswichtig für die Menschheit, denn andernfalls würde sie aussterben. Aus biologischer Sicht ist es eine Aufgabe der **Geschlechtsorgane**, die Keimzellen zu produzieren, also Spermien und Eizellen. Damit es zu einer Befruchtung kommen kann, sind die Genitalien erforderlich. Die Genitalien ermöglichen beim Geschlechtsverkehr, dass die männlichen Keimzellen (Spermien) zu den weiblichen Keimzellen (Eizellen) transportiert werden.

Unter den **primären Geschlechtsmerkmalen** versteht man die unmittelbar zur Fortpflanzung notwendigen **Geschlechtsorgane**. Sie sind von Geburt an vorhanden. Die **sekundären Geschlechtsmerkmale** entwickeln sich hingegen erst während der Pubertät (z. B. unterschiedlicher Körperbau/-behaarung, tiefe Stimme beim Mann, Brüste bei der Frau).

Sowohl beim Mann als auch bei der Frau unterscheidet man außerdem *innere* und *äußere Geschlechtsorgane*.

Die **inneren Geschlechtsorgane** *(innere Sexualorgane, inneres Genitale)*

- produzieren die **Keimzellen** *(Geschlechtszellen, Gameten)*, also Eizellen bei der Frau, Samenzellen (Spermien) beim Mann,
- synthetisieren **Geschlechtshormone** *(Sexualhormone)*, welche für Differenzierung und Reifung der Keimzellen sowie das männliche bzw. weibliche Erscheinungsbild sorgen und auch das Verhalten mit beeinflussen,
- bilden **Sekrete**, die optimale Bedingungen für Geschlechtsakt, Transport und Vereinigung der Keimzellen schaffen

Die *inneren* Geschlechtsorgane des Mannes sind im Einzelnen: **Hoden** *(Testis)*, **Nebenhoden** *(Epididymis)*, **Samenleiter** *(Ductus deferens*, der in den **Samenstrang** eingebettet ist), **Geschlechtsdrüsen,** also **Prostata** *(Vorsteherdrüse)*, **Samenbläschen** *(Vesiculae seminales)* und **Cowper-Drüsen** *(Glandulae bulbourethrales)*.

Die *inneren* Geschlechtsorgane der Frau sind im Einzelnen: **Eierstöcke** *(Ovarien)*, **Eileiter** *(Tuben)*, **Gebärmutter** *(Uterus)* und **Scheide** *(Vagina)*.

Die **äußeren Geschlechtsorgane** *(äußere Sexualorgane, äußeres Genitale)* dienen der geschlechtlichen Vereinigung *(Geschlechtsverkehr)*:

- Beim Mann Hodensack und der Penis.
- Bei der Frau die großen und kleinen Schamlippen, der Scheidenvorhof und die Klitoris.

Die beiden pflaumenförmigen **Hoden** *(Testes*, Sing. *Testis)* sind im **Hodensack** *(Skrotum)* elastisch aufgehängt. Während die Hoden eine pralle Konsistenz haben, ist der Hodensack von lockerem Bindegewebe durchzogen. Am oberen Rand liegt dem Hoden der *Nebenhoden* auf.

Der **Nebenhoden** *(Epididymis)* ist ein Gangsystem an der Rückseite des Hodens. Er nimmt aus dem Hodennetz mehrere *abführende Hodenkanälchen* auf, die sich zum ca. 5 m langen, stark gewundenen **Nebenhodengang** *(Ductus epididymidis)* vereinigen.

Die unpaare, etwa kastaniengroße **Prostata** *(Vorsteherdrüse)* liegt zwischen der Unterfläche der Harnblase und der Beckenbodenmuskulatur und umschließt die Harnsamenröhre. Hinten grenzt die Prostata an das **Rektum** *(Mastdarm)*.

Am **Penis** *(männliches Glied)* unterscheidet man **Peniswurzel, Penisschaft** und **Eichel** *(Glans penis)*. Der Penis ist von einer dehnbaren Haut überzogen, die in Form einer Verdopplung (**Vorhaut** oder *Praeputium)* die Eichel bedeckt.

Die **Eierstöcke** *(Ovarien)* sind etwa pflaumengroß. Sie sind rechts und links am seitlichen Rand des kleinen Beckens aufgehängt und bilden die weiblichen Sexualhormone **Östrogen** und **Progesteron.** Außerdem stellen sie befruchtungsfähige Eizellen bereit.

Die paarigen, 10–15 cm langen **Eileiter** *(Tubae uterinae, Tuben)* nehmen das Ei nach dem Eisprung auf. Außerdem findet hier die Befruchtung der Eizelle und ihr Transport zur Gebärmutter statt.

Die bei der nicht schwangeren Frau etwa 7 cm lange **Gebärmutter** *(Uterus)* liegt nach vorne geneigt über der Harnblase. Die Gebärmutter hat mehrere Abschnitte. Die **Gebärmutterhöhle** *(Cavum uteri)* ist von *Gebärmutterschleimhaut* (**Endometrium**) ausgekleidet. Während der Schwangerschaft dient der Gebärmutterkörper als „Fruchthalter" und beteiligt sich am Aufbau des *Mutterkuchens* (**Plazenta**).

Die 8–12 cm lange **Scheide** *(Vagina)* ist ein elastischer, überwiegend bindegewebiger Muskelschlauch, der die Verbindung zwischen Gebärmutter und äußerem Genitale herstellt.

Die **Klitoris** *(Kitzler)* vorne zwischen den großen Schamlippen ist ein bis zu 3 cm langer Schwellkörper mit reichlich sensiblen Nervenendigungen.

Zwischen dem Beginn der monatlichen Blutungen *(Menarche)* mit ca. 12 Jahren und ihrem Aufhören *(Menopause)* mit etwa 50 Jahren treten (außerhalb von Schwangerschaft und einem Teil der Stillzeit) in der Gebärmutterschleimhaut periodische Veränderungen auf. Diese werden hormonell gesteuert und sollen in regelmäßigen Abständen optimale Bedingungen für die Einnistung einer befruchteten Eizelle schaffen. Parallel dazu wird in der Mitte dieser 25–35 Tage dauernden Periode – **Menstruationszyklus** genannt – eine befruchtungsfähige Eizelle bereitgestellt.

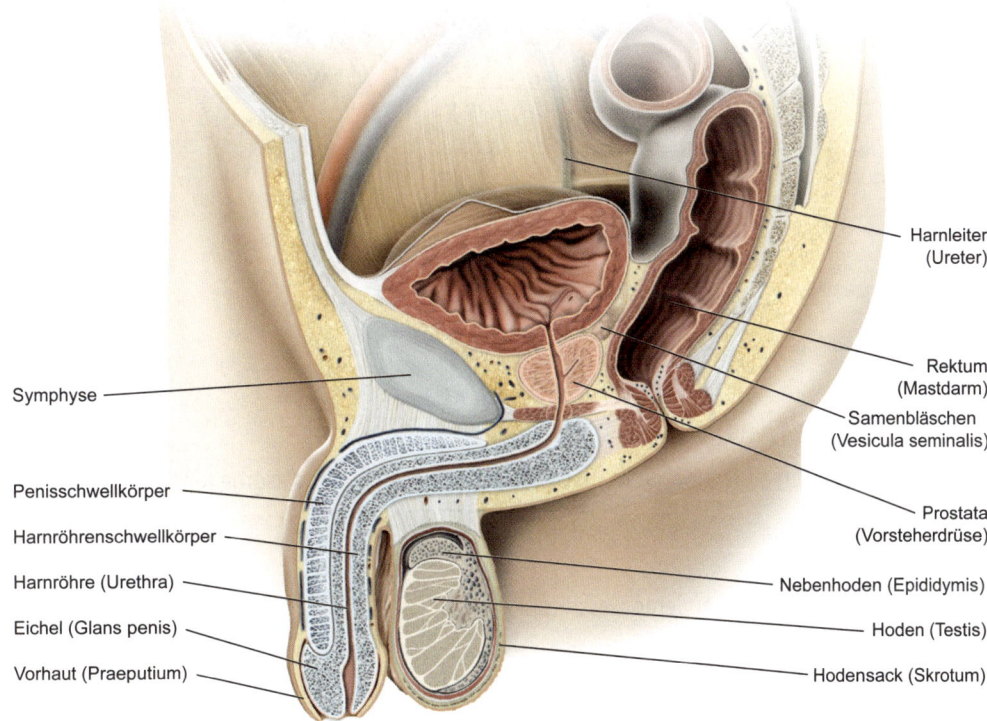

Symphyse

Penisschwellkörper

Harnröhrenschwellkörper

Harnröhre (Urethra)

Eichel (Glans penis)

Vorhaut (Praeputium)

Harnleiter (Ureter)

Rektum (Mastdarm)

Samenbläschen (Vesicula seminalis)

Prostata (Vorsteherdrüse)

Nebenhoden (Epididymis)

Hoden (Testis)

Hodensack (Skrotum)

Abb. 19.1 Sagittalschnitt der männlichen Geschlechtsorgane. [L275]

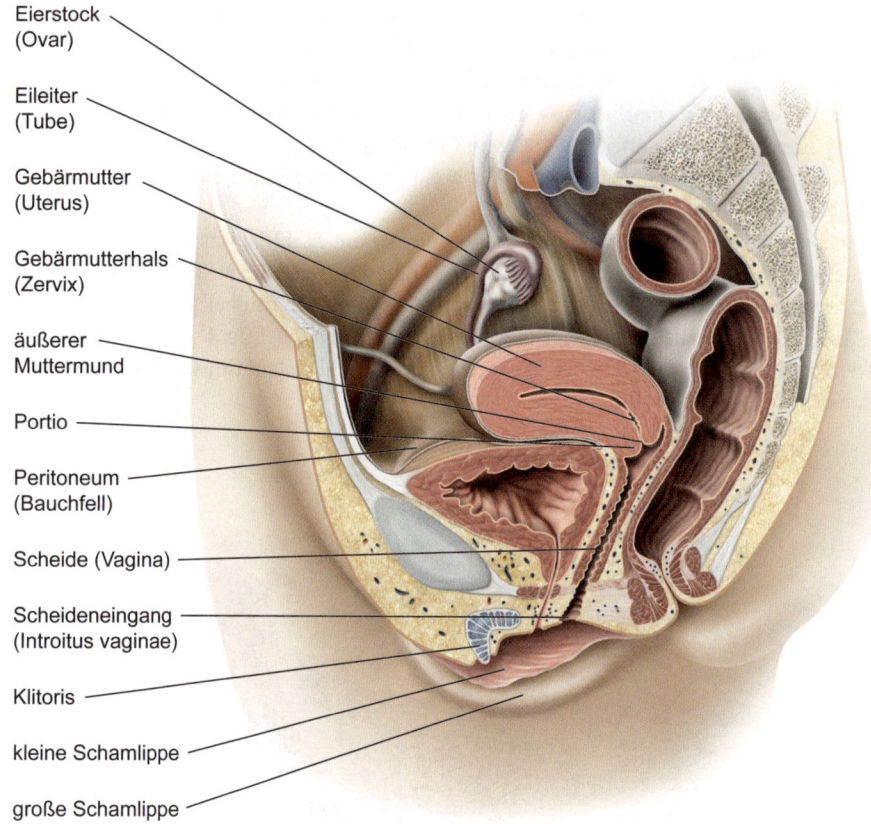

Eierstock
(Ovar)

Eileiter
(Tube)

Gebärmutter
(Uterus)

Gebärmutterhals
(Zervix)

äußerer
Muttermund

Portio

Peritoneum
(Bauchfell)

Scheide (Vagina)

Scheideneingang
(Introitus vaginae)

Klitoris

kleine Schamlippe

große Schamlippe

Abb. 19.2 Sagittalschnitt der weiblichen Geschlechtsorgane. [L275; K115]

Frage 19.1   Wie lauten andere Bezeichnungen für die äußeren Geschlechtsorgane?

Frage 19.2   Wozu dienen die äußeren Geschlechtsorgane?

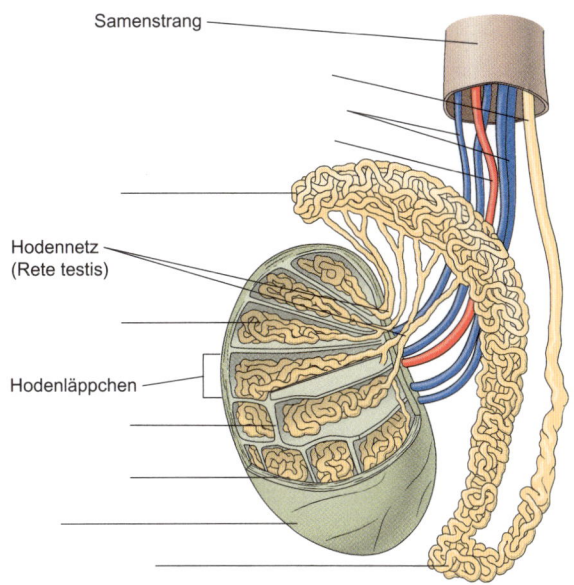

Samenstrang

Hodennetz
(Rete testis)

Hodenläppchen

Abb. 19.3 Hoden, Nebenhoden und Anfangsteil des Samenleiters.

Frage 19.3 Welches sind, ab dem Zeitpunkt der Pubertät gerechnet, Aufgaben der Hoden?

Frage 19.4 Wie lässt sich der Aufbau des Nebenhodens beschreiben, worin besteht seine Aufgabe?

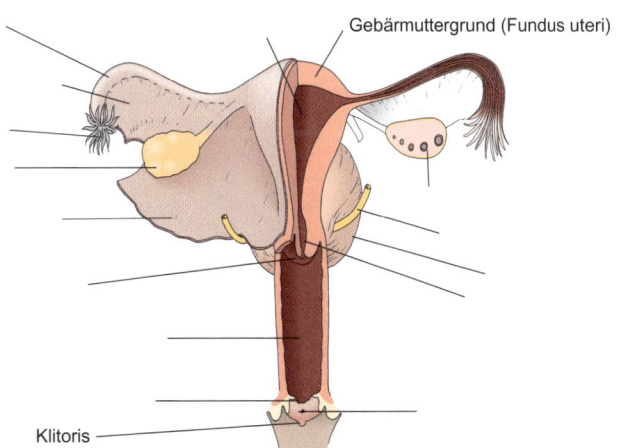

Gebärmuttergrund (Fundus uteri)

Klitoris

Abb. 19.4 Innere weibliche Geschlechtsorgane im Frontalschnitt (Ansicht von hinten).

Frage 19.5 Welches sind Aufgaben der Eierstöcke?

Frage 19.6   Welches Hormon ist dafür verantwortlich, dass es in der Pubertät zur Brustentwicklung kommt, welches Hormon bereitet in der zweiten Zyklushälfte die Gebärmutterschleimhaut für den Fall einer Befruchtung auf die Aufnahme der Frucht vor?

Frage 19.7   Wie wird der in die Scheide hineinragende Teil der Zervix genannt?

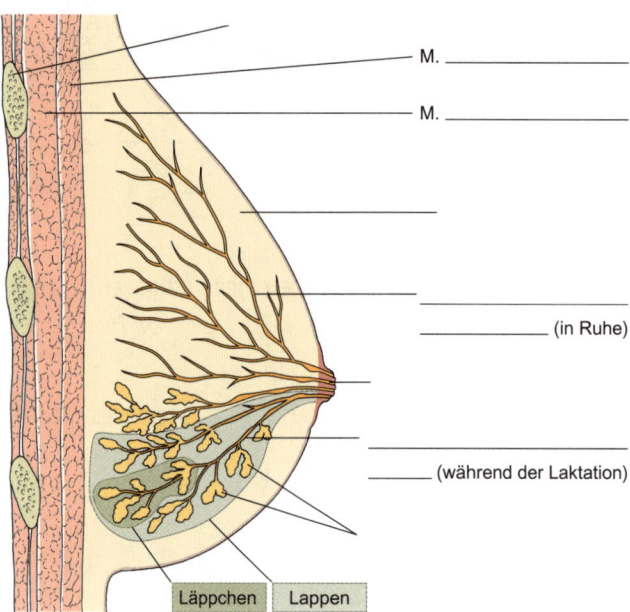

M. _____

M. _____

_____
_____ (in Ruhe)

_____
_____ (während der Laktation)

Läppchen   Lappen

Abb. 19.5 Feinbau der weiblichen Brust (Sagittalschnitt).

Frage 19.8   Was ist Voraussetzung dafür, dass sich an den Enden der Milchgänge alveoläre Endstücke bilden?

Frage 19.9   Welches ist der häufigste bösartige Tumor der Frau und welches sind mögliche Hinweise darauf?

PHIMOSE (VORHAUTVERENGUNG)
Vorhaut kann nicht hinter die Eichel gezogen werden. Abzugrenzen von der physiologischen Verklebung von Eichel und Vorhaut bei Säuglingen und Kleinkindern

Ursache: angeboren oder sekundär erworben, z.B. durch Entzündung
Leitsymptome: Entzündungen, Beschwerden beim Wasserlassen
Behandlung:
- Bei kleinen Jungen Auftragen von Hormoncreme auf die Vorhaut
- Bei Versagen oder über 8-Jährigen Erweiterungsplastik oder Zirkumzision (Beschneidung)

PROSTATAKARZINOM
Bösartiger, oft langsam wachsender Tumor des älteren Mannes, meist in den äußeren Prostatateilen

Ursache: unklar, Wachstumsförderung durch Androgene (männliche Geschlechtshormone)
Leitsymptome: keine Frühsymptome. Erst spät z.B. Beschwerden beim Wasserlassen, durch Harnstau, sexuelle Funktionsstörungen, Allgemeinbeschwerden, Symptome durch Metastasen
Behandlung:
- Je nach individueller Situation
- Radikale Prostatektomie (Prostataentfernung) oder Strahlentherapie bei kurativer Absicht
- Antiandrogene Hormontherapie bei palliativer Zielsetzung
- Bei hohem Alter/Begleiterkrankungen evtl. Abwarten mit der Möglichkeit einer späteren Hormontherapie

BENIGNES PROSTATASYNDROM
Verengung der Harnröhre durch benigne Prostatahyperplasie (übermäßiges Wachstum der harnröhrennahen Prostatateile) bei älteren Männern

Ursache: multifaktoriell, z.B. erbliche Veranlagung, Hormonhaushalt (Testosteronverminderung), Lebensstil
Leitsymptome: Beschwerden beim Wasserlassen, Harnverhalt, Harnstau mit Nierenkomplikationen
Behandlung:
- Verhaltensänderung, z.B. keine Überdehnung der Blase, Beckenbodentraining
- Medikamentös
- Prostataresektion (teilweise Prostataentfernung)

HODENHOCHSTAND
Lage des Hodens in Bauchhöhle oder Leistenbereich

Ursache: unklar
Leitsymptome: keine subjektiven Beschwerden, aber Gefahr der Hodenschädigung
Behandlung:
- Mit ungefähr sechs Monaten Hormonbehandlung
- Bei Versagen operative Verlagerung des Hodens in den Hodensack

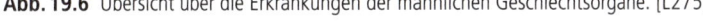

Abb. 19.6 Übersicht über die Erkrankungen der männlichen Geschlechtsorgane. [L275]

ENDOMETRIOSE
Vorkommen von Gebärmutterschleimhaut (Endometrium) außerhalb der Gebärmutterhöhle

Ursache: unklar
Leitsymptome: je nach Lokalisation der „versprengten" Schleimhaut, z.B. Dysmenorrhö u.a. Schmerzen (anfangs in zeitl. Zusammenhang zur Menstruation), unerfüllter Kinderwunsch
Behandlung:
• Vor allem weitestmögliche (laparoskopische) Entfernung der Herde
• Ggf. antihormonelle Therapie

MYOME
Gutartige Tumoren der glatten Gebärmuttermuskulatur

Ursache: unklar, östrogen-abhängiges Wachstum
Leitsymptome: teilweise symptomlos, sonst verlängerte und verstärkte Regelblutung, Dysmenorrhö
Behandlung:
• Gestagen-betonte Pille, zeitlich befristet andere Hormongaben
• Myomenukleation (-ausschälung)
• Nach abgeschlossener Familienplanung Hysterektomie (Gebärmutterentfernung)

UNERFÜLLTER KINDERWUNSCH
Ursache: bei der Frau z.B. Hormonstörungen, verklebte Eileiter. Beim Mann z.B. zu wenige normale Spermien. Teils nicht zu klären
Behandlung:
• Falls möglich Ursachenbeseitigung
• Ansonsten z.B. Förderung der Eizellreifung durch Hormone, reproduktionsmedizinische Therapien („Reagenzglasbefruchtung")

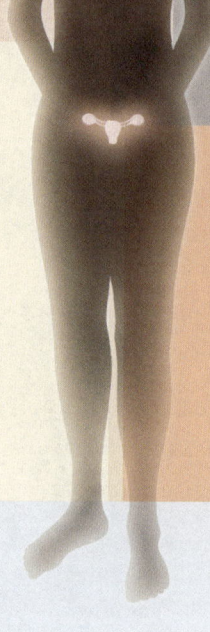

MAMMAKARZINOM
Bösartiger Tumor des Brustdrüsengewebes

Ursache: multifaktoriell, Ursache bleibt abgesehen von Patientinnen mit BRCA-Mutation meist unklar, oft hormonabhängiges Wachstum
Leitsymptome: schmerzloser Knoten (schlecht verschieblich), Hautveränderungen, neue Asymmetrie der Brüste
Behandlung:
• Immer multimodal
• Stets mit Operation und Hormon- und/oder Chemotherapie
• Oft auch mit Strahlentherapie der Restbrust bzw. des Tumorbettes

DESCENSUS GENITALIS
Tiefertreten des Uterus, im Extremfall bis vor den Scheideneingang (Prolaps)

Ursache: multifaktoriell.
Genet. Veranlagung zur Bindegewebsschwäche plus Belastungen, z.B. vaginale Geburten, erhöhter Druck im Bauchraum
Leitsymptome: „Druck nach unten", Unterbauch- und Kreuzschmerzen, Belastungsinkontinenz
Behandlung:
• Zunächst immer konservativ mit Beckenbodengymnastik
• Bei Erfolglosigkeit Operation (am häufigsten Hysterektomie und Beckenbodenplastik)

Abb. 19.7 Übersicht über die Erkrankungen der weiblichen Geschlechtsorgane. [L275]

20 Entwicklung, Schwangerschaft und Geburt

Die gängige **Zählweise zur Schwangerschaftsdauer** geht vom ersten Tag der letzten Menstruation aus. Dies ist die *Schwangerschaftsdauer post menstruationem = p. m.,* sie beträgt hier 280 Tage bzw. 40 Wochen. Die andere Zählweise geht vom Zeitpunkt der Befruchtung aus. Dies ist die *Schwangerschaftsdauer post conceptionem = p. c.* Nach dieser Zählweise dauert die Schwangerschaft 38 Wochen. Sie wird häufig von Wissenschaftlern benutzt, um die Entwicklung der Frucht vor allem ganz zu Beginn der Schwangerschaft zu beschreiben.

Es werden drei etwa gleich lange **Abschnitte der Schwangerschaft** unterschieden:

- **Erstes Trimenon** *(Frühschwangerschaft, erstes Schwangerschaftsdrittel)* bis zur vollendeten 12. Woche (p. m.). Im ersten Trimenon werden alle Organe des Kindes angelegt. Vonseiten der Mutter kann man diese Zeit als *Anpassungs- und Umstellungsphase* bezeichnen.
- **Zweites Trimenon** *(Mitte der Schwangerschaft, zweites Schwangerschaftsdrittel)* von der 13. bis zur vollendeten 24. SSW. Gilt als vergleichsweise „stabil". In diesen Monaten geht es der Schwangeren meist viel besser. Die körperlichen Veränderungen sind jetzt erkennbar: Die Brüste werden voller, der Bauch wächst.
- **Drittes Trimenon** *(Spätschwangerschaft, letztes Schwangerschaftsdrittel)* von der 25. SSW bis zur Geburt. Diese letzten Monate der Schwangerschaft erleben die meisten Frauen aufgrund des erhöhten Leibesumfangs als anstrengend und mühsam. Sie ermüden wieder schneller, viele klagen auch über Luftnot.

Bezogen auf das neu entstehende Leben unterscheidet man zwischen der **pränatalen Entwicklung** *vor* der Geburt und der **postnatalen Entwicklung** *nach* der Geburt.

Beim Eisprung gelangt eine reife Eizelle vom **Eierstock** *(Ovar)* in den **Eileiter** *(Tube).* Trifft die Eizelle bei ihrer Wanderung zur **Gebärmutter** *(Uterus)* auf befruchtungsfähige Spermien, die nach dem Samenerguss des Mannes von der Scheide bis in die Eileiter hinaufwandern, kann es zur Verschmelzung beider Keimzellen und damit zur **Befruchtung** *(Konzeption, Empfängnis)* kommen.

Durch die Verschmelzung von Eizelle und Spermium entsteht eine neue Zelle, die **Zygote**.

Aus der Zygote entsteht während ihrer Wanderung durch den Eileiter in Richtung Uterushöhle durch mehrfache weitere Zellteilungen ein hohler Zellball, die **Blastozyste** *(Keimblase).* Diese lagert sich am 5.–6. Tag nach der Befruchtung an die Gebärmutterschleimhaut an. Die Gebärmutter wurde darauf vorbereitet, indem eine fruchtbare Schleimhaut aufgebaut wurde. Diese soll die Blastozyste gut versorgen.

Aus dem Zellhaufen Blastozyste entstehen durch Teilung zwei neue Strukturen:

- Die äußere Zellhülle wird zum **Trophoblasten**, aus dem die kindlichen Anteile der **Plazenta** entstehen.
- Die inneren Zellen werden zum **Embryoblasten**, aus dem im Verlauf das Kind (der **Embryo**) entsteht.

Der Trophoblast nistet sich in die Gebärmutterschleimhaut ein (**Einnistung** = *Nidation, Implantation*) und eröffnet im Laufe der Zeit mütterliche Gefäße, um die Versorgung des Embryos zu gewährleisten. Gemeinsam mit der Gebärmutterschleimhaut bildet der Trophoblast über weitere Zwischenschritte die **Plazenta** *(Mutterkuchen).* Außerdem bildet der Trophoblast nun das Schwangerschaftshormon *humanes Choriongonadotropin* **(HCG).** Der Nachweis von HCG wird als Schwangerschaftstest eingesetzt.

Die Plazenta ermöglicht den Stoffaustausch zwischen kindlichem und mütterlichem Organismus. Die **Nabelschnur** verbindet das Kind mit der Plazenta bzw. der Mutter. Als **Plazentarschranke** wird die natürliche Barriere zwischen mütterlichem und fetalem Blut bezeichnet. Sie funktioniert wie eine Filtermembran.

Etwa acht Tage nach der Befruchtung differenziert sich der Embryoblast in die zweiblättrige **Keimscheibe**. Zwischen Embryoblast und Trophoblast bildet sich ein weiterer Hohlraum, die **Amnionhöhle**. Die Blastozystenhöhle wird zum (primären) **Dottersack**. Die Amnionhöhle bietet dem Embryo Schutz als Hülle. Sie ist später mit Fruchtwasser gefüllt, dessen wesentliche Aufgabe der Schutz des Embryos vor Verletzungen ist. Anfang der dritten Woche entsteht durch Zellwanderung eine dritte Schicht. Nachfolgend bilden sich die drei **Keimblätter,** aus denen alle Organe hervorgehen

Die Entwicklung schreitet unglaublich rasch voran. In der 3.–8. SSW p. c. werden alle Organe angelegt. Man spricht hier auch von der Zeit der **Organogenese.** Nach etwa der 8. Schwangerschaftswoche p. c. (10. SSW p. m.) sind alle Organsysteme angelegt. Ab der 9. SSW p. c. (11. SSW p. m.) wird der Embryo **Fetus** *(Fötus, Fet)* genannt.

Weil die Aufgaben der Lungen und teilweise auch der Leber bis zur Geburt durch die Plazenta wahrgenommen werden, hat der Blutkreislauf des Fetus einige Besonderheiten im Vergleich zu dem des geborenen Kindes.

Bereits während der Schwangerschaft bereiten die hohen Östrogenspiegel im mütterlichen Blut die Gebärmutter auf die Wirkung von **Oxytocin** vor, dem wehenauslösenden Hormon aus dem Hypophysenhinterlappen. Durch *Prostaglandine,* die im letzten Drittel der Schwangerschaft vermehrt produziert werden, wird der Muttermund aufgeweicht, und kann sich nun unter den Wehen öffnen.

Ausgelöst durch den Fetus selbst, kommt es im Regelfall 252 bis 283 Tage nach der Befruchtung (= 38.–42. SSW) zu regelmäßigen, geburtswirksamen Kontraktionen der Gebärmutter – die Geburt beginnt. Die Geburt wird in drei Phasen eingeteilt:

- Eröffnungsphase
- Austreibungsphase
- Nachgeburtsphase

Mit dem Einsetzen regelmäßiger Wehen beginnt die **Eröffnungsphase** der Geburt. Am Ende der Eröffnungsphase, evtl. schon vorher, zerreißt die Fruchtblase **(Blasensprung),** und das Fruchtwasser fließt nach außen ab.

Die **Austreibungsphase** beginnt mit der vollständigen Öffnung des Muttermundes und endet mit der Geburt des Kindes.

Die **Nachgeburtsphase** beginnt nach der Geburt des Körpers. Jetzt beginnt die *postpartale Adaptation* (nachgeburtliche Anpassung). Einige Sekunden nach der Geburt beginnt das Neugeborene, selbst zu atmen. Die jetzt funktionslose Nabelschnur kann durchgeschnitten werden. Das Neugeborene wird *abgenabelt.*

Wenige Minuten nach der Geburt des Kindes setzen **Nachgeburtswehen** ein, die zur Ablösung und Ausstoßung der Plazenta und der Eihäute führen.

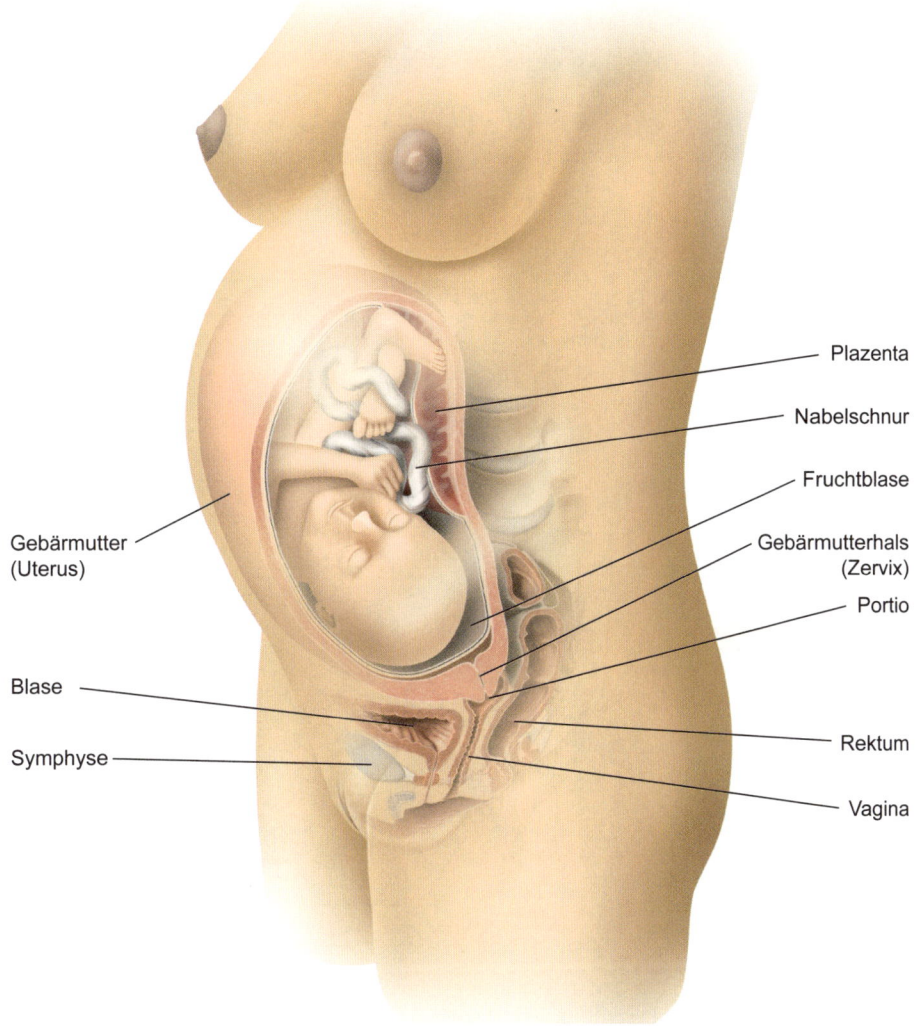

Plazenta

Nabelschnur

Fruchtblase

Gebärmutterhals
(Zervix)

Portio

Gebärmutter
(Uterus)

Blase

Symphyse

Rektum

Vagina

Abb. 20.1 Die Schwangerschaft. [L275]

Frage 20.1 In welche drei Abschnitte wird eine Schwangerschaft üblicherweise eingeteilt?

Frage 20.2 Eine Zählweise, die Schwangerschaftsdauer post menstruationem = p. m., geht vom ersten Tag der letzten Menstruation aus, sie beträgt 280 Tage bzw. 40 Wochen. Was ist der Sinn dieser Zählweise?

Frage 20.3 Wie heißt das Hormon, welches zum Nachweis einer Schwangerschaft dient?

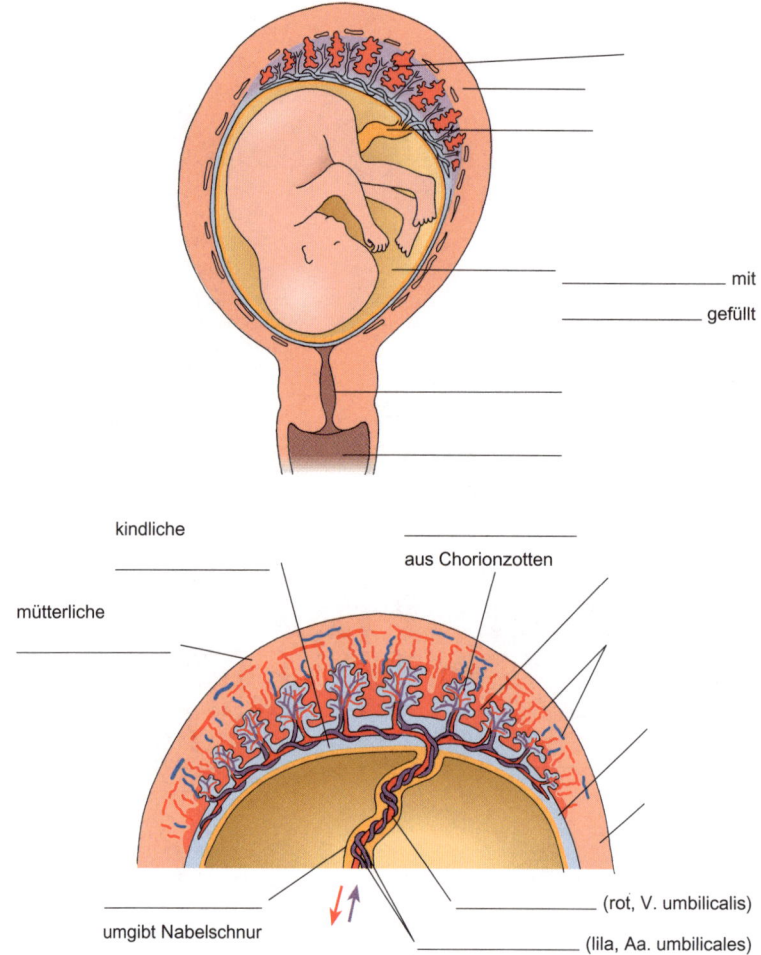

_____ mit

_____ gefüllt

kindliche

_____

aus Chorionzotten

mütterliche

_____

_____
umgibt Nabelschnur

↓↑

_____ (rot, V. umbilicalis)

_____ (lila, Aa. umbilicales)

Abb. 20.2 Aufbau der Plazenta. *Oben* Übersicht, *unten* im Detail. Die kindlichen Gefäße treten (hier von unten) in die Plazenta ein. Die mütterlichen Gefäße münden (hier von oben) in den Zwischenzottenraum.

Frage 20.4 Welches sind Aufgaben der Plazenta?

Frage 20.5 Wie lässt sich der Aufbau und die Funktion der Nabelschnur beschreiben?

Frage 20.6 Worum handelt es sich bei einem Vena-Cava-Kompressions-Syndrom und wie erkennt man dieses?

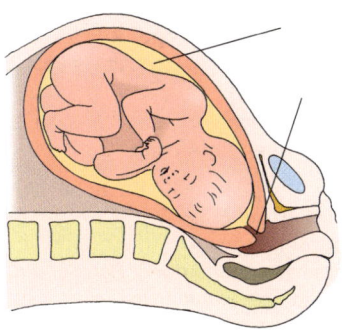 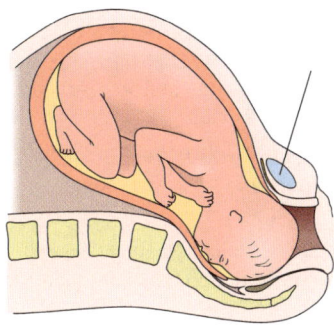

Abb. 20.3 *Links* Aufdehnung des Gebärmutterhalses während der Eröffnungsperiode. Das Fortschreiten der Geburt erkennt man am Weiterwerden des Muttermundes. *Rechts* Das Kind tritt mit dem Kopf in den Geburtskanal ein.

Frage 20.7 In welche **drei Phasen** unterteilt man die Geburt?

Frage 20.8 Wie ist der plötzliche Kindstod definiert?

HYPERTENSIVE SCHWANGERSCHAFTS-ERKRANKUNGEN (SPÄTGESTOSEN)

Mit Blutdruckerhöhung einhergehende Erkrankungen der zweiten Schwangerschaftshälfte

Mit steigendem Schweregrad unterteilt in **Schwangerschaftshypertonie** *(gute Prognose),* **Präeklampsie** *und* **Eklampsie**

Ursache: pathologischer Prostaglandinstoffwechsel → letztlich Durchblutungsstörungen bei Mutter und Kind
Leitsymptome:
- Blutdruck > 140/90 mmHg in der zweiten Schwangerschaftshälfte bei vorher normalem Blutdruck
- Bei Präeklampsie zusätzlich Proteinurie, meist Ödeme
- Schwerstform Eklampsie mit epileptischem Anfall der Schwangeren, lebensbedrohlich für Mutter und Kind

Behandlung:
- Schonung, Reizabschirmung
- Evtl. medikamentöse Blutdrucksenkung
- Bei schweren Formen oft vorzeitige Beendigung der Schwangerschaft nötig

FRÜHGEBURT

Geburt vor Ende der 37. SSW p.m. Gefährdung des Kindes durch Grunderkrankung und Unreife, v.a. bei < 1.500 g Gewicht

Ursache: zahlreiche mütterliche oder kindliche Ursachen, oft unklar
Behandlung:
- Bei drohender Frühgeburt möglichst Behandlung der Ursache, ggf. Wehenhemmung
- Bis Ende der 34. SSW p.m. Glukokortikoidmedikation der Mutter zur Beschleunigung der kindlichen Lungenreifung
- Möglichst stressarme Pflege des Frühgeborenen in einem Inkubator, Unterstützung der Vitalfunktionen, Förderung der Eltern-Kind-Beziehung

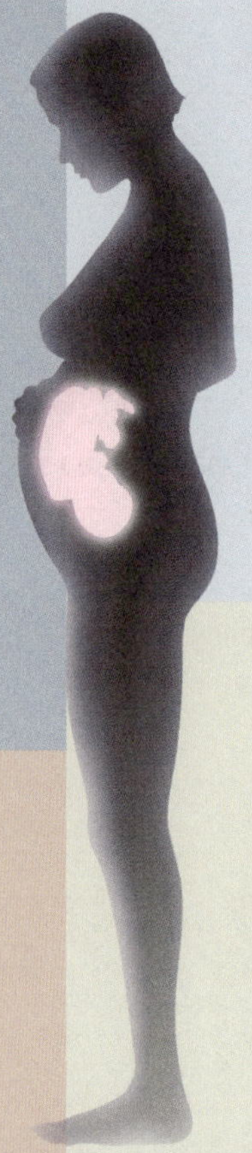

MILCHSTAU/MASTITIS PUERPERALIS (BRUSTDRÜSEN-ENTZÜNDUNG)

Generell während der ganzen Stillzeit möglich, häufig aber am Anfang

Ursache: Unzureichende Brustentleerung mit Rückstau der Milch
Leitsymptome:
- Bei Milchstau Verhärtung, Schmerzen, leichte (lokale) Rötung/Überwärmung der betroffenen Brust
- Bei Mastitis zusätzlich Allgemeinsymptome

Behandlung:
- Gute Brustentleerung (häufiges Anlegen, Ausstreichen)
- Kühlen der Brust (nach dem Stillen)
- Evtl. Antibiotika

NEUGEBORENENGELBSUCHT

Physiologische Neugeborenengelbsucht beim wenige Tage alten Neugeborenen (Bilirubinanstieg durch Erythrozytenabbau, Unreife der Leber). Bei krankhafter Neugeborenengelbsucht Anstieg zu früh, zu hoch, zu lang

Ursache: Belastungsfaktoren wie Frühgeburt, Infektionen, Blutgruppenunverträglichkeit, Leber-, Hormon- oder Stoffwechselerkrankungen. Oft unklar
Leitsymptome: „Gelber als normal" aussehendes, schläfriges und schlecht trinkendes Kind
Behandlung:
- Meist häufige Mahlzeiten und Fototherapie ausreichend
- In sehr ausgeprägten Fällen Austauschtransfusion

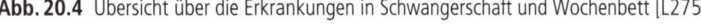

Abb. 20.4 Übersicht über die Erkrankungen in Schwangerschaft und Wochenbett [L275]

21 Lösungen

1. Begriffe zur Beschreibung des Menschen

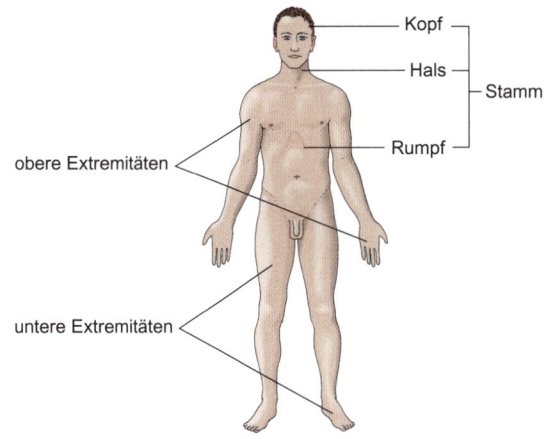

Abb. L.1.2 Die verschiedenen Körperabschnitte.

Lösung 1.1

Die Zellteilung ist wesentliche Voraussetzung für das Wachstum, aber auch dafür, dass Zellen von kurzer Lebensdauer kontinuierlich neu gebildet werden können. Aber auch Heilungsprozesse, Fortpflanzung und Vererbung erfordern die Fähigkeit der Zellen, sich durch Teilung zu vermehren.

Lösung 1.2

Die Arme sind über den Schultergürtel mit dem Rumpf verbunden, die Beine über den Beckengürtel. Mehr dazu finden Sie in ➤ Kap. 7.

Lösung 1.3

Eine distale *Speichenfraktur* (**Radiusfraktur**) ist handgelenksnah lokalisiert, also körperfern. Ein proximaler *Oberarmbruch* (proximale **Humerusfraktur**) ist körpernah lokalisiert (also zum Schultergelenk hin).

Übrigens: die distale Radiusfraktur ist der häufigste Bruch überhaupt, meist durch einen Sturz hervorgerufen. Die proximale Humerusfraktur gehört ebenfalls zu den häufigen Frakturen, sie tritt besonders bei Älteren als Sturzfolge auf, meist als Oberarmkopfbruch, seltener als Bruch unterhalb des Oberarmkopfes (**subkapitale Humerusfraktur**).

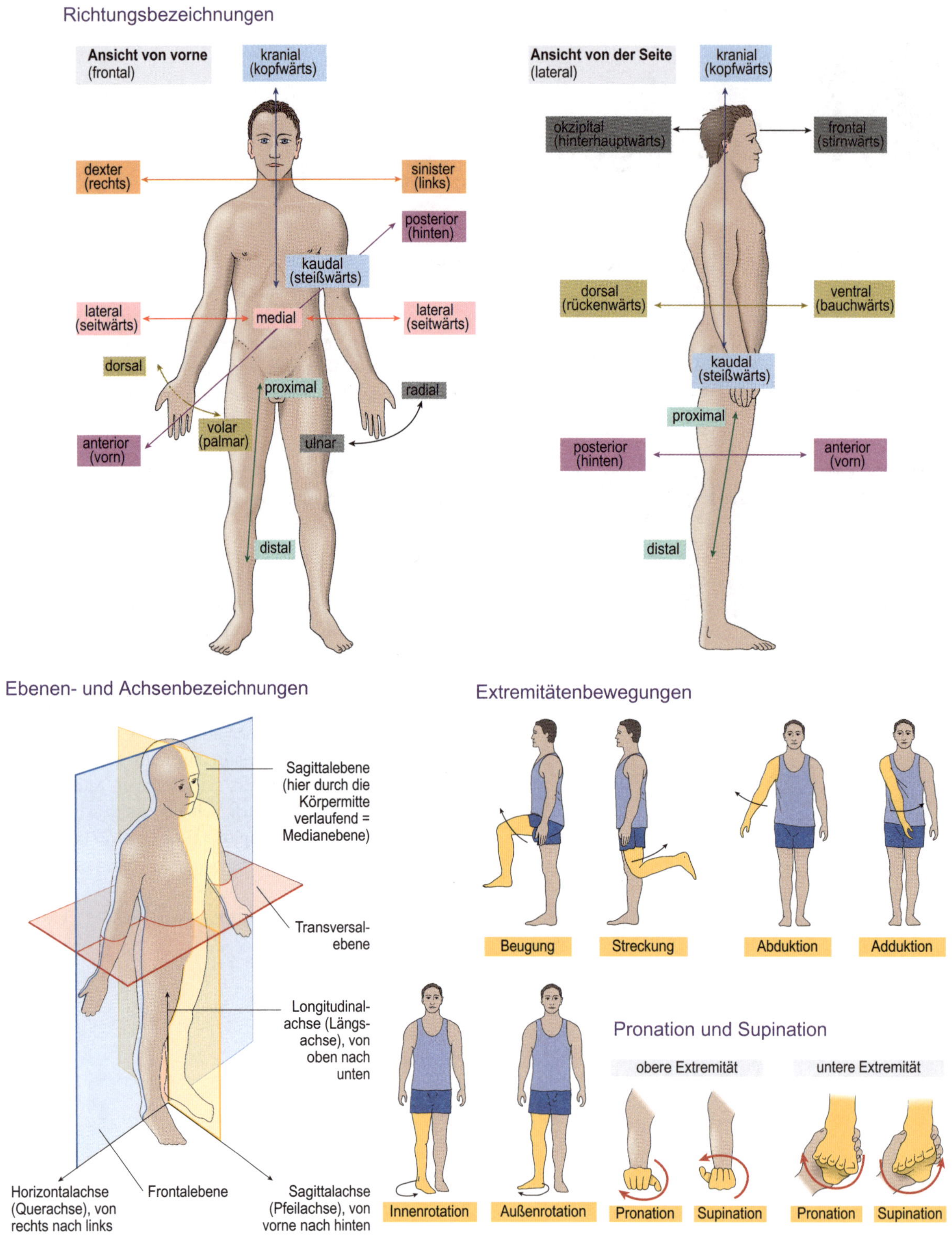

Richtungsbezeichnungen

Ansicht von vorne
(frontal)

kranial (kopfwärts)

dexter (rechts)

sinister (links)

posterior (hinten)

kaudal (steißwärts)

lateral (seitwärts)

medial

lateral (seitwärts)

dorsal

proximal

radial

anterior (vorn)

volar (palmar)

ulnar

distal

Ansicht von der Seite
(lateral)

kranial (kopfwärts)

okzipital (hinterhauptwärts)

frontal (stirnwärts)

dorsal (rückenwärts)

ventral (bauchwärts)

kaudal (steißwärts)

proximal

posterior (hinten)

anterior (vorn)

distal

Ebenen- und Achsenbezeichnungen

Sagittalebene (hier durch die Körpermitte verlaufend = Medianebene)

Transversalebene

Longitudinalachse (Längsachse), von oben nach unten

Horizontalachse (Querachse), von rechts nach links

Frontalebene

Sagittalachse (Pfeilachse), von vorne nach hinten

Extremitätenbewegungen

Beugung

Streckung

Abduktion

Adduktion

Pronation und Supination

obere Extremität

untere Extremität

Innenrotation

Außenrotation

Pronation

Supination

Pronation

Supination

Abb. L.1.3 Richtungsbezeichnungen (von vorn und von der Seite); Ebenen und Achsenbezeichnungen; Extremitätenbewegungen.

2. Chemie und Biochemie

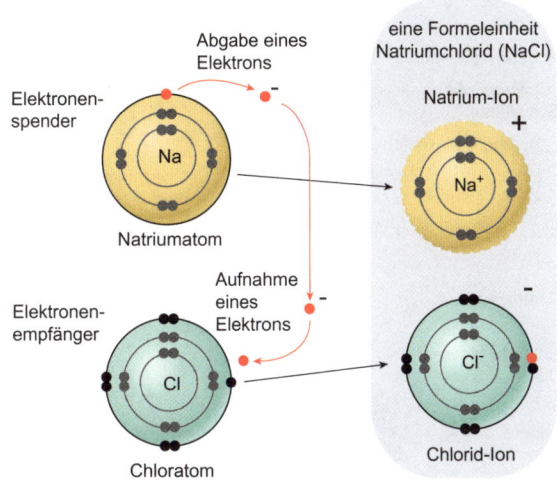

Abb. L.2.2 Ionenbindung am Beispiel des Na⁺Cl⁻.

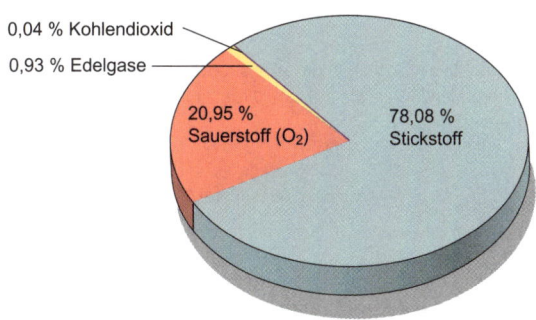

Abb. L.2.3 Zusammensetzung trockener Luft.

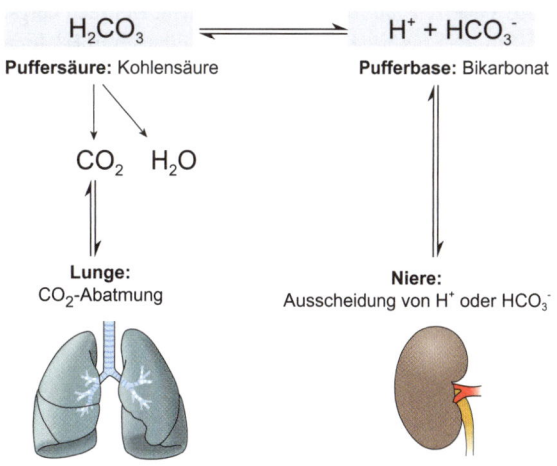

Abb. L.2.4 Kohlensäure und Bikarbonat als lebenswichtiges Puffersystem.

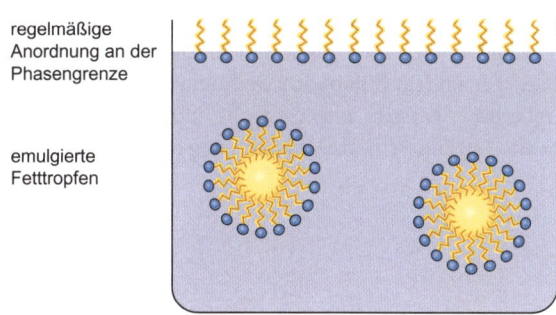

Abb. L.2.5 Fettsäuren in Wasser.

Lösung 2.1

Die Atome verschiedener Elemente unterscheiden sich durch die Anzahl der Protonen im Kern. Protonen sind die elektrisch positiv geladenen Anteile des Kerns. Da jedes Atom nach außen elektrisch neutral ist, muss auch die Anzahl der negativ geladenen Elektronen der Anzahl der Protonen entsprechen.
Merkhilfe: Wenn man gegenüber einer Sache **positiv** eingestellt ist, ist man **Pro** (statt contra) → **Pro**ton = *positiv geladen.*

Lösung 2.2

Na⁺Cl⁻ wird im Volksmund als „Salz" oder auch als „Kochsalz" bezeichnet.

Lösung 2.3

Liegen Ionen frei beweglich in einer wässrigen Lösung vor, spricht man bei Na⁺Cl⁻ von von einer Kochsalzlösung, oder allgemein **Elektrolytlösung**.
Übrigens: moderne Elektrolytlösungen beinhalten meist Natrium-, Kalium-, Kalzium- und Chlorid-Ionen in einer Menge, die etwa der Plasmakonzentration des Gesunden entspricht.

Lösung 2.4

In der Medizin wird oft beschrieben, dass der Patient Umgebungsluft ohne zusätzliche Sauerstoffbeimischung atmet, indem man sagt: Der Patient atmet **Raumluft**.
Übrigens: Beispielsweise könnte es heißen: „Der Patient hat bei Raumluft eine Sauerstoffsättigung von 97%."

Lösung 2.5

Das **Kohlensäure-Bikarbonat-System** ist ein Puffersystem. Seine Aufgabe ist es, den pH-Wert des Blutes in einem engen (physiologischen) Bereich zu halten. Das Kohlensäure-Bikarbonat-System besteht aus einer Säure (diese kann H⁺-Ionen abgeben) und der dazugehörigen Base (diese kann H⁺-Ionen aufnehmen). Der Name des Kohlensäure-Bikarbonat-Systems verrät bereits, um welche Puffersäure bzw. Pufferbase es sich handelt. Die dabei zugrundeliegende chemische Reaktion kann in beide Richtungen ablaufen:

$$CO_2 + H_2O \leftrightharpoons H_2CO_3 \leftrightharpoons H^+ + HCO_3^-$$

Ist das Blut mit Säure überladen **(Azidose),** nimmt die Base **Bikarbonat** (HCO₃⁻) H⁺-Ionen auf und es entsteht **Kohlensäure** (H₂CO₃). Die Kohlensäure wiederum dissoziiert in Wasser (H₂O) und Kohlendioxid (CO₂), wobei CO₂ rasch über die Lunge abgeatmet wird. Auf diese Weise werden

„saure Valenzen" aus dem Körper entfernt. Deutlich langsamer (Stunden bis Tage) können zudem die Nieren H⁺-Ionen ausscheiden.

Sind hingegen zu viele Basen (Hydroxid-Ionen, OH⁻) im Blut **(Alkalose),** kann die Abgabe von CO_2 in begrenztem Maße durch verminderte Atmung gedrosselt werden. Die vermehrt zurückgehaltene Puffersäure H_2CO_3 gibt H⁺ ab, welche die überschüssigen Hydroxid-Ionen aufnehmen und zu Wasser (H_2O) neutralisieren. Und auch hier kommt die Niere ins Spiel, sie kann nämlich auch HCO_3^--Ionen ausscheiden.

Lösung 2.6

Wenn man Fettsäuren ins Wasser gibt, bilden sie an der Wasseroberfläche einen dünnen Film. Der Grund ist, dass sie zwei unterschiedliche chemische Eigenschaften in sich vereinigen. Fettsäuren besitzen einen langen „Schwanz", welcher ausgesprochen gut fettlöslich bzw. schlecht wasserlöslich ist. Man verwendet für diese Eigenschaften die Begriffe **lipophil** (fettfreundlich) bzw. **hydrophob** (wasserfeindlich). Der kleine „Kopf" hingegen ist gut wasserlöslich **(hydrophil)** bzw. schlecht fettlöslich **(lipophob).** Der dünne Film an der Wasseroberfläche entsteht, indem sich die Köpfe zum Wasser hin und die Fettsäureschwänze von ihm weg orientieren.

3. Zelllehre

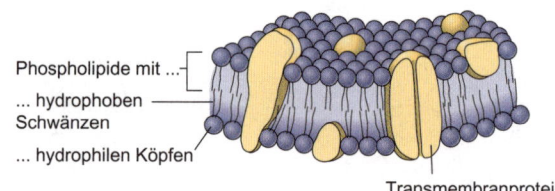

Abb. L.3.2 Die Zellmembran.

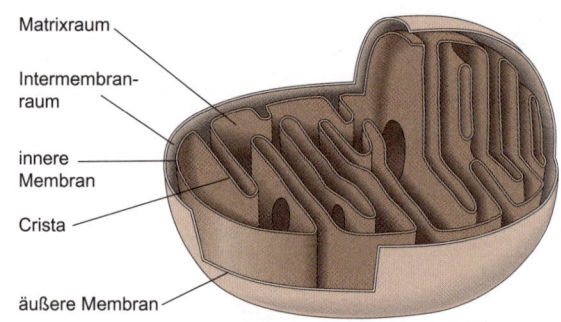

Abb. L.3.3 Mitochondrium in der Schemazeichnung. Die Auffaltungen der inneren Membran sind unterschiedlich geformt, z. B. leistenförmig oder röhrenförmig.

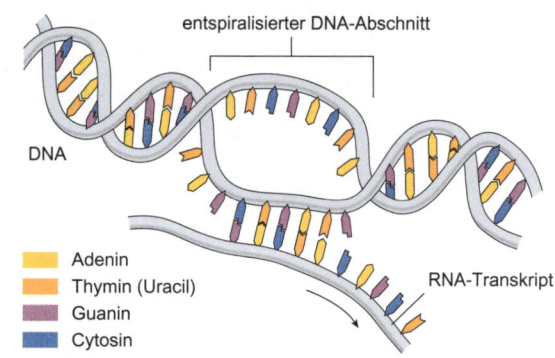

Abb. L.3.4 Transkription.

Lösung 3.1

Mit durchschnittlich 15 % des Zellvolumens ist der Zellkern die größte (Einzel-)Struktur innerhalb der Zelle.

Übrigens: Die meisten Körperzellen haben nur einen einzigen Kern. Ausnahmen sind Skelettmuskelfasern, diese haben typischerweise mehrere Kerne. Reife rote Blutkörperchen (Erythrozyten) und Blutplättchen (Thrombozyten) weisen hingegen keinen Kern auf.

Lösung 3.2

Die Aufgaben bzw. Eigenschaften von Zellkern, endoplasmatischem Retikulum, Ribosomen, Golgi-Apparat und Kontaktstellen zur Nachbarzelle lassen sich so beschreiben:

- Zellkern: Der Zellkern ist für die Steuerung der innerhalb der Zelle ablaufenden Prozesse zuständig. Alle Bestandteile des Kerninnenraums zusammen werden **Karyoplasma** genannt. Der Zellkern beinhaltet ein gut erkennbares **Kernkörperchen** (*Nukleolus,* mitunter auch mehrere). Das Kernkörperchen beherbergt die genetische Information, genauer: die Erbsubstanz **DNA**. Diese liegt in 46 Untereinheiten vor, den **Chromosomen**. Die 46 Chromosomen der menschlichen Körperzellen bestehen aus 23 Chromosomenpaaren (jeweils 23 von der Mutter und 23 vom Vater). Die äußere Kernmembran geht in die Membran des endoplasmatischen Retikulums über.
  Endoplasmatisches Retikulum (ER): Es handelt sich hierbei um ein reich verzweigtes, membranumschlossenes Hohlraumsystem. Teils ist der Aufbau röhrenartig, teils in Form von Bläschen. Die Hohlräume ermöglichen einen raschen Transport von Stoffen innerhalb der Zelle. Das ER wird *raues* endoplasmatisches Retikulum genannt, falls seine Membran mit Ribosomen besetzt ist. Ansonsten heißt es *glattes* endoplasmatisches Retikulum. *Übrigens:* Alle Zellen besitzen ein endoplasmatisches Retikulum, eine Ausnahme davon sind die roten Blutkörperchen.
- Ribosomen: hier werden **Proteine** (*Eiweiße*) hergestellt, dieser Vorgang heißt *Proteinbiosynthese.* Weiterhin enthalten die Ribosomen die *ribosomale RNA* (**rRNA). RNA** ist die Abkürzung für *Ribonukleinsäure.* Die RNA ist sozusagen eine Zwischenkopie, welche die Erbinformation aus dem Zellkern ins Zytoplasma „übersetzt" und dann weiterleitet. Dieser Vorgang der Übertragung genetischer Information wird **Transkription** genannt (➤ Lösung 3.5).
- Golgi-Apparat: dieser befindet sich in der Nähe des Zellkerns. Vom Aufbau her erinnert er an leicht gebogene Hohlräume, die als Zisternen bezeichnet werden. Der Golgi-Apparat ist somit ein weiteres Hohlraumsystem in der Zelle, wie auch das endoplasmatische Retikulum. Ein Stapel aus mehreren Zisternen wird **Diktosym** genannt. Der Golgi-Apparat erhält Proteine aus dem endoplasmatischen Retikulum. Er verarbeitet die Proteine weiter und verpackt die Proteine in kleine Säckchen, die **Golgi-Vesikel** genannt werden. Bestimmungsort für die Vesikel („Päckchen") kann entweder die Zelle selbst sein oder aber die Substanzen werden aus der Zelle ausgeschleust. *Übrigens:* der Golgi-Apparat ist nach seinem Entdecker benannt, dem italienischen Mediziner Camillo Golgi.
- Kontaktstelle zur Nachbarzelle: Über Zellkontakte stehen viele Zellen miteinander in Verbindung. Es gibt mehrere Formen der Zellkontakte, die Zellmembran ist daran wesentlich mitbeteiligt. Beispiele für Zellkontakte sind **Haftkontakte**, **Verschlusskontakte** und **Kommunikationskontakte.**

Lösung 3.3

Die Zellmembran trennt das Zellinnere vom Zelläußeren. Sie ist hauchdünn, gibt dem flüssigen Zellinneren eine flexible Hülle und schützt den Inhalt. Die Zellmembran besteht (chemisch gesehen) aus einer Doppelschicht fettähnlicher Substanzen (**Lipid-Doppelschicht**). Betrachtet man die Zellmembran im Elektronenmikroskop, so stellt sich die Zellmembran dreischichtig dar. Dieses dreischichtige Aussehen wird v. a. von den **Phospholipiden** hervorgerufen, zwischen die Cholesterin eingelagert ist. Ein Phospholipidmolekül besteht jeweils aus

- einem *hydrophilen* (Wasser anziehenden) Kopf – diese Köpfe sind nach außen gerichtet, d.h. sie bilden die Außenseite der Zellmembran
- und zwei *hydrophoben* (Wasser abweisenden) Schwänzen. Die Schwänze bilden die breite helle Schicht in der Mitte der Zellmembran

In der Zellmembran stehen sich jeweils zwei Lipidmoleküle gegenüber, wobei die Schwänze jeweils nach innen und die Köpfe nach außen gerichtet sind. Die Zellmembran weist dadurch ein charakteristisches Aussehen auf: In der Mitte ist ein heller Streifen, außen bzw. innen befinden sich dunkle Linien. In der Grafik ist außerdem noch ein Transmembranprotein abgebildet. Diese durchdringen die Zellmembran oftmals vollständig und üben beispielsweise eine Rezeptorfunktion aus.

Lösung 3.4

Jede lebende Zelle benötigt für ihren Stoffwechsel sowie die *aktiven* Membran-Transportprozesse Energie. Diese wird in den **Mitochondrien** erzeugt. Oft bezeichnet man daher die Mitochondrien auch als „Kraftwerke" der Zelle. Die Energie wird in Form von **ATP** (*Adenosintriphosphat*) bereitgestellt. Außerdem besitzen Mitochondrien eine eigene DNA, die **mitochondriale DNA** (*mtDNA*). Je höher der Energiebedarf einer Zelle ist, umso mehr Mitochondrien besitzt sie. So besitzen Herzmuskelzellen viele Mitochondrien, wenig stoffwechselaktive Zellen wie etwa Knorpelzellen nur wenige.

Lösung 3.5

Zur Erklärung des Begriffs Transkription holen wir ein wenig aus. Im Zellkern des Menschen befindet sich die DNA, das ist ein Molekül, welches die Erbinformation in sich trägt. DNA ist ein englischer Begriff und steht für *deoxyribonucleic acid*, also **Desoxyribonukleinsäure** (DNS). DNS und DNA ist also das gleiche. Die Proteinbiosynthese findet jedoch in den Ribosomen statt, d.h. außerhalb des Zellkerns. Um die Information aus dem Zellkern nach außen zu transportieren, wird eine Kopie der DNA angefertigt. Das nennt man **Transkription,** es bedeutet sinngemäß „um- oder überschreiben". Einfach gesagt: Man versteht unter Transkription in der Genetik den ersten Schritt der Übertragung genetischer Information vom Zellkern ins Zytoplasma. Der Abschnitt DNA, der kopiert werden soll, wird als *Template* bezeichnet (englisch *template* = **Vorlage, Schablone**). Es entsteht eine Zwischenkopie der DNA, die **RNA** *(Ribonukleinsäure).*

Etwas genauer: Für die Transkription entspiralisiert sich zunächst die DNA-„Strickleiter", und der Doppelstrang zwischen den korrespondierenden Basen bricht auf. An den nun frei liegenden Tripletts lagern sich nach dem *spezifischen Basenpaarungsprinzip* RNA-Nukleotide an, die mithilfe des Enzyms **RNA-Polymerase** verkettet werden und damit die *einsträngige RNA* bilden. Die Tripletts der RNA sind sozusagen das Spiegelbild der Tripletts auf dem DNA-Strang. Bei der RNA ist aber im Unterschied zur DNA die Base Thymin durch **Uracil** ersetzt, und anstatt des Zuckermoleküls *Desoxyribose* findet *Ribose* Verwendung. Wichtig: Die RNA-Polymerase fügt die Nukleotide nur zusammen, sie stellt sie nicht selber her.

4. Genetik und Evolution

Lösung 4.1

Der **Phänotyp** ist das äußere Erscheinungsbild eines Organismus. Er setzt sich aus zahlreichen Merkmalen zusammen, z. B. Haarfarbe oder Geschlecht. Der Phänotyp wird ganz wesentlich durch die Erbanlagen bestimmt. Die Gesamtheit der genetischen Informationen, über die ein Organismus zur Ausprägung seines Phänotyps verfügt, wird als **Genotyp** bezeichnet.

Lösung 4.2

Unter einer **numerischen Chromosomenaberration** versteht man eine Verminderung oder Erhöhung der *Chromosomenzahl.* Ursache: Werden die homologen Chromosomen während der Meiose nicht richtig getrennt, kommt es zu einer ungleichen Verteilung *einzelner* Chromosomen.

Lösung 4.3

Die häufigste (lebensfähige) Trisomie ist das dreifache Vorhandensein des Chromosoms 21 (**Down-Syndrom,** *Trisomie 21*). Zu den körperlichen Auffälligkeiten gehören z. B. ein eher flaches, rundes Gesicht mit schräg gestellten Lidachsen, eine „Vierfingerfurche" an der Hand, eine „Sandalenfurche" zwischen der ersten und zweiten Zehe, gehäuft Fehlbildungen innerer Organe (insbesondere Herzfehler und Verschlüsse im Magen-Darm-Trakt) sowie eine Muskelschwäche.

5. Gewebe des Körpers

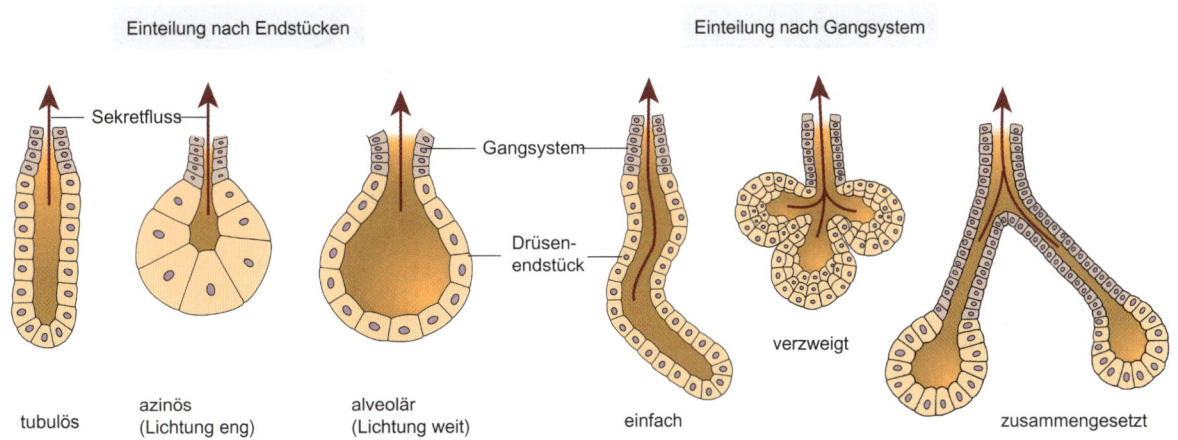

Abb. L.5.2 Verschiedene exokrine Drüsen. Links Einteilung nach dem Aussehen der Endstücke, rechts Einteilung nach dem Bau des Gangsystems.

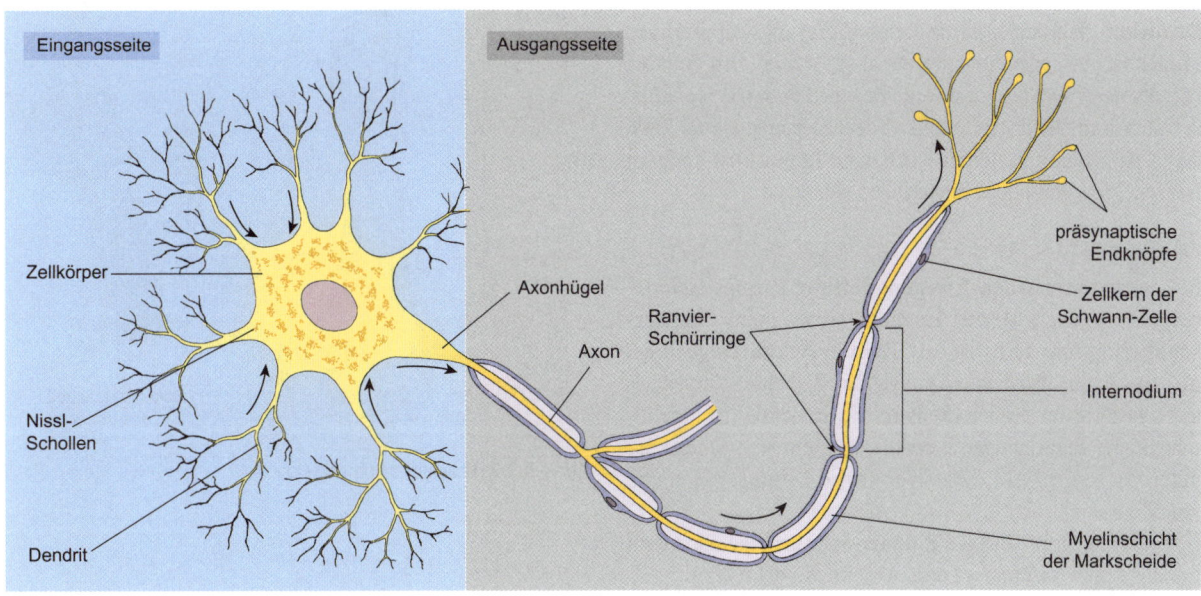

Abb. L.5.3 Aufbau eines Neurons. Die linke, hellblau unterlegte Bildhälfte stellt die „Eingangsseite" des Neurons dar. Die rechte, grau hinterlegte Bildhälfte ist die „Ausgangsseite". Die Pfeile geben die Richtung der Erregungsleitung an.

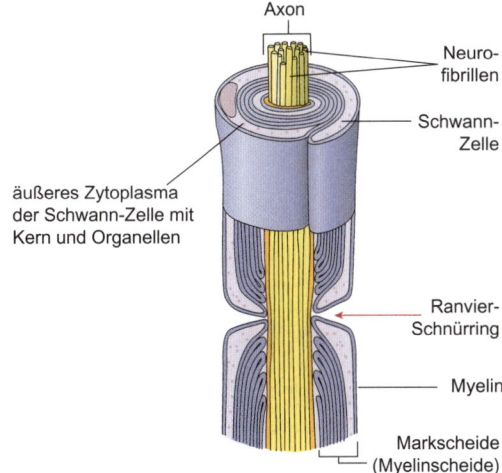

Abb. L.5.4 Längsschnitt durch eine markhaltige Nervenfaser.

Lösung 5.1

Die Schutz- und Abgrenzungsfunktion steht bei den Plattenepithelien im Vordergrund, die Stoffaufnahme (Resorption) oder -abgabe (Sekretion) bei den prismatischen Epithelien.

Lösung 5.2

Mehrschichtiges verhorntes Plattenepithel befindet sich an der äußeren Haut (der Epidermis).
Übrigens: Handelt es sich um mehrschichtige Epithelien, ist die oberste Schicht für die Namensgebung zuständig. Da die oberste Schicht der Epidermis eine Hornschicht ist, spricht man vom mehrschichtigen verhornten Plattenepithel.

Lösung 5.3

Die einfachste Form einer exokrinen Drüse sind die Becherzellen des Darms, die nur aus einer einzigen Zelle bestehen.

Lösung 5.4

Myoepithelzellen fördern den Sekretfluss, indem sie durch Kontraktion ihre Endstücke „auspressen". Einige exokrine Drüsen haben diese Eigenschaft, z. B. die Speicheldrüsen.

Lösung 5.5

Von den unterschiedlichen Kriterien, in die Neurone differenziert werden können, ist eine Möglichkeit die Einteilung nach *Richtung der Signalleitung* in *afferente und efferente Neurone.* **Afferente Neurone** leiten Impulse von den Rezeptoren oder peripher liegenden Nervenzellen *zum ZNS hin,* während **efferente Neurone** Impulse *vom ZNS weg* zu den Zielzellen in der Peripherie (z. B. zu Muskel- oder Drüsenzellen) leiten. *Übrigens:* Versorgt eine efferente Nervenfaser einen Skelettmuskel, wird sie auch *motorische Nervenfaser* genannt (➤ Lösung 6.7).

Lösung 5.6

Dendriten nehmen Informationen (Erregungsimpulse) aus benachbarten Zellen auf und leiten sie weiter zum Zellkörper. **Axone** *(Neuriten)* sind wegführende Fortsätze. Sie befinden sich vom Dendriten gesehen am entgegengesetzten Ende der Nervenzelle und leiten elektrische Impulse zu anderen Nerven-, Drüsen- oder Muskelzellen weiter.

Lösung 5.7

Bei der **saltatorischen Erregungsleitung** springt (*saltatorisch* = sprunghaft) die Erregung von einem **Ranvier-Schnürring** zum nächsten usw. **Ranvier-Schnürringe** findet man am Axon, also dem wegführenden Teil einer Nervenzelle. So bezeichnet werden die Bereiche, in denen die Myelinschicht der markhaltigen Nervenfasern immer wieder kurz unterbrochen ist. Auf diese Weise wird Leitungszeit eingespart.
Übrigens: benannt sind die **Ranvier-Schnürringe** nach dem französischen Anatomen Louis-Antoine Ranvier.

6. Knochen, Gelenke und Muskeln

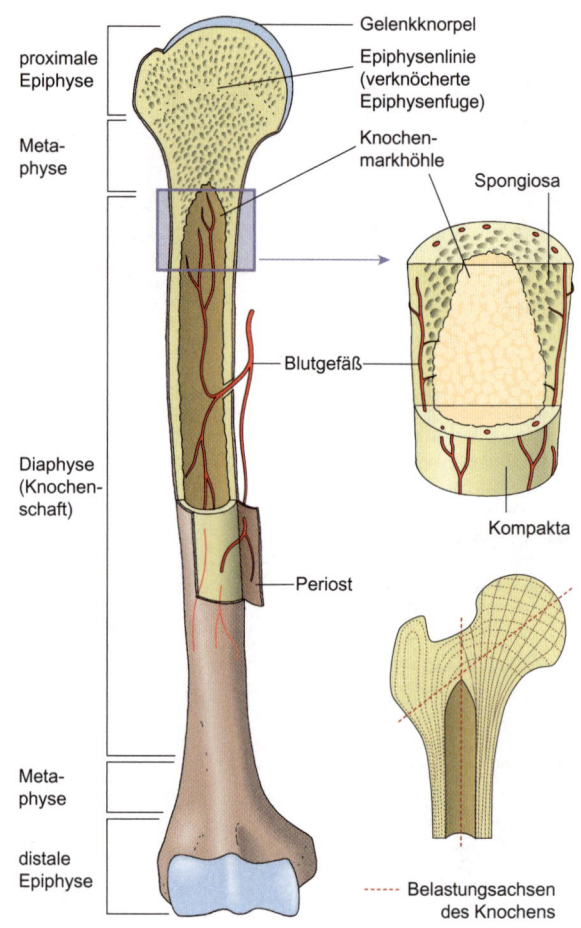

Abb. L.6.2 Aufbau eines Röhrenknochens.

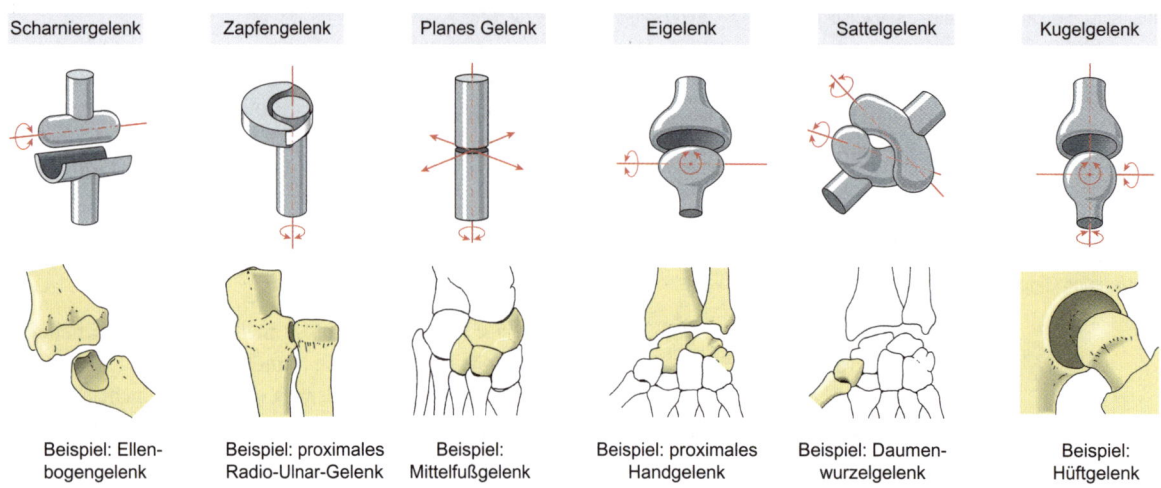

Abb. L.6.3 Verschiedene Gelenkformen.

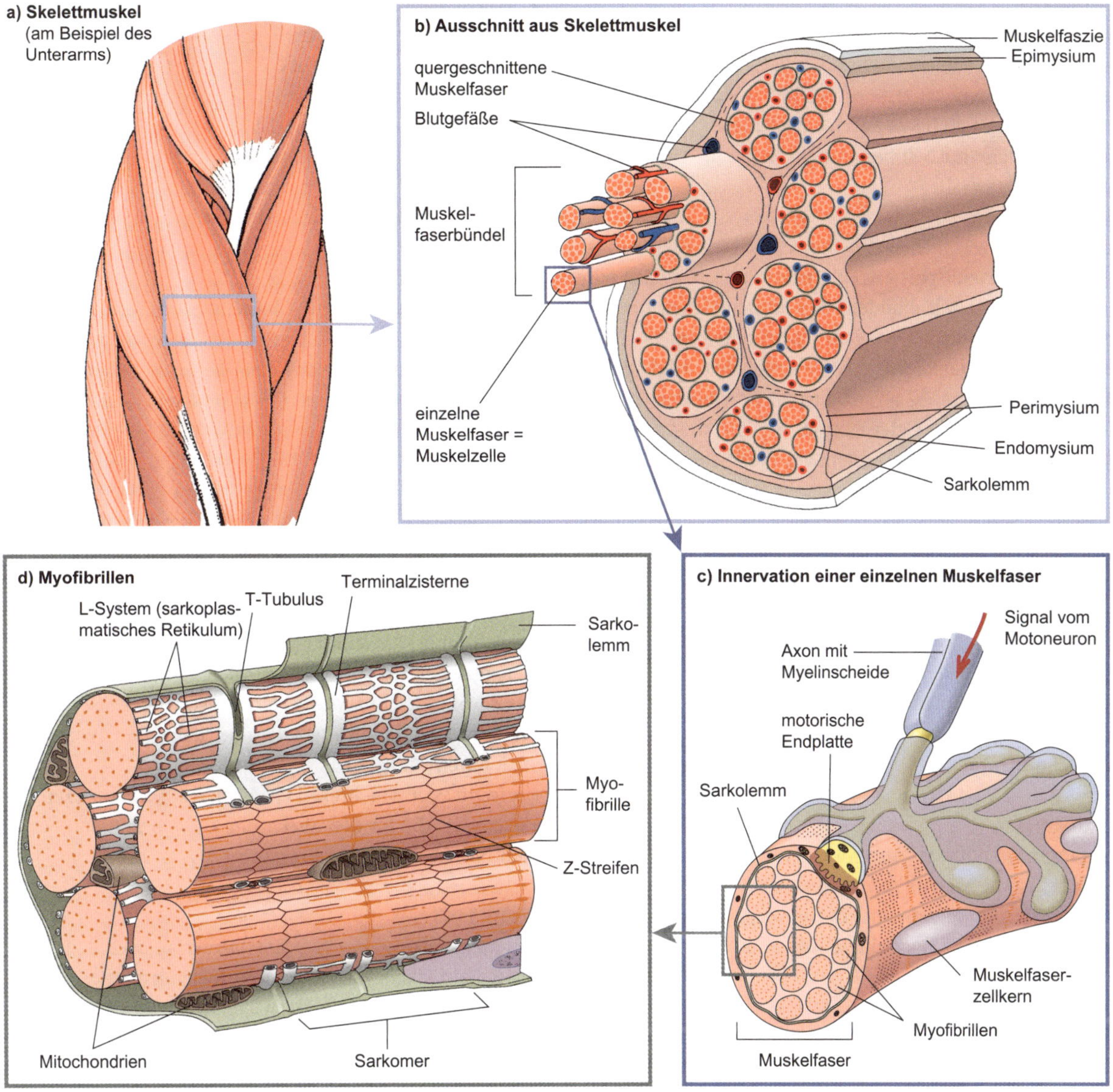

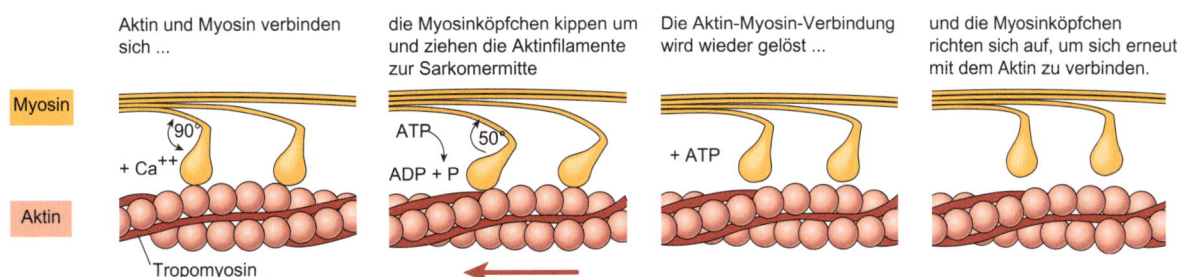

a) Skelettmuskel
(am Beispiel des
Unterarms)

b) Ausschnitt aus Skelettmuskel

quergeschnittene
Muskelfaser

Blutgefäße

Muskel-
faserbündel

einzelne
Muskelfaser =
Muskelzelle

Muskelfaszie
Epimysium

Perimysium
Endomysium
Sarkolemm

d) Myofibrillen

L-System (sarkoplas-
matisches Retikulum)

T-Tubulus

Terminalzisterne

Sarko-
lemm

Myo-
fibrille

Z-Streifen

Mitochondrien   Sarkomer

c) Innervation einer einzelnen Muskelfaser

Axon mit
Myelinscheide

motorische
Endplatte

Sarkolemm

Signal vom
Motoneuron

Muskelfaser-
zellkern

Myofibrillen

Muskelfaser

Abb. L.6.4 Skelettmuskel in einer stufenweise stärkeren Vergrößerung von der makroskopischen Ansicht (a) bis hin zur nur noch elektronenmikroskopisch erfassbaren Elementarstruktur (d).

Aktin und Myosin verbinden
sich ...

die Myosinköpfchen kippen um
und ziehen die Aktinfilamente
zur Sarkomermitte

Die Aktin-Myosin-Verbindung
wird wieder gelöst ...

und die Myosinköpfchen
richten sich auf, um sich erneut
mit dem Aktin zu verbinden.

Myosin

Aktin

+ Ca^{++}

90°

ATP

ADP + P

50°

+ ATP

Tropomyosin

Abb. L.6.5 Der Mechanismus der Muskelkontraktion nach dem Modell des Querbrückenzyklus.

Lösung 6.1

Instabile und noch nicht versorgte *Knochenbrüche* (**Frakturen**) sind sehr schmerzempfindlich, weil das *Periost* (**Knochenhaut**) mit Nerven versorgt ist. Daher werden Knochenbrüche ruhiggestellt (etwa durch eine Schiene) und der Patient bedarfsweise mit Schmerzmitteln versorgt.

Lösung 6.2

Echte Gelenke zeichnen sich dadurch aus, dass die Knochen durch einen **Gelenkspalt** getrennt sind. Als Gelenkspalt wird die zwischen den gelenkbildenden Knochenflächen befindliche „Lücke" bezeichnet. Weiterer Bestandteil eines echten Gelenks ist die **Gelenkhöhle.** Die Gelenkhöhle wird durch *Gelenkflüssigkeit (Synovia)* ausgefüllt und ist von der **Gelenkkapsel** umgeben. Die **Gelenkkapsel** ist eine straffe Umhüllung des Gelenkraums. Sie besteht aus zwei Schichten: außen die straffe *Membrana fibrosa* aus kollagenem Fasermaterial, die durch ihren festen Halt vor Verrenkungen schützt. Innen die *Membrana synovialis* (**Synovialmembran**); sie ist lockerer aufgebaut und beinhaltet elastische Fasern, Gefäße sowie Nerven und sondert die **Synovia** ab. Die Synovia ist eine klare, fadenziehende, eiweiß-, fett- und muzinhaltige (*muzin* = Schleim) Flüssigkeit. Sie schmiert wie ein Getriebeöl die Gelenkflächen und ernährt außerdem den gefäßlosen Knorpel durch Diffusion. Ihre Bildung und ihr Eindringen in den Knorpel werden durch Bewegung des Gelenks gefördert.

Lösung 6.3

Ausgangspunkt für das Längenwachstum im Kindes- und Jugendalter ist die **Metaphyse**. So wird der Abschnitt zwischen Epi- und Diaphyse genannt. Diese Längenwachstumszone kann man gut im Röntgenbild sehen.

Lösung 6.4

Die meisten Bewegungsmöglichkeiten bietet ein **Kugelgelenk.** Hier sitzt eine kugelige Gelenkfläche, der *Gelenkkopf,* in einer schüsselförmig ausgehöhlten *Gelenkpfanne.* Beispiele dafür sind das Schulter- oder Hüftgelenk. Letzteres ist das größte Kugelgelenk des Menschen.
Übrigens: Das Schultergelenk ist das beweglichste Gelenk unseres Körpers. Preis der Beweglichkeit ist das hohe Risiko einer Luxation (Verrenkung, Auskugelung).

Lösung 6.5

Die drei wichtigen Aufgaben, die der Skelettmuskel durch seine Fähigkeit zur Kontraktion erfüllen kann, sind:

- **Aktive Bewegung des Körpers.** Sie ermöglicht beispielsweise das Laufen oder Rennen sowie lokalisierte Bewegungen wie z. B. das Ergreifen eines Bleistifts.
- **Aufrechte Körperhaltung.** Infolge einer kontinuierlichen Stimulation von Muskelzellen durch das zentrale Nervensystem wird der Körper in sitzender oder stehender Position gehalten, ohne dass bewusst darauf geachtet werden muss.

- **Wärmeproduktion.** Von der Energie, die zur Muskelarbeit eingesetzt wird (bereits in Ruhe entfallen 20–25 % des Energieumsatzes auf die Muskulatur), können nur 45 % für die Kontraktion selbst verwendet werden. Als „Abfallprodukt" entsteht die Körperwärme. Wenn wir vor Kälte zittern, dient die Muskelkontraktion sogar *ausschließlich* der Wärmeproduktion. Insgesamt werden bis zu 85 % der Körperwärme durch Muskeln erzeugt.

Lösung 6.6

Die Zellmembran, die die Muskelfaser umgibt, wird **Sarkolemm** genannt. Sie bildet in regelmäßigen Abständen tiefe quere Einstülpungen in das Zellinnere, die **T-Tubuli** (*T-System, transversales System,* T = transversal = quer) genannt werden.

Lösung 6.7

Die motorische Endplatte ist der Ort der Erregungsübertragung von einer motorischen Nervenfaser (*motorisches Neuron* = **Motoneuron**) zur Skelettmuskelfaser. Sie stellt einen speziellen Typ einer Synapse dar. Da zwischen Nerv (Motoneuron) und Muskelfaser keine direkte Verbindung besteht (synaptischer Spalt), wird die Erregung mithilfe eines Überträgerstoffes (*Neurotransmitter*) übertragen. Dieser Überträgerstoff (**Azetylcholin**) überwindet dabei den synaptischen Spalt durch Diffusion.
Übrigens: es gibt mehrere Typen von Azetylcholinrezeptoren. Diejenigen, die für den Skelettmuskel relevant sind, werden nikotinische Azetylcholinrezeptoren (n-AChR) genannt.

Lösung 6.8

Der Mechanismus der Muskelkontraktion nach dem Modell des Querbrückenzyklus lässt sich folgendermaßen beschreiben: Voraussetzung ist zunächst, dass eine Erregung (ein *Aktionspotenzial*) vom Motoneuron auf die Muskelfaser übertragen wird.
Betrachten wir zunächst noch einmal den Aufbau einer Muskelfaser. Muskelfasern sind gewissermaßen mehrere Zellen, die zu einer langen Faser miteinander verschmolzen sind. Daher weisen Muskelfasern auch mehrere Zellkerne auf. Genauer betrachtet, besteht eine Muskelfaser aus einer Aneinanderreihung von **Sarkomeren.** Die Sarkomere sind voneinander durch die **Z-Streifen** getrennt (als Eselsbrücke: Z-Streifen = Zwischenwand). An den Z-Streifen sind dünne **Aktinfilamente** „befestigt", die sich aber in der Mitte des Sarkomers *nicht* berühren. Diese Lücke wird von den dicken **Myosinfilamenten** überbrückt. Sie sind aus golfschlägerähnlichen Untereinheiten geformt. Die Kopfteile der „Golfschläger" ragen nach außen und besitzen eine Bindungsstelle für den bei jeder Kontraktion benötigten „Energiespender" ATP.
Dann gibt es noch eine weitere Struktur, die sich sogar durch das *gesamte* Sarkomer erstreckt: die **Titinfilamente.** Sie überspannen den Abstand zwischen Z-Streifen und Myosinfilamenten als *elastische* Federn und verlaufen dann *steif* gebun-

den am Myosin bis zur Sarkomermitte. So stabilisieren sie einerseits das Sarkomer und sind andererseits mitverantwortlich für die elastische Rückstellkraft (und damit die reversible Dehnbarkeit) des Muskels.

Kommen wir nun zurück zum Mechanismus der Muskelkontraktion nach dem Modell des Querbrückenzyklus: Es kommt durch eine eintreffende Erregung zu einer Formveränderung von Troponin und Tropomyosin, und der Kopfteil des Myos-

infilaments (Kopfteil des „Golfschlägers") kann sich *querbrückenartig* mit dem Aktinfilament verbinden. Dann kippt der Kopf des Myosinfilaments um, sodass Aktin- und Myosinfilament ein winziges Stückchen aneinander vorbeigleiten und die Aktinfilamente stärker zwischen die Myosinfilamente gezogen werden. Die Z-Streifen nähern sich einander, und das Sarkomer verkürzt sich. Diese „Übersetzung" der Erregung in Kontraktion heißt **elektromechanische Koppelung.**

7. Bewegungsapparat

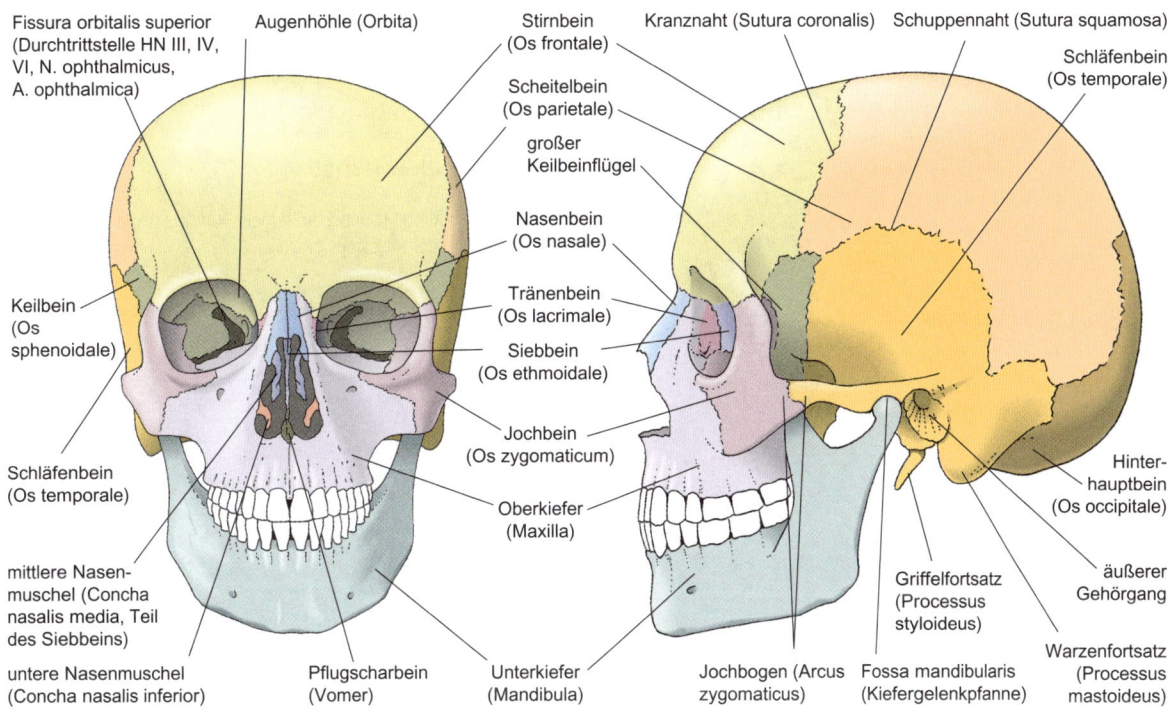

Abb. L.7.2 Schädel in der Vorder- und in der Seitenansicht.

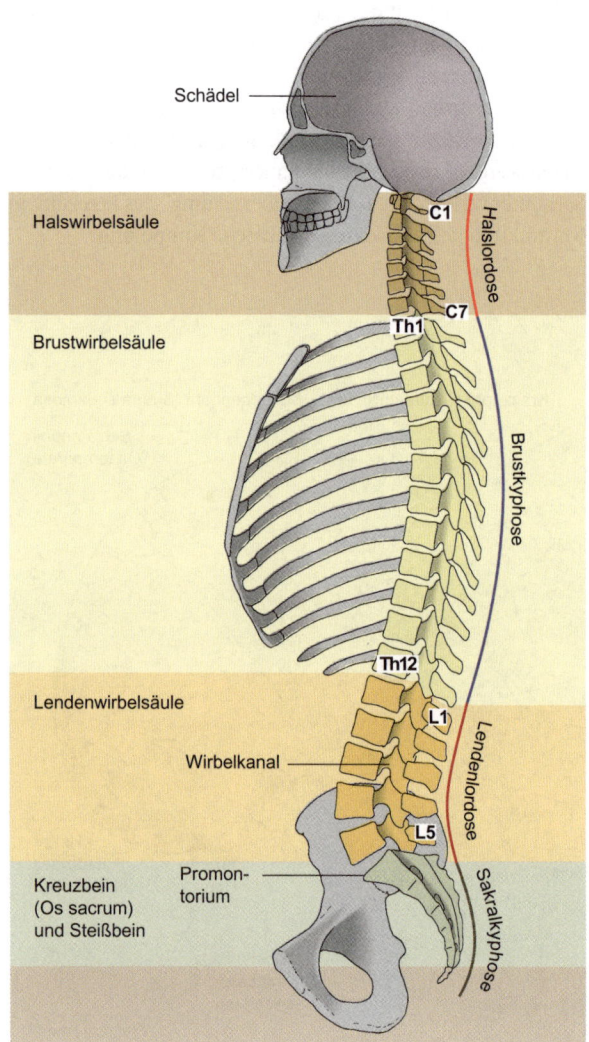

Schädel

Halswirbelsäule

C1

Halslordose

C7

Th1

Brustwirbelsäule

Brustkyphose

Th12

Lendenwirbelsäule

L1

Wirbelkanal

Lendenlordose

L5

Kreuzbein
(Os sacrum)
und Steißbein

Promon-
torium

Sakralkyphose

Abb. L.7.3 Aufbau der Wirbelsäule im Längsschnitt.

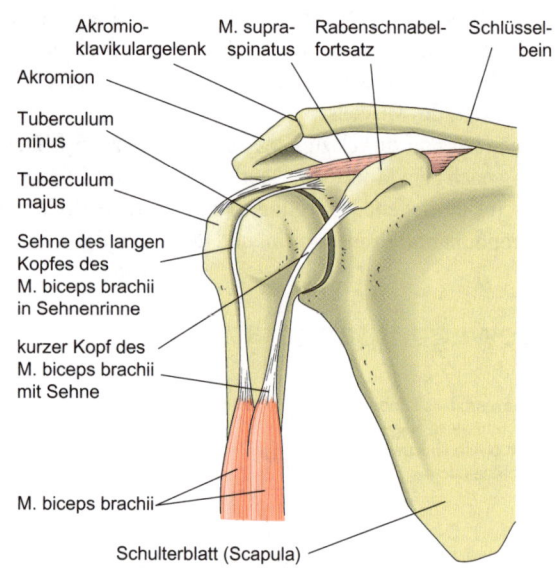

Akromio-
klavikulargelenk

M. supra-
spinatus

Rabenschnabel-
fortsatz

Schlüssel-
bein

Akromion

Tuberculum
minus

Tuberculum
majus

Sehne des langen
Kopfes des
M. biceps brachii
in Sehnenrinne

kurzer Kopf des
M. biceps brachii
mit Sehne

M. biceps brachii

Schulterblatt (Scapula)

Abb. L.7.5 Schulterblatt und Schultergelenk, Ansicht von vorn mit Verlauf der Sehnen des M. biceps brachii.

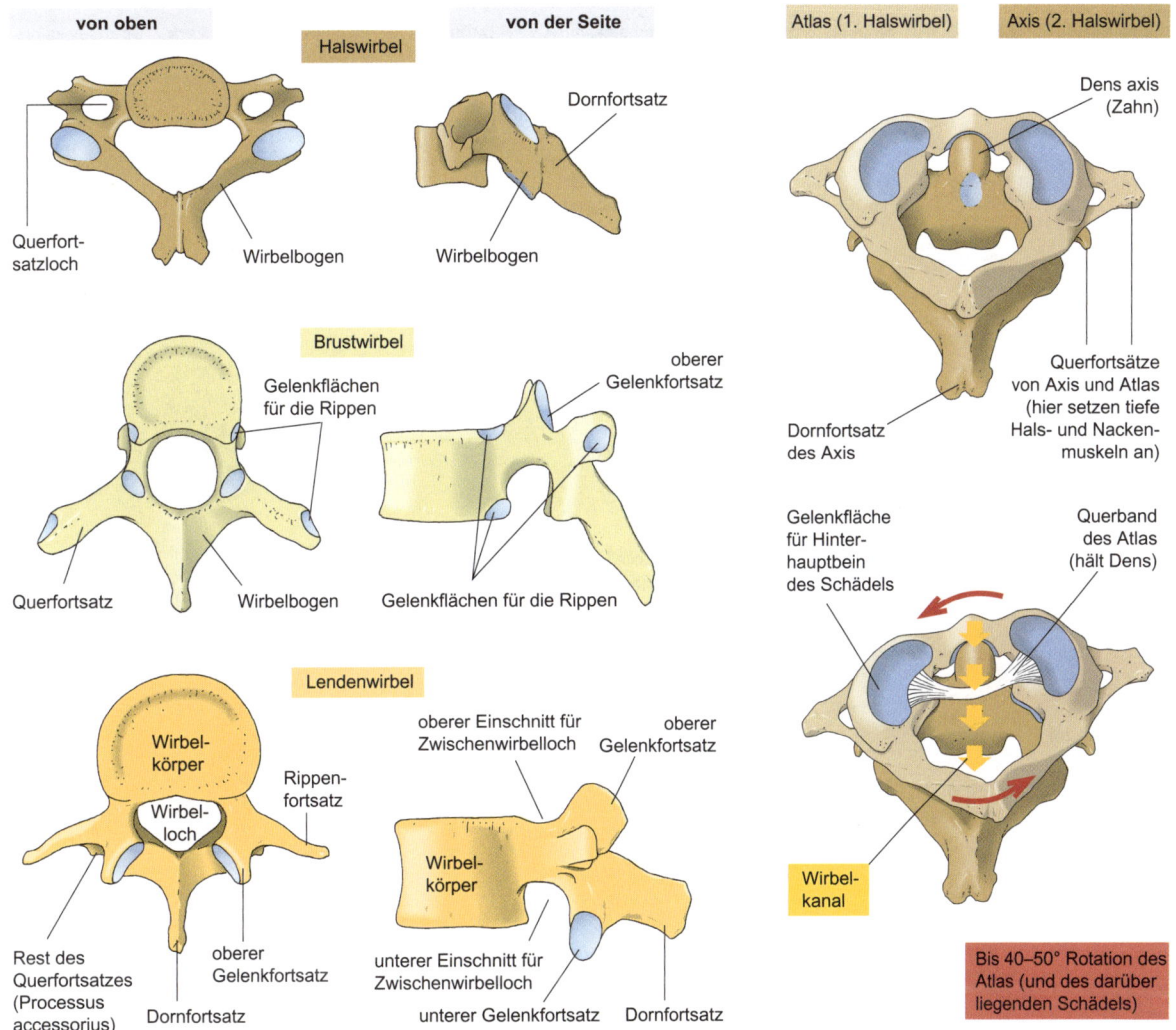

von oben

von der Seite

Halswirbel

Dornfortsatz

Querfort-
satzloch

Wirbelbogen

Wirbelbogen

Brustwirbel

oberer
Gelenkfortsatz

Gelenkflächen
für die Rippen

Querfortsatz

Wirbelbogen

Gelenkflächen für die Rippen

Lendenwirbel

Wirbel-
körper

oberer Einschnitt für
Zwischenwirbelloch

oberer
Gelenkfortsatz

Rippen-
fortsatz

Wirbel-
loch

Wirbel-
körper

Rest des
Querfortsatzes
(Processus
accessorius)

oberer
Gelenkfortsatz

Dornfortsatz

unterer Einschnitt für
Zwischenwirbelloch

unterer Gelenkfortsatz

Dornfortsatz

Atlas (1. Halswirbel)

Axis (2. Halswirbel)

Dens axis
(Zahn)

Dornfortsatz
des Axis

Querfortsätze
von Axis und Atlas
(hier setzen tiefe
Hals- und Nacken-
muskeln an)

Gelenkfläche
für Hinter-
hauptbein
des Schädels

Querband
des Atlas
(hält Dens)

Wirbel-
kanal

Bis 40–50° Rotation des
Atlas (und des darüber
liegenden Schädels)

Abb. L.7.4 Links und Mitte Halswirbel, Brustwirbel und Lendenwirbel im Vergleich (links von oben, in der Mitte von der Seite). Rechts Atlas (erster Halswirbel) und Axis (zweiter Halswirbel) in Normalstellung (oben) und bei rotiertem Kopf (unten).

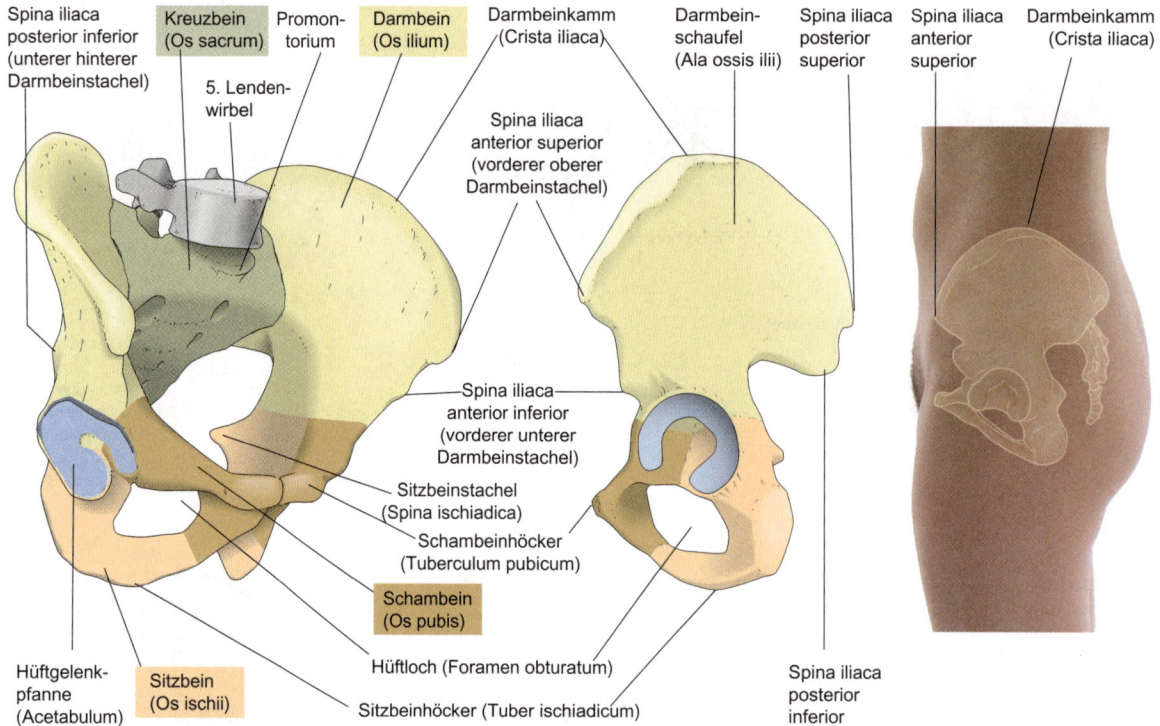

Abb. L.7.6 Knöchernes Becken mit Kreuzbein und Hüftbeinen. Links in der Ansicht schräg von vorne, Mitte und rechts von der Seite. Darmbein, Sitzbein und Schambein bilden zusammen die Hüftgelenkpfanne. [L190; E460]

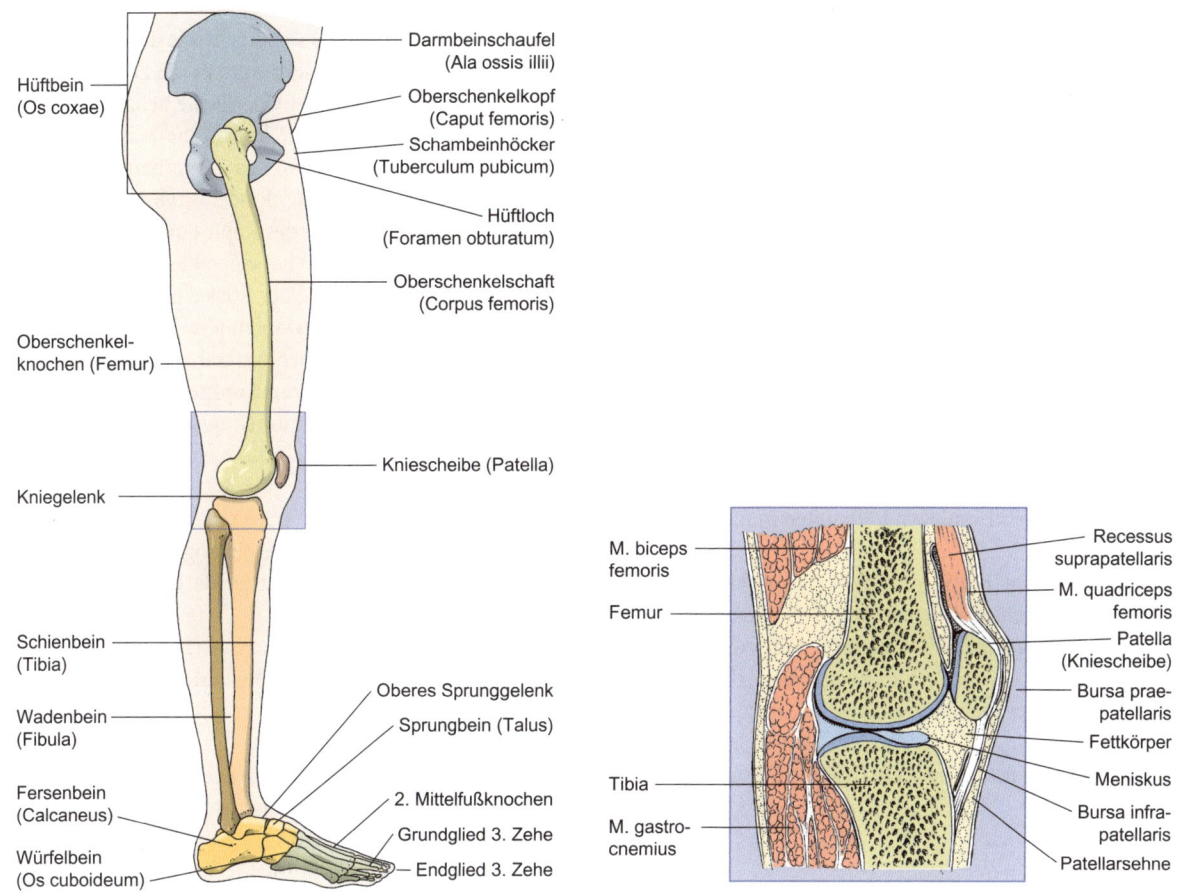

Hüftbein
(Os coxae)

Darmbeinschaufel
(Ala ossis illii)

Oberschenkelkopf
(Caput femoris)

Schambeinhöcker
(Tuberculum pubicum)

Hüftloch
(Foramen obturatum)

Oberschenkelschaft
(Corpus femoris)

Oberschenkel-
knochen (Femur)

Kniescheibe (Patella)

Kniegelenk

Schienbein
(Tibia)

Wadenbein
(Fibula)

Fersenbein
(Calcaneus)

Würfelbein
(Os cuboideum)

Oberes Sprunggelenk

Sprungbein (Talus)

2. Mittelfußknochen

Grundglied 3. Zehe

Endglied 3. Zehe

M. biceps
femoris

Femur

Tibia

M. gastro-
cnemius

Recessus
suprapatellaris

M. quadriceps
femoris

Patella
(Kniescheibe)

Bursa prae-
patellaris

Fettkörper

Meniskus

Bursa infra-
patellaris

Patellarsehne

Abb. L.7.7 Knöcherner Aufbau der unteren Extremität von der Seite mit Längsschnitt durch das Kniegelenk.

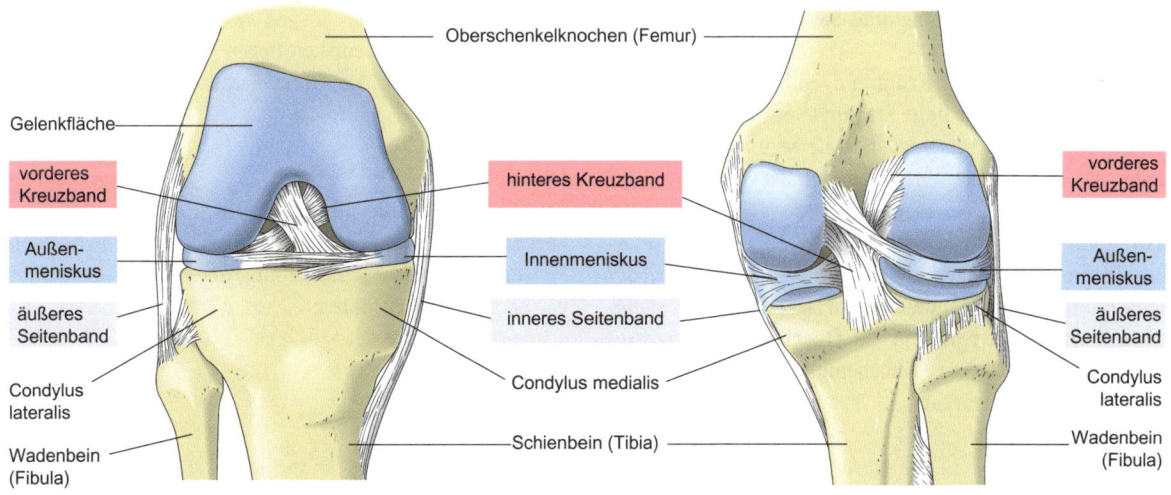

Oberschenkelknochen (Femur)

Gelenkfläche

vorderes
Kreuzband

Außen-
meniskus

äußeres
Seitenband

Condylus
lateralis

Wadenbein
(Fibula)

hinteres Kreuzband

Innenmeniskus

inneres Seitenband

Condylus medialis

Schienbein (Tibia)

vorderes
Kreuzband

Außen-
meniskus

äußeres
Seitenband

Condylus
lateralis

Wadenbein
(Fibula)

Abb. L.7.8 Rechtes Kniegelenk. Links in der Ansicht von vorne in Beugestellung (so sind die beiden Kreuzbänder am besten darzustellen). Rechts von hinten gesehen und in Streckstellung.

Lösung 7.1

Das menschliche Skelett lässt sich in folgende sieben Knochengruppen einteilen:

- **Schädel** *(Cranium)*
- **Wirbelsäule** *(Columna vertebralis)*
- Knöcherner **Brustkorb** *(Thorax)*
- **Schultergürtel**
- **Beckengürtel**
- Obere Extremitäten **(Arme)**
- Untere Extremitäten **(Beine)**

Lösung 7.2

Die Platzwunde ist im Bereich des Hinterhauptbeines lokalisiert. In der Fachsprache wird dieses Os occipitale genannt.

Lösung 7.3

Die Wirbelsäule wird von oben nach unten in fünf Abschnitte unterteilt:

- **Halswirbelsäule** *(HWS)* mit sieben **Halswirbeln.**
- **Brustwirbelsäule** *(BWS)* mit zwölf **Brustwirbeln.**
- **Lendenwirbelsäule** *(LWS)* mit fünf **Lendenwirbeln.**
- **Kreuzbein** *(Os sacrum)* – fünf **Kreuzbeinwirbel** *(Sakralwirbel)* sind hier zu einem kompakten Knochen verschmolzen.
- **Steißbein** *(Os coccygis)* aus etwa vier verkümmerten Steißwirbeln.

Lösung 7.4

Bei zwei Krümmungen ist der Bogen nach vorn gewölbt. Sie werden **Halslordose** und **Lendenlordose** genannt. Bei den anderen beiden Krümmungen weist der Bogen nach hinten. Sie werden als **Brustkyphose** und **Sakralkyphose** bezeichnet.

Übrigens: der Sinn dieser Krümmungen besteht darin, dass sie der Wirbelsäule eine hohe Stabilität verleihen. Die Belastungen, die bei den verschiedenen Bewegungen auftreten, werden dadurch auf alle Wirbel gleichmäßig verteilt.

Lösung 7.5

Vom Wirbelbogen gehen drei Knochenfortsätze aus, der nach hinten unten zeigende **Dornfortsatz** *(Processus spinosus)* und links und rechts je ein **Querfortsatz** *(Processus transversus)*. An diesen Knochenfortsätzen entspringen Muskeln und setzen dort an.

Lösung 7.6

Der *erste Halswirbel* (**Atlas**) sieht nicht wie die meisten anderen Wirbelkörper aus, vielmehr weist er die Form eines knöchernen Rings auf. Auf seiner Oberfläche befinden sich zwei Gelenkflächen, auf denen der knöcherne Schädel mit den entsprechenden Gelenkflächen des Hinterhauptbeines sitzt. Durch dieses **obere Kopfgelenk** oder *Atlanto-Okzipital-Gelenk* wird die Nickbewegung des Kopfes möglich.

Der *zweite Halswirbel* (**Axis**) hat einen kleinen Wirbelkörper mit einem vorne in den Ring des Atlas emporragenden Knochenzapfen. Dieser Knochenzapfen ähnelt einem Zahn und er wird daher *Dens axis* oder **Axiszahn genannt.** Um ihn dreht sich der Atlas im **unteren Kopfgelenk** *(Atlanto-Axial-Gelenk)*. Dadurch werden Kopfdrehungen ermöglicht.

Lösung 7.7

Die **Schultergelenkpfanne** *(Cavitas glenoidalis)* befindet sich in einer muldenförmigen Vertiefung in der oberen äußeren Schulterblattecke. Das **Schulterblatt** wird in der Fachsprache *Scapula* genannt.

Übrigens: die Schultergelenkluxation (**Luxation** = *Verrenkung*) ist die häufigste Luxation beim Menschen.

Lösung 7.8

Das Hüftbein besteht aus drei Knochen, nämlich dem **Darmbein** *(Os ilium)*, dem **Sitzbein** *(Os ischii)* und dem **Schambein** *(Os pubis)*. Anteile aller drei Hüftknochen bilden gemeinsam die **Hüftgelenkpfanne** *(Acetabulum)*.

Lösung 7.9

Dafür, dass Ober- und Unterschenkel keinen direkten Kontakt miteinander haben, sorgen zwei knorpelige Strukturen, die *Menisken*. Die Menisken liegen medial und lateral und werden demgemäß als **Innen-** und **Außenmeniskus** bezeichnet.

Lösung 7.10

Bei den **Kreuzbändern** handelt es sich um zwei starke, sich überkreuzende Bänder *(vorderes* und *hinteres Kreuzband)*. Sie verhindern eine Verschiebung der beiden Gelenkanteile v.a. nach vorn oder hinten.

8. Haut

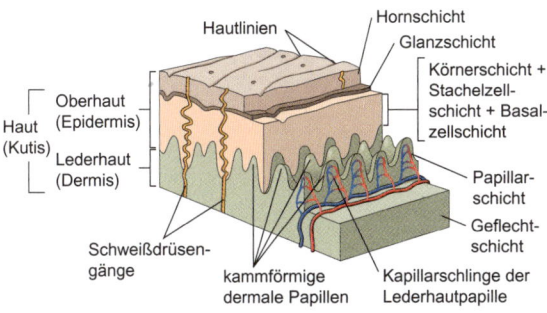

Abb. L.8.2 Aufbau der Haut (Schemazeichnung).

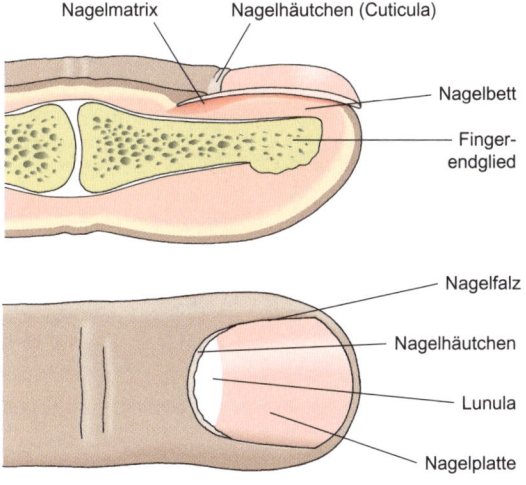

Abb. L.8.3 Längsschnitt durch Fingerspitze und Nagel.

Lösung 8.1

Das **subkutane Fettgewebe** (*Subkutis*) dient als Stoßpuffer, Kälteschutz und Energiespeicher. Die Subkutis ist zudem die Verschiebeschicht der **Kutis** zu den darunter liegenden Schichten wie *Muskelscheiden* oder *Knochenhaut*. Außerdem enthält die Subkutis Schweißdrüsen und Haarwurzeln sowie spezielle Druck- und Vibrationstastkörperchen.

Lösung 8.2

Die Haut besteht aus drei Schichten:
- **Oberhaut** (*Epidermis*) als äußerste Schicht.
- **Lederhaut** (*Dermis*), welche unter der Oberhaut liegt.
- Darunter liegende **Unterhaut** (*Subkutis*).

Übrigens: die Hautschichten spielen (neben der Körperoberfläche) eine wichtige Rolle bei der Einstufung von Brandverletzungen in die unterschiedlichen Schweregrade.

Lösung 8.3

Die Blutgefäße, Haarfollikel und Nerven finden sich im unteren Abschnitt der **Lederhaut**, der **Geflechtschicht** (*Stratum reticulare*).

Lösung 8.4

Das Nagelwachstum geht von der Nagelmatrix aus. Dieser Bereich ist nicht sichtbar, er endet unter der Lunula.

Lösung 8.5

Bei Neugeborenen und jungen Säuglingen müssen die Nägel nicht geschnitten werden. Bei diesen sind die Nägel noch ganz dünn und schilfern von selbst ab.

9. Nervensystem

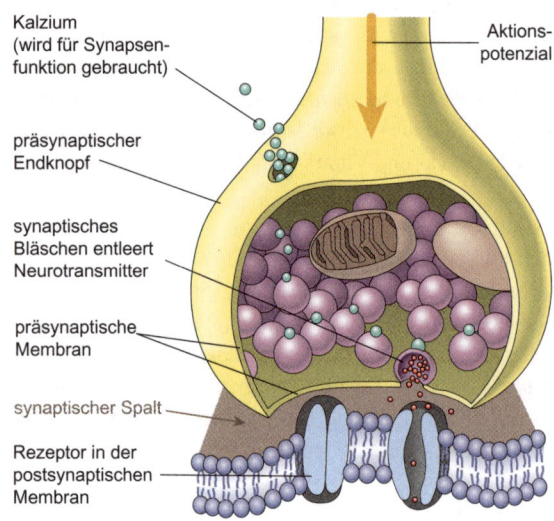

Kalzium (wird für Synapsenfunktion gebraucht)

Aktionspotenzial

präsynaptischer Endknopf

synaptisches Bläschen entleert Neurotransmitter

präsynaptische Membran

synaptischer Spalt

Rezeptor in der postsynaptischen Membran

Abb. L.9.2 Aufbau einer Synapse.

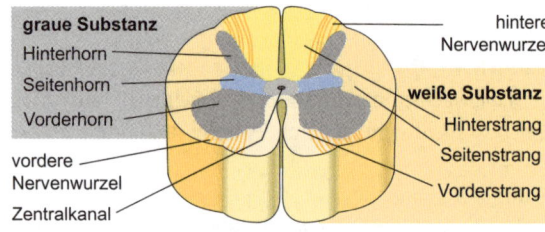

graue Substanz

Hinterhorn

Seitenhorn

Vorderhorn

vordere Nervenwurzel

Zentralkanal

hintere Nervenwurzel

weiße Substanz

Hinterstrang

Seitenstrang

Vorderstrang

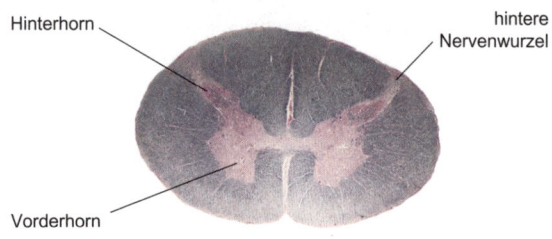

Hinterhorn

hintere Nervenwurzel

Vorderhorn

Abb. L.9.3 Das Rückenmark im Querschnitt (oben Schemazeichnung, unten ca. 3-fach vergrößert). [Foto: M375]

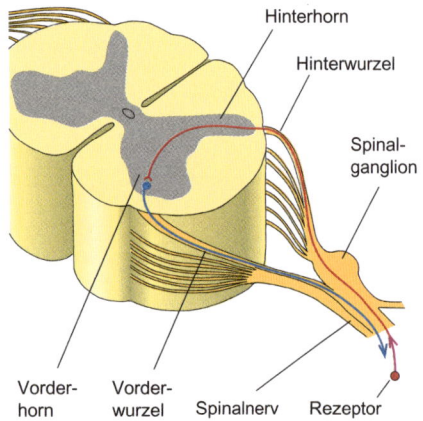

Hinterhorn

Hinterwurzel

Spinalganglion

Vorderhorn

Vorderwurzel

Spinalnerv

Rezeptor

Abb. L.9.4 Reflexbogen beim Eigenreflex.

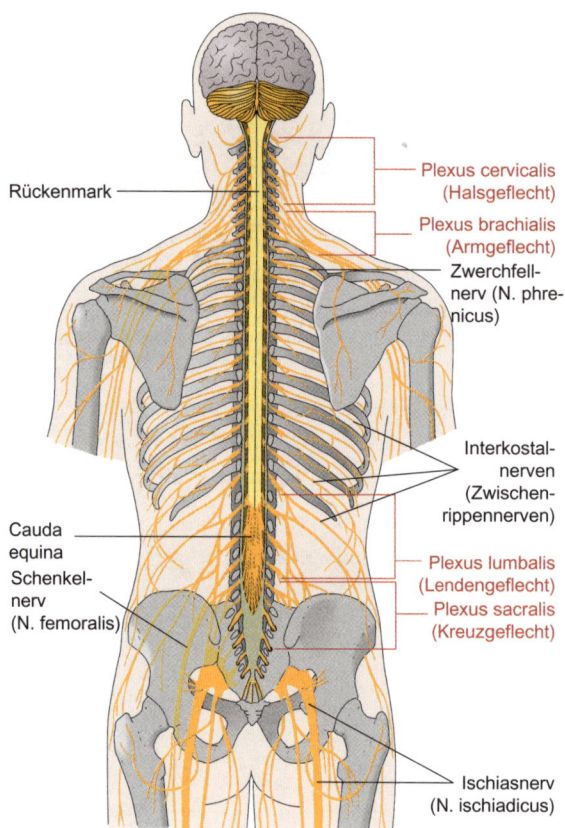

Rückenmark

Plexus cervicalis (Halsgeflecht)

Plexus brachialis (Armgeflecht)

Zwerchfellnerv (N. phrenicus)

Interkostalnerven (Zwischenrippennerven)

Cauda equina

Schenkelnerv (N. femoralis)

Plexus lumbalis (Lendengeflecht)

Plexus sacralis (Kreuzgeflecht)

Ischiasnerv (N. ischiadicus)

Abb. L.9.5 Überblick über den Spinalnervenplexus und die peripheren Nerven.

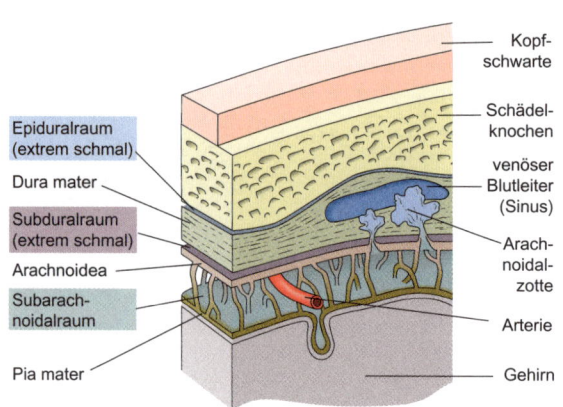

Epiduralraum (extrem schmal)

Dura mater

Subduralraum (extrem schmal)

Arachnoidea

Subarachnoidalraum

Pia mater

Kopfschwarte

Schädelknochen

venöser Blutleiter (Sinus)

Arachnoidalzotte

Arterie

Gehirn

Abb. L.9.6 Die Hirnhäute.

Lösung 9.1

Das Gehirn eines Erwachsenen wiegt 1300 bis 1400 g.

Lösung 9.2

Der **Hirnstamm** wird gebildet von **Mittelhirn** (*Mesencephalon*), **Brücke** (*Pons*) und **verlängertem Mark** (*Medulla oblongata*).

Lösung 9.3

Neurotransmitter sind Botenstoffe, welche vom präsynaptischen Neuron freigesetzt werden. Sie wirken *erregend* oder *hemmend* auf die postsynaptische Membran. **Neurotransmitter** sind wesentlich an der Steuerung von Organfunktionen, Befinden und Verhalten beteiligt und weisen somit eine zentrale Bedeutung für den Körper auf.

Lösung 9.4

Die klassischen Neurotransmitter sind:

- **Azetylcholin**
- **Dopamin**
- **GABA** = *Gamma-Aminobuttersäure*
- **Glutamat**
- **Noradrenalin**
- **Serotonin**

Übrigens: Glutamat ist der wichtigste *erregende* Neurotransmitter im zentralen Nervensystem. GABA ist im gesamten ZNS die wichtigste *hemmende* Substanz. Die Abkürzung GABA ist vom englischen **Ga**mma **B**utyric **A**cid abgeleitet.

Lösung 9.5

Jede Hälfte wird in drei Stränge unterteilt. Sie entstehen durch den Austritt von vorderen und hinteren Nervenwurzeln. Nach ihrer Lage bezeichnet man sie als **Vorderstrang, Seitenstrang** und **Hinterstrang**. Häufig werden Vorder- und Seitenstrang zum **Vorderseitenstrang** zusammengefasst.

Lösung 9.6

Eigenreflexe zeichnen sich dadurch aus, dass die Reizaufnahme und -antwort an demselben Organ erfolgen. Dabei handelt es sich immer um Muskeln, die sogenannte Muskelspindeln als **Dehnungsrezeptoren** enthalten. Werden die Muskelspindeln durch Muskeldehnung gereizt, wird die Erregung über afferente (sensible) Nervenfasern in Richtung Rückenmark geleitet. Über einen Spinalnerv gelangt diese Erregung über die Hinterwurzel zum Hinterhorn. Von dort aus wird die Erregung unmittelbar auf die motorische Vorderhornzelle umgeschaltet und dann über die Vorderwurzel wieder in den Spinalnerv geleitet. Von dort gelangt die Erregung zum gleichen Muskel (dem, der zuvor gedehnt wurde). In der Folge kommt es zu einer Kontraktion des gedehnten Muskels.

Lösung 9.7

Kommt es bei einer Operation (oder aus anderen Gründen) zu einer übermäßigen Abspreizung des Armes (bzw. beider Arme in diesem Beispiel), ist der *Plexus brachialis*, der im Schulter-Oberarm-Bereich verläuft, durch Überdehnung gefährdet.

Lösung 9.8

Durch die früher übliche intramuskuläre Injektionsmethode in den oberen äußeren Quadranten des Gesäßes war der *N. ischiadicus* durch Verletzungen gefährdet.

Lösung 9.9

Als **weiche Hirnhäute** bezeichnet man die beiden inneren Häute, die **Arachnoidea** (*Spinnenwebenhaut*) und **Pia mater** (*zarte Hirnhaut*).
Übrigens: zwischen Arachnoidea und Pia mater liegt der **Subarachnoidalraum**.

10. Sensibilität und Sinnesorgane

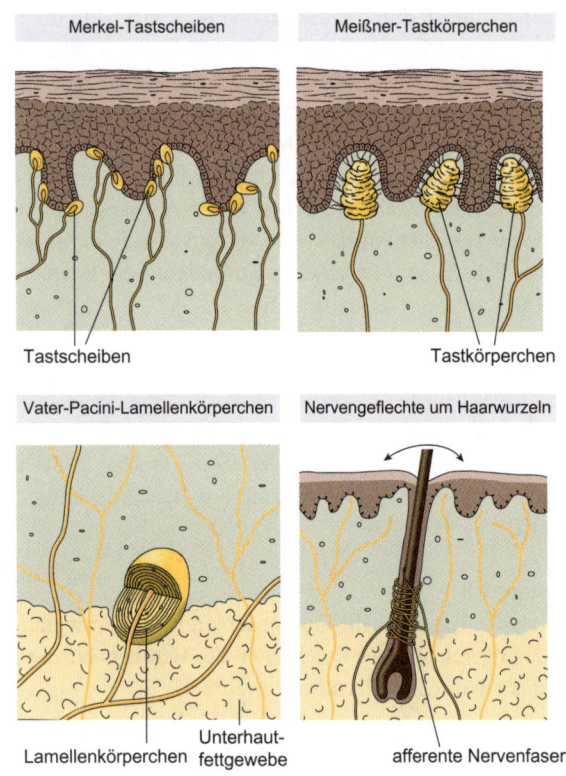

Merkel-Tastscheiben

Meißner-Tastkörperchen

Tastscheiben

Tastkörperchen

Vater-Pacini-Lamellenkörperchen

Nervengeflechte um Haarwurzeln

Lamellenkörperchen

Unterhaut-fettgewebe

afferente Nervenfaser

Abb. L.10.2 Vier wichtige Mechanorezeptoren der Haut.

Augenbraue

Tränendrüse

Augenlid

Tränensack

Tränenkanälchen

Tränen-Nasen-Gang

Wimpern

Abb. L.10.3 Schutzeinrichtungen des Auges. [E364]

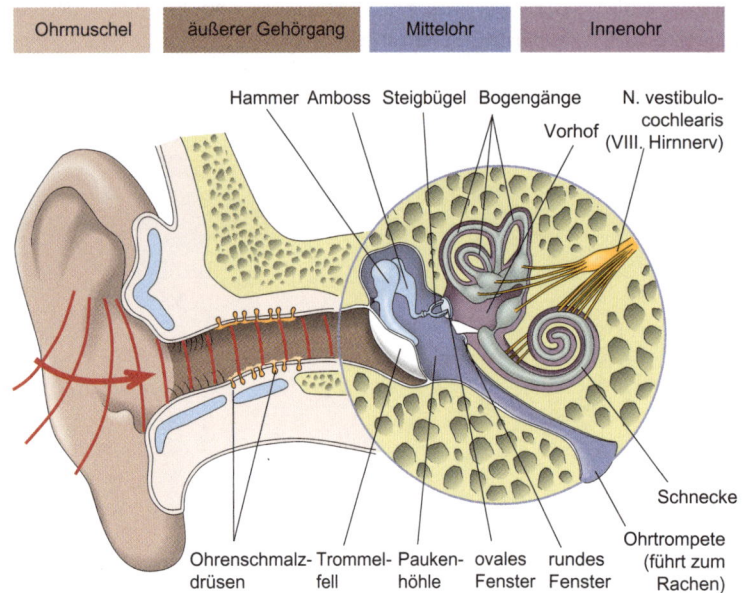

Ohrmuschel | äußerer Gehörgang | Mittelohr | Innenohr

Hammer Amboss Steigbügel Bogengänge
Vorhof
N. vestibulo-cochlearis
(VIII. Hirnnerv)

Ohrenschmalz-drüsen Trommel-fell Pauken-höhle ovales Fenster rundes Fenster Ohrtrompete (führt zum Rachen) Schnecke

Abb. L.10.4 Übersicht über das äußere Ohr, Mittelohr und Innenohr (vergrößert dargestellt).

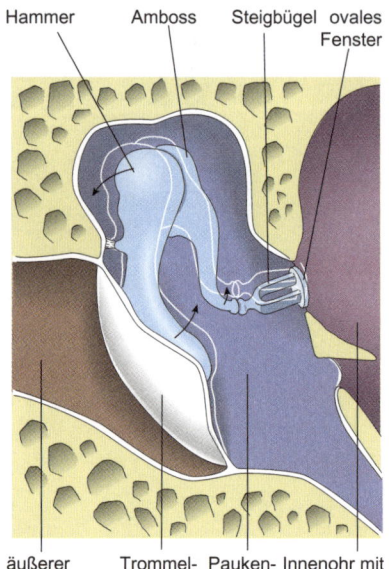

Hammer Amboss Steigbügel ovales Fenster

äußerer Gehörgang Trommel-fell Pauken-höhle Innenohr mit Schnecke

Lösung 10.1

Das **Kammerwasser** wird in gefäßreichen Bindegewebsfortsätzen des **Ziliarkörpers** *(Corpus ciliare, Strahlenkörper)* gebildet. Es sorgt für die Ernährung von **Hornhaut** *(Kornea)* und **Linse**.

Übrigens: Zum optischen Apparat des Auges zählen die *Hornhaut,* die *Linse,* der *Glaskörper* und das *Kammerwasser.*

Lösung 10.2

Folgende Beschreibungen passen zu den gezeigten Mechanorezeptoren:
- Die **Merkel-Tastscheiben** *(Merkel-Zellen)* sind *Druckrezeptoren.*
- Die **Meißner-Tastkörperchen** sind *Berührungsrezeptoren.*
- Die **Vater-Pacini-Lamellenkörperchen** sind *Vibrationssensoren.*
- Als **freie Nervenendigungen** bezeichnet man afferente Nervenfasern ohne Hülle. Daher gehören Nervengeflechte um Haarwurzeln in diese Gruppe.

Lösung 10.3

Durch die Tränenflüssigkeit werden Fremdkörper aus dem Bindehautsack ausgeschwemmt. Mithilfe des Lidschlags bewahrt die Tränenflüssigkeit die der Luft ausgesetzten Augenabschnitte vor Austrocknung. Außerdem enthält die Tränenflüssigkeit viel Salz sowie ein bakterienabtötendes Enzym, das *Lysozym.*

Übrigens: Kommt es zu verstärktem Tränenfluss, etwa durch äußere Reize (z. B. Fremdkörper) oder psychische Einflüsse, dann reichen die normalen Abflusswege oftmals nicht mehr aus. Dann fließen die Tränen über die Lidränder ab, dies nennt man *Weinen.*

Lösung 10.4

Die Grenze zwischen **äußerem Ohr** und **Mittelohr** wird durch das **Trommelfell** *(Membrana tympani)* gebildet. Das Trommelfell ist eine dünne bindegewebige Membran.

Lösung 10.5

Ohren sind vom Aufbau her perfekt dafür gestaltet, Geräusche wahrzunehmen. Damit das geschieht, müssen zunächst **Schallwellen** entstehen. Schallwellen sind Druckschwankungen der Luft, die sich wellenförmig ausbreiten. Sie werden in Informationen umgewandelt, die das Gehirn als Töne, Musik, Sprache und vieles mehr interpretiert. Wenn die Schallwellen auf das Ohr treffen, werden sie von der **Ohrmuschel** aufgenommen. Diese funktioniert dabei wie ein Trichter und leitet die Schallwellen durch den **äußeren Gehörgang** zum **Trommelfell** *(Membrana tympani)*. Das Trommelfell wird durch die eintreffenden Schallwellen in Schwingungen versetzt und leitet diese ins **Mittelohr** weiter. Das Mittelohr ist eine kleine, luftgefüllte Knochenhöhle.

Die vom Trommelfell weitergeleiteten Schwingungen (Vibrationen) übertragen sich auf die Gehörknöchelchenkette, genauer: die drei **Gehörknöchelchen Hammer** *(Malleus),* **Amboss** *(Incus)* und **Steigbügel** *(Stapes)*. Die drei sind übrigens die kleinsten Knochen des Körpers. Der Hammer verbindet die Trommelfellinnenseite mit dem Amboss. Der Amboss wiederum ist mit dem Steigbügel verbunden und der wiederum ist mit seiner „Fußplatte" im ovalen Fenster befestigt. Einfach gesagt: Die Gehörknöchelchen verstärken die auf das Trommelfell treffenden Schallwellen und übertragen sie als leicht bewegliches Hebelsystem auf das ovale Fenster.

Über das ovale Fenster gelangen die Schallwellen in das Innenohr. Es liegt in einem komplizierten Hohlraumsystem, dem **knöchernen Labyrinth** des Felsenbeins. Der komplizierte Aufbau war Namensgeber für die Bezeichnung Labyrinth. Das Innenohr ist mit einer liquorähnlichen Flüssigkeit, der **Perilymphe**, gefüllt. Für den Hörvorgang spielt vor allem die **knöcherne Schnecke** *(Cochlea)* eine Rolle. Sie umgibt die **häutige Schnecke** *(Ductus cochlearis),* einen membranösen Schlauch. Gefüllt ist die häutige Schnecke mit **Endolymphe,** die der Intrazellulärflüssigkeit ähnelt. Die Schwingungen laufen vom ovalen Fenster weiter bis zum runden Fenster. Häutige Schnecke und Basilarmembran schwingen zwangsläufig mit. Dadurch kommt es zwischen den Haarzellen *(Zilien)* auf der Basilarmembran und der gallertigen Tektorialmembran zu Scherbewegungen, welche die Härchen der Sinneszellen verbiegen. Insofern handelt es sich hier um Mechanorezeptoren (Bewegungen werden registriert, weil sich die Zilien bewegen). Aufgrund dieses *mechanischen* Biegungsreizes werden die Haarzellen erregt, die ihre Reize an die basal gelegenen Nervenfasern weitergeben. Diese Nervenfasern vereinigen sich später zusammen mit den Nervenfasern des Gleichgewichtsorgans zum **N. vestibulocochlearis** *(VIII. Hirnnerv)* und ziehen zum Hörzentrum im Großhirnschläfenlappen.

Einfach gesagt: Schallwellen treffen aufs Trommelfell, dieses leitet die Schallwellen im luftgefüllten Mittelohr über die Gehörknöchelchenkette zum ovalen Fenster. Darüber gelangt der Schall ins flüssigkeitsgefüllte Innenohr und zwar in die Schnecke. Sie beherbergt die Sinneszellen, die die Schallwellen in elektrische Nervensignale umwandeln und zum Gehirn leiten.

11. Hormonsystem

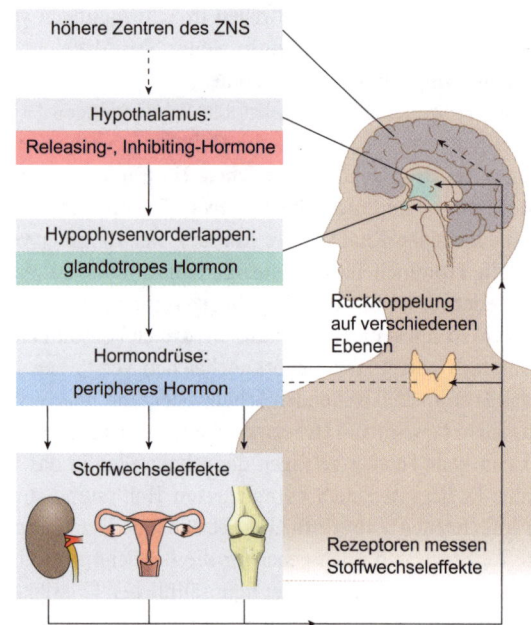

Abb. L.11.2 Hierarchie der Hormonregulation.

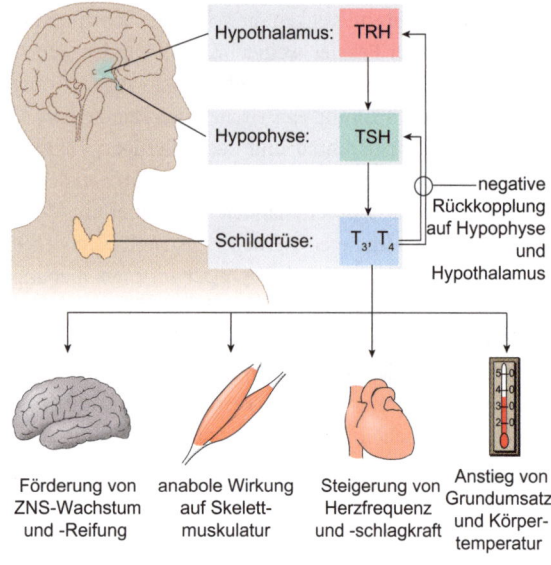

Abb. L.11.3 Oben Regelkreis der Schilddrüsenhormone, unten Wirkung der Schilddrüsenhormone T_3 und T_4 auf verschiedene Organe.

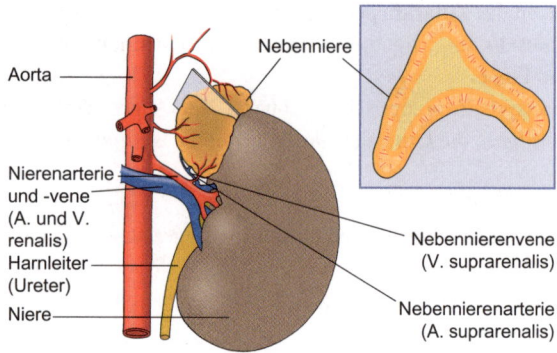

Abb. L.11.4 Anatomie der Nebenniere.

Lösung 11.1

Die häufigsten Ursachen der **Hyperthyreose** *(Schilddrüsenüberfunktion)* bei Erwachsenen sind

- ein *Morbus Basedow*. Dieser ist eine **Autoimmunerkrankung**, also eine Krankheit, bei der sich eine Immunreaktion gegen körpereigene Strukturen richtet.
- ein *autonomes* (= selbstständiges) *Adenom* des Schilddrüsengewebes, ein gutartiger Schilddrüsenknoten, dessen Zellen ungehemmt Thyroxin und Trijodthyronin produzieren.

Lösung 11.2

Die **Nebennieren** *(Glandulae suprarenales)* werden in **Nebennierenrinde** und **Nebennierenmark** unterschieden.

Lösung 11.3

Die Hormone des **Hypophysenhinterlappens** (Oxytocin und ADH) überspringen eine Ebene und **wirken** direkt auf die Zielzellen. Andere Hormondrüsen arbeiten weitgehend unabhängig von Hypothalamus und Hypophyse, z. B. die Nebenschilddrüse (Parathormon) und die Bauchspeicheldrüse (Insulin und Glukagon).

Lösung 11.4

Unter einer **Struma** *(Kropf)* versteht man eine Vergrößerung der Schilddrüse. Interessanterweise kann die Schilddrüsenfunktion dabei normal sein, es kann aber auch eine **Hyperthyreose** *(Schilddrüsenüberfunktion)* oder **Hypothyreose** *(Schilddrüsenunterfunktion)* bestehen.

Der entscheidende Pfeiler der **Strumaprophylaxe** ist eine ausreichende Jodzufuhr. Empfehlenswert ist es, zu Hause grundsätzlich jodiertes Kochsalz zu verwenden. Nach Möglichkeit sollten bevorzugt jodsalzgewürzte Backwaren oder Fertigprodukte gekauft werden. Ist der Bedarf besonders hoch, z. B. in der Schwangerschaft, können Jodid-Tabletten sinnvoll sein.

Lösung 11.5
Das **wichtigste** Mineralokortikoid ist das **Aldosteron.** Das wirksamste Glukokortikoid ist das **Kortisol.**

Lösung 11.6
Bevor die Wirkung von Aldosteron besprochen wird, zunächst ein paar Worte dazu, was Aldosteron überhaupt ist. **Aldosteron** ist ein bekanntes Hormon, weil es zum **Renin-Angiotensin-Aldosteron-System** *(RAAS)* gehört. Davon haben die meisten schon einmal gehört. Das RAAS ist ein komplexes Regulationssystem zur Konstanthaltung von Blutdruck, Nierendurchblutung und Natriumhaushalt. **Renin** führt dabei über Zwischenschritte zur Bildung von **Angiotensin II,** dieses wiederum stimuliert die Freisetzung von Aldosteron.

Aldosteron wirkt vor allem auf die Niere. Es fördert einerseits die Natrium- und Wasserrückresorption in der Niere. Ergebnis ist, dass mehr Natrium und Wasser im Körper gehalten wird: Der *Serum-Natrium-Spiegel* steigt an, der Anstieg an extrazellulärer Flüssigkeit bewirkt eine Anhebung des Blutdrucks. Andererseits erhöht Aldosteron die Kaliumausscheidung über den Urin, was dazu führt, dass durch Aldosteron der *Serum-Kalium-Spiegel* gesenkt wird.

12. Blut

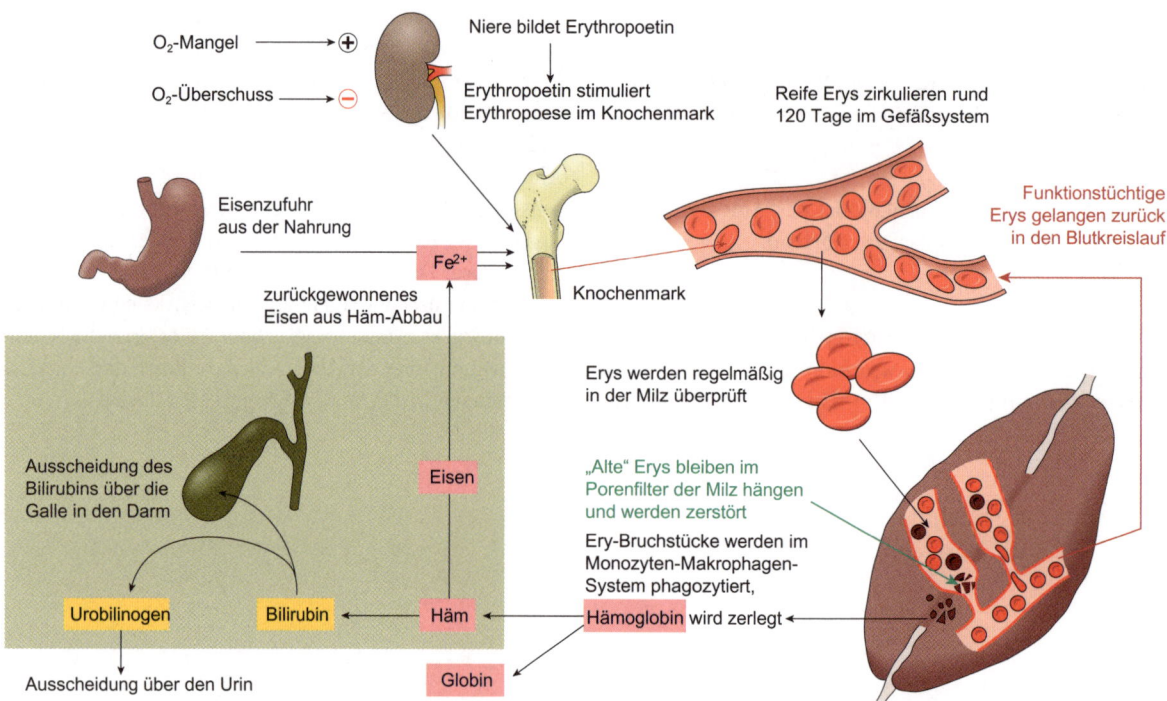

Abb. L.12.2 Lebenszyklus der roten Blutkörperchen. Der Körper versucht, möglichst viel des wertvollen Eisens aus verbrauchten Erythrozyten wieder zurückzugewinnen („Recycling"), um es in neue rote Blutkörperchen „einbauen" zu können.

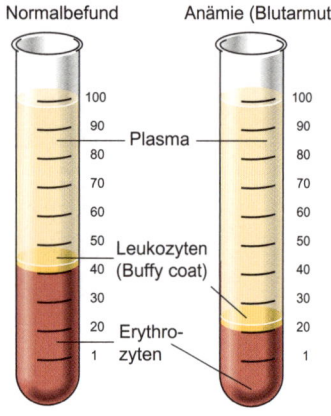

Abb. L.12.3 Hämatokrit. Normalbefund und Befund bei Anämie. Durch Zentrifugieren haben sich die festen Bestandteile am Boden des Gläschens abgesetzt.

Lösung 12.1

Wenn man das *Fibrinogen* und andere Gerinnungsfaktoren aus dem Blutplasma entfernt, erhält man das **Blutserum.** Als Merkhilfe dient folgendes: **Pl**asma = Serum **pl**us Fibrinogen. Auch dann, wenn man Blut in einem Röhrchen gerinnen lässt, entsteht Serum als flüssiger Überstand.

Lösung 12.2

Die **Leukozyten** *(weiße Blutkörperchen)* werden in die **Granulozyten, Lymphozyten** und **Monozyten** aufgeteilt.

Lösung 12.3

Der Lebenszyklus der roten Blutkörperchen (Erythrozyten) lässt sich wie folgt beschreiben: Die Bildung der roten Blutkörperchen wird als **Erythropoese** bezeichnet. Einen starken Reiz für die Erythropoese stellt z.B. Sauerstoffmangel im Gewebe dar. Der Sauerstoffmangel führt in den Nieren zur Ausschüttung des Hormons **Erythropoetin** *(EPO)*. Das EPO stimuliert das Knochenmark zur Bildung von Erythrozyten. Ausgehend von einer Stammzelle, die sich über mehrere Stufen weiter entwickelt, entstehen rote Blutzellen. Diese verlassen dann das Knochenmark und wandern ins Blutgefäßsystem. Dort zirkulieren die Erythrozyten etwa 120 Tage. Aufgabe der Milz ist es dabei, die Erythrozyten regelmäßig einer reinigenden *Blutmauserung* zu unterziehen. Dabei werden alte und funktionsuntüchtige Erythrozyten aus dem Blut ent-

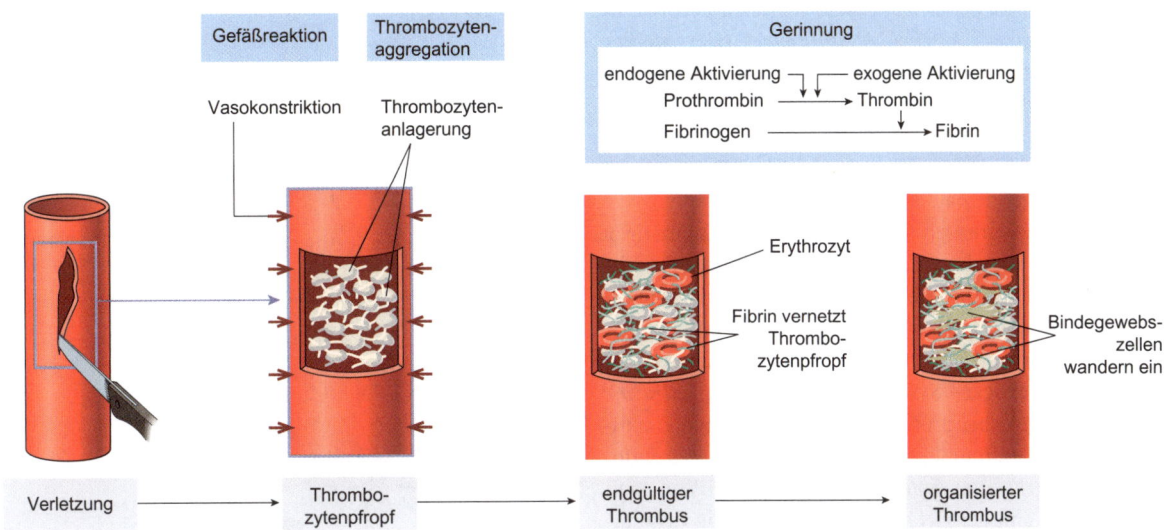

Abb. L.12.4 Übersicht über die Vorgänge bei der Blutstillung.

fernt und in Bruchstücke zerlegt.
Diese Erythrozytenbruchstücke werden danach von phagozytosefähigen Zellen des *Monozyten-Makrophagen-Systems* abgebaut. Dabei wird Hämoglobin freigesetzt. Das Hämoglobin wird in *Häm* und *Globin* aufgespalten. Im Anschluss daran wird das Eisen aus dem Häm-Molekül freigesetzt und von **Transferrin,** dem Transportprotein für Eisen im Blut, aufgenommen. Der Sinn dieser Maßnahme besteht darin, eine Ausscheidung des für den Körper wichtigen Eisen-Ions zu verhindern. Dadurch wird es möglich, dass das Eisen im Knochenmark wiederverwertet werden kann.
Zu diesem Zeitpunkt ist der Molekülrest des Häms eisenfrei. Er wird zu *Bilirubin* abgebaut und schließlich über die Leber und Gallenwege ausgeschieden. Zum anderen Teil erfolgt der Abbau weiter zum wasserlöslichen *Urobilinogen,* welches mit dem Urin ausgeschieden wird.

Lösung 12.4
Unter einer **Anämie** *(Blutarmut)* versteht man eine Verminderung von **Hämoglobinkonzentration** (Menge des roten Blutfarbstoffes in g/l Blut), **Hämatokrit** (Volumenanteil der Blutkörperchen am Gesamtblutvolumen) und meist auch **Erythrozytenzahl** unter die Norm. Die Betroffenen sind blass, müde und körperlich gering belastbar. Da die Betroffenen aufgrund des Mangels an Erythrozyten weniger Sauerstoff transportieren können, schlägt ihr Herz schneller als beim Gesunden.

Lösung 12.5
Die überwiegende Ursache einer Anämie ist eine **Erythropoesestörung**, meist hervorgerufen durch einen *Eisen-, Vitamin-B₁₂- oder Folsäuremangel*. Dies liegt daran, dass die drei vorgenannten Substanzen besonders wichtig für die Erythropoese sind. Dabei stellt die **Eisenmangelanämie** die häufigste Form dar.

Lösung 12.6
Die Vorgänge bei der **Blutstillung** lassen sich folgendermaßen beschreiben: Fortlaufend und meistens unbemerkt werden im Körper kleinste Gefäße undicht, beispielsweise bei Stößen oder Entzündungen, aber natürlich auch bei äußerlich sichtbaren Verletzungen. Da das arterielle Gefäßsystem unter Druck steht, könnten auch kleine Gefäßverletzungen zum Verbluten führen. Dies zu verhindern ist Aufgabe der **Blutstillung** *(Hämostase)*. Bei der Hämostase werden undichte Blutgefäße *von innen heraus* abgedichtet.
Drei Abläufe spielen hierbei eine Rolle:

• **Gefäßreaktion**
• **Thrombozytenadhäsion und -aggregation**
• **Blutgerinnung.**

Gefäßreaktion: unmittelbar nach der Verletzung kommt es zur Verengung *(Vasokonstriktion)* des verletzten Blutgefäßes durch Kontraktion der glatten Gefäßmuskulatur. Außerdem rollt sich das Gefäßendothel zusammenrollen. Dadurch wird der Blutverlust begrenzt.
Durch die Gefäßverletzung kommen die Thrombozyten mit Bindegewebsfasern in Kontakt (was im unverletzten Gefäß nicht der Fall ist). Die Thrombozyten lagern sich an die Bindegewebsfasern der Wundränder an. Diese Anlagerung nennt man **Thrombozytenadhäsion**. Adhäsion bedeutet so viel wie *anhaften*. Diese **Thrombozytenadhäsion** wird ermöglicht durch den **Von-Willebrand-Faktor** *(vWF)* aus Endothelzellen und Thrombozyten, der gewissermaßen eine Brücke zwischen Thrombozyten und Gefäßwand schlägt. Nach Anheftung an die Gefäßwand verformen sich die Thrombozyten, stülpen Fortsätze aus und ballen sich zusammen, dies wird **Thrombozytenaggregation** genannt. Außerdem setzen die Thrombozyten Inhaltsstoffe frei, die zur Vasokonstriktion und zur Aktivierung weiterer Thrombozyten führen und die Blutgerinnung einleiten. Zu diesem Zeitpunkt

wird ein Thrombus, der sich auf diese Weise an den Wund-rändern abscheidet, *Abscheidungsthrombus* oder **weißer Thrombus** (wegen seiner Farbe) genannt. Die Bezeichnung kommt daher, weil im weiteren Verlauf Erythrozyten in den Thrombus eingelagert werden, er wird dann als **roter Thrombus** bezeichnet. Die dazu erforderlichen Vorgänge ge-hören schon zum Thema Blutgerinnung.

Blutgerinnung: Darunter versteht man den langfristigen Verschluss der Wunde durch ein Fibrinfasernetz. Dies ist notwendig, weil der Thrombozytenpfropf allein nicht für ei-nen *dauerhaften* Blutungsstillstand ausreicht.

Zwei unterschiedliche Wege können das **Gerinnungssystem** aktivieren. Das **exogene System** *(extrinsic system, extravas-kulärer Weg)* wird bei größeren Gewebeverletzungen akti-viert, bei denen es in umliegende Gewebe blutet. Das **endo-gene System** *(intrinsic system, intravaskulärer Weg)* läuft hingegen an, wenn der Gefäßschaden sich auf die Gefäßin-nenhaut (Endothel) beschränkt.

Beide Gerinnungssysteme haben eine gemeinsame Endstre-cke. Sie münden auf der Stufe der Faktor-X-Aktivierung zu-sammen. Faktor X überführt zusammen mit Faktor V und Kalzium **Prothrombin** in aktives **Thrombin,** das dann **Fibri-nogen** in **Fibrin** umwandelt. Um den Thrombozytenpfropf herum spinnt sich durch die **Blutgerinnung** ein faseriges Netz aus **Fibrin:** Der **endgültige Thrombus** entsteht.

13. Abwehr

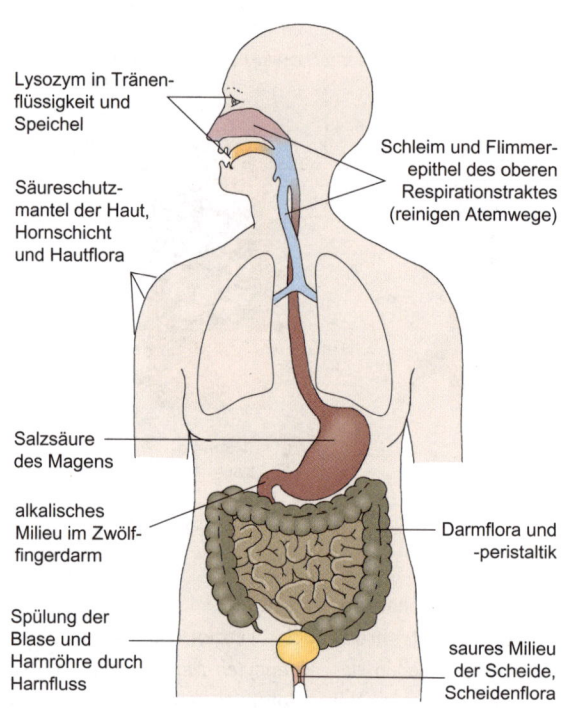

Abb. L.13.2 Äußere Schutzbarrieren des menschlichen Organismus.

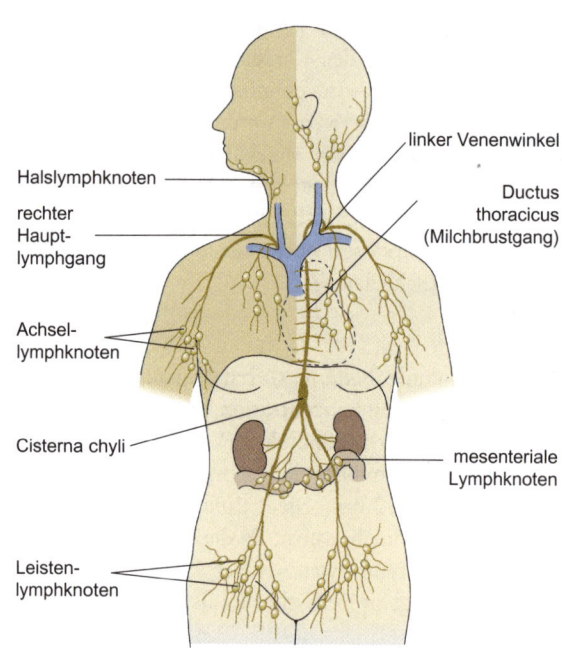

Abb. L.13.4 Wichtige Lymphbahnen und Lymphknotenstationen. Der Ductus thoracicus übernimmt den Großteil des Lymphabflusses, der rechte Hauptlymphgang die Lymphe der rechten oberen Körperseite.

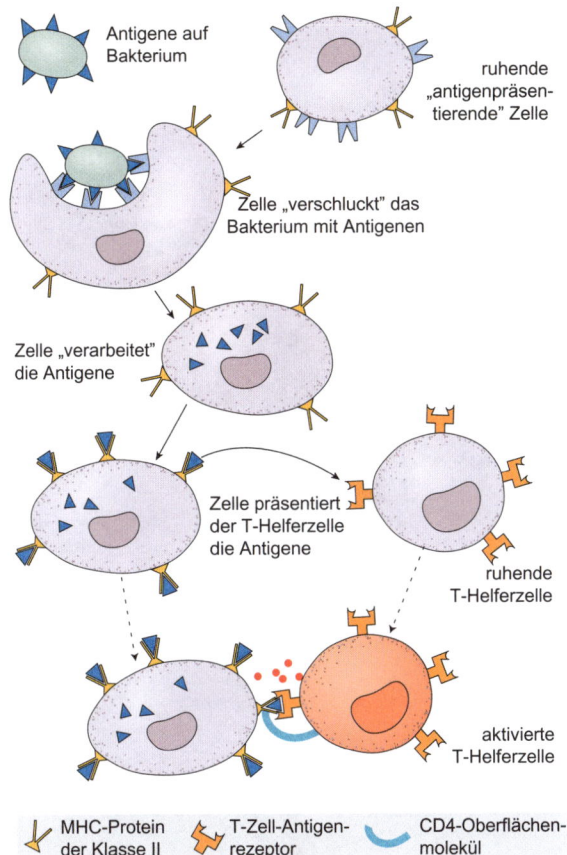

Antigene auf Bakterium

ruhende „antigenpräsentierende" Zelle

Zelle „verschluckt" das Bakterium mit Antigenen

Zelle „verarbeitet" die Antigene

Zelle präsentiert der T-Helferzelle die Antigene

ruhende T-Helferzelle

aktivierte T-Helferzelle

| MHC-Protein der Klasse II | T-Zell-Antigen-rezeptor | CD4-Oberflächen-molekül |

Abb. L.13.3 Aktivierung einer T-Helferzelle. T-Helferzellen müssen bakterielle Antigene zusammen mit einem MHC-II-Molekül „präsentiert" bekommen.

Lösung 13.1

Der wesentliche Unterschied zwischen unspezifischer und spezifischer Abwehr ist folgender:

- Die **unspezifische Abwehr** ist von Geburt an verfügbar (sie ist *angeboren*). Sie funktioniert *antigenunabhängig.*
- Die **spezifische Abwehr** hingegen ist *erworben.* Sie muss sich nach der Geburt erst entwickeln und braucht länger (Tage bis Wochen), um einen Gegenschlag vorzubereiten (der gegen ein *spezielles Antigen* gerichtet ist). Das spezifische Abwehrsystem kann sich außerdem Erreger „merken" (**Antigengedächtnis**).

Lösung 13.2

Der Darm stellt insofern eine äußere Schutzbarriere des menschlichen Organismus dar, weil der Zwölffingerdarm ein alkalisches Milieu aufweist, welches für Bakterien unbekömmlich ist. Der Dickdarm ist schon kurz nach der Geburt physiologischerweise mit zahlreichen Bakterien besiedelt, v. a. **anaeroben** *(ohne Sauerstoff lebenden)* **Bakterien** wie etwa **Bifidobakterien** und **Laktobazillen.** Sie verhindern oder erschweren gefährlichen Mikroorganismen die Ansiedlung. Man bezeichnet die physiologische Darmbesiedelung als **Darmflora** oder neuerdings auch als **Darmmikrobiom.** Die

Darmperistaltik trägt ebenfalls dazu bei, Mikroorganismen die Ansiedelung schwer zu machen.

Lösung 13.3

Der Ablauf einer T-Helferzellen-Aktivierung lässt sich wie folgt beschreiben:

T-Zellen (T-Lymphozyten) werden anstelle von Antikörpern als „Soldaten" eingesetzt, um Krankheitserreger anzugreifen. Sie sind in der Lage, ganz bestimmte molekulare Merkmale der Erreger zu erkennen und nur bei Vorhandensein dieser Merkmale (treffsicher) zu reagieren. Grundlage dieser **Spezifität** sind **Antigen-Erkennungsmoleküle,** die als **T-Zell-Antigenrezeptoren** *(T-Zell-Rezeptoren, TZR)* membrangebunden auf den T-Zellen zu finden sind. Die T-Zellen können allerdings keine frei „umherschwimmenden" Antigene erkennen, sondern müssen das Antigen von einer antigenpräsentierenden Zelle „serviert" bekommen.

Auf der Grafik ist ein Bakterium zu sehen. Das Bakterium trägt auf der Oberfläche **Antigene,** daran erkennt der Körper, dass es sich hier um einen Krankheitserreger handelt. Die **antigenpräsentierenden Zellen** *(APZ)* haben die Aufgabe, andere Zellen im Immunsystem auf den Feind aufmerksam zu machen. Die **APZ** nimmt das Bakterium auf und verarbeitet die Bakterien-Antigene. Sie werden dann auf der Oberfläche der APZ präsentiert. Bei dieser **Antigenpräsentation** wird den ruhenden T-Helferzellen neben dem Antigenfragment immer auch das entsprechende MHC-Molekül „gezeigt". Nur in dieser Verbindung kann die T-Helferzelle das Antigen als fremden Körperbestandteil erkennen. In diesem Fall handelt es sich um **MHC-Klasse-II-Moleküle** *(MHC-II)*. Sie werden mit *von außen* (z. B. Bakterien) stammenden Peptiden beladen. MHC-Moleküle – auch als HLA bezeichnet – ermöglichen dem Organismus die Unterscheidung zwischen „fremd" und „selbst" und somit die Wahrung der eigenen Identität. Außerdem spielt das Oberflächenmolekül **CD4** eine wichtige Rolle, weshalb CD4 auch als **Korezeptor** bezeichnet wird. Es kommt dann zur Aktivierung der T-Helferzelle.

Übrigens:

- die **T**-Lymphozyten (**T**-Zellen) heißen deswegen so, weil sie im **T**hymus heranreifen (beiden haben den gleichen Anfangsbuchstaben). **B**-Zellen reifen im Knochenmark (englisch: **b**one marrow – wieder der gleiche Anfangsbuchstabe).
- MHC steht für engl. *major histocompatibility complex,* übersetzt **Haupthistokompatibilitätskomplex** (*Gewebeverträglichkeitskomplex*). Es handelt sich dabei um Gene, die eine wichtige Rolle für Immunerkennung und Gewebeverträglichkeit spielen. Sie sind verantwortlich für die Abstoßungsreaktion nach einer Transplantation. Es gibt drei MHC Untergruppen.
- Das CD4-Molekül ist ein typisches Oberflächenmerkmal der T-Helferzellen. CD ist die Abkürzung für *cluster of differentiation*. Das bedeutet sinngemäß **Spezialisierungs-**

merkmal. Die Bezeichnung Korezeptor kommt daher, weil zusätzlich zum Antigenrezeptor CD4 erforderlich ist, um Antigene zu erkennen.

Lösung 13.4
Die Lymphe wird von den **Lymphkapillaren** aufgenommen, die überall in den Geweben blind beginnen.

Lösung 13.5
Die **Lymphknoten** *(Nodi lymphatici)* gehören zu den sekundären lymphatischen Organen. Sie sind als biologische Filterstationen gruppenweise in die Lymphbahnen eingeschaltet. Jeder kontrolliert in einem bestimmten Bereich die ankommende Lymphe auf Zelltrümmer oder Krankheitserreger. Da die Lymphknoten Abwehrzellen (B- und T-Lymphozyten, Plasmazellen) beherbergen, kommen diese mit der Lymphe in engen Kontakt. Die Abwehrzellen bekommen dadurch Gelegenheit, Antigene abzufangen und bei Bedarf die spezifische Abwehr in Gang zu setzen.

14. Herz

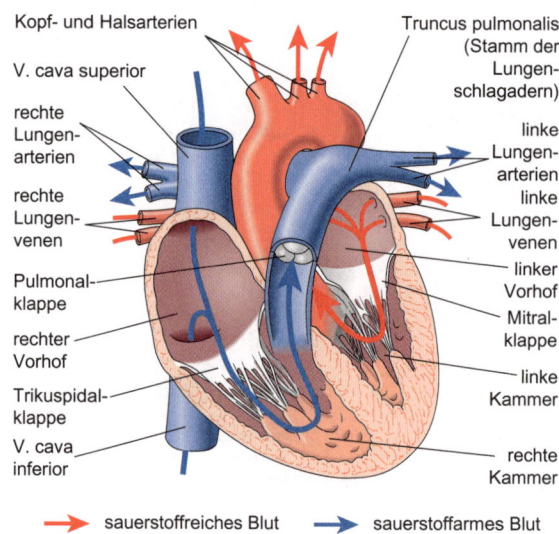

Abb. L.14.2 Längsschnitt durch das Herz.

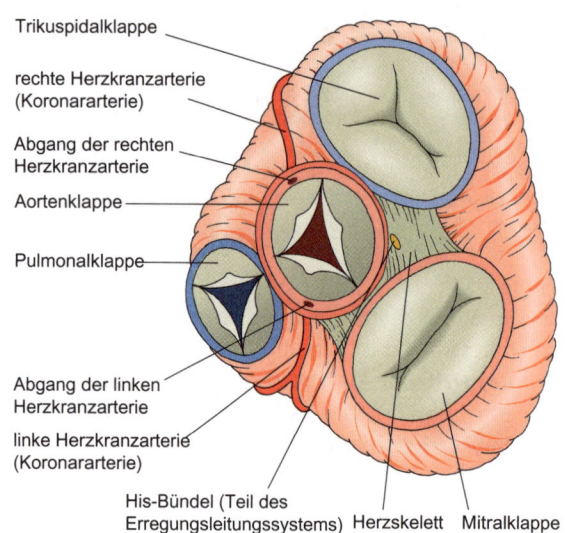

Abb. L.14.3 Blick von oben auf die Klappenebene (Vorhöfe abgetrennt).

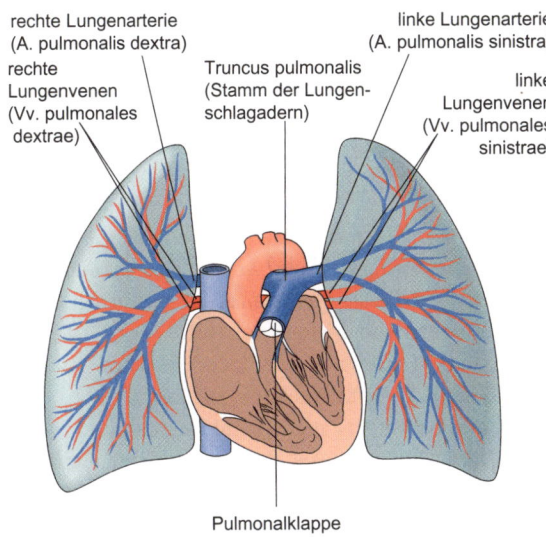

Abb. L.14.4 Verzweigung des Truncus pulmonalis in die Lungenschlagadern und kleinere Arterienäste.

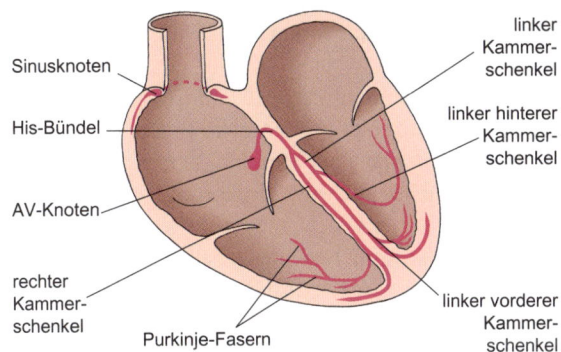

Abb. L.14.5 Erregungsleitungssystem des Herzens.

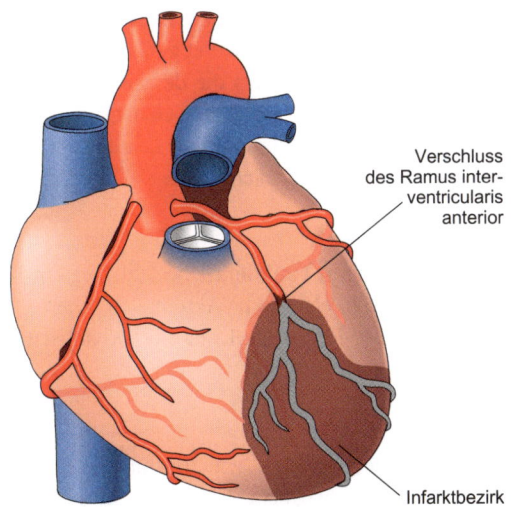

Abb. L.14.6 Herzinfarkt.

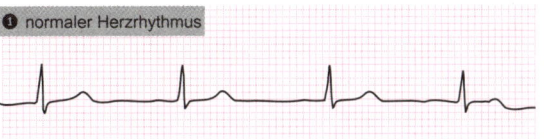

❶ normaler Herzrhythmus

Jedem P folgt ein normaler QRS-Komplex, die Herzfrequenz liegt im Normbereich.

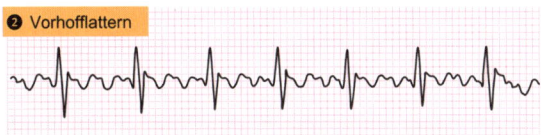

❷ Vorhofflattern

Typisch ist das Auftreten von sägezahnförmigen Vorhofwellen anstelle der normalen P-Wellen.

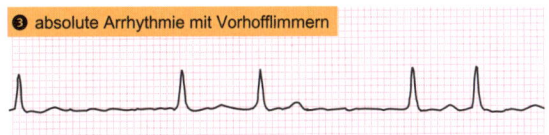

❸ absolute Arrhythmie mit Vorhofflimmern

Die völlig unkoordinierten Vorhofaktionen zeigen sich nur noch durch eine „unruhige" Null-Linie im EKG. Die Kammeraktionen sind unregelmäßig.

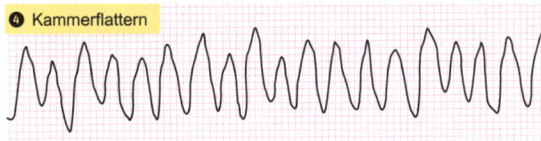

❹ Kammerflattern

Die Kammerkomplexe (hier mit einer Frequenz von ca. 200/min) sind haarnadelförmig deformiert.

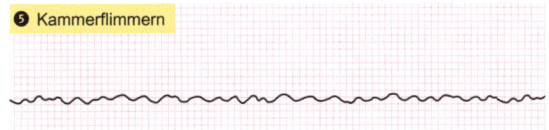

❺ Kammerflimmern

Die einzelnen Kammerkomplexe können im EKG nicht mehr voneinander getrennt werden.

Abb. L.14.7 EKG-Normalbefund und EKG-Bilder bei verschiedenen Herzrhythmusstörungen.

Lösung 14.1
Das Herz ist etwa so groß wie die geschlossene Faust, beim Neugeborenen ist es also nur so groß wie eine Walnuss.

Lösung 14.2
Beim Erwachsenen wiegt das Herz ca. 300 g, wobei es bei Frauen etwas weniger wiegt als bei Männern.

Lösung 14.3
Aufgrund ihrer Form werden die Klappen zwischen Vorhöfen und Kammern auch Segelklappen genannt. Aufgrund ihrer Lage heißen sie auch AV-Klappen. Die Abkürzung steht für Atrio-Ventrikular-Klappen.

Lösung 14.4
Die linke Segelklappe heißt Bikuspidalklappe, weil sie zwei Segel hat (bicuspis = zweizackig). Da die linke Segelklappe vom Aussehen an eine Bischofsmütze erinnert (Mitra), wird sie auch Mitralklappe genannt. Die rechte Segelklappe hat drei Segel und heißt daher Trikuspidalklappe (tricuspis = dreizackig).

Lösung 14.5
Die Herzklappen müssen sich öffnen können, damit der Blutfluss in die vorgegebene Richtung stattfindet. Sie müssen sich danach rasch wieder schließen, damit das Blut nicht zurückströmt.

Lösung 14.6
Bei einer Klappenstenose ist die Lichtung der Klappe zu eng, sie öffnet sich nicht ausreichend. Die Folge ist, dass das Herz einen höheren Druck aufbringen muss. Eine Klappeninsuffizienz liegt vor, wenn eine Klappe nicht mehr dicht schließt, Folge ist, dass bei jedem Herzschlag Blut entgegen der normalen Flussrichtung zurückströmt. Auch dies führt zu einer Mehrarbeit für das Herz.

Lösung 14.7
Das Blut fließt aus dem rechten Vorhof (rechtes Atrium) durch die Trikuspidalklappe (rechte AV-Klappe) in die rechte Kammer (rechter Ventrikel). Von dort strömt es durch die Pulmonalklappe in die rechte (A. pulmonalis dextra) und linke (A. pulmonalis sinistra) Lungenschlagader. Von dort strömt das Blut in die rechte oder linke Lungenhälfte. Danach gelangt es über zwei linke Lungenvenen (V. pulmonalis sinistra) bzw. zwei rechte (V. pulmonalis dextra) Lungenvenen in den linken Vorhof (linkes Atrium, Atrium sinistrum). Von dort strömt es durch die Mitralklappe (linke AV-Klappe) in die linke Kammer (linker Ventrikel, ventriculus sinister).

Lösung 14.8
Normalerweise gehen alle Erregungen des Herzens vom Sinusknoten aus. Er bestimmt unter physiologischen Bedingungen die Herzfrequenz. Daher wird er als Schrittmacher des Herzens bezeichnet.

Lösung 14.9
Beim AV-Block III. Grades findet keinerlei Überleitung von den Vorhöfen auf die Kammern statt. Er wird daher auch kompletter AV-Block genannt. Er ist gefährlich, weil er oftmals mit einer zu langsamen Herzfrequenz einhergeht.

Lösung 14.10
Der Infarkt betrifft den *R. interventricularis anterior = RIVA*, der oftmals auch (englisch) als *LAD (left anterior descendent)* bezeichnet wird. Dieses Herzkranzgefäß entspringt der linken Koronararterie und ist im Normalfall für die Durchblutung des linken Vorhofes, der linken Kammer und eines Großteils der Kammerscheidewand zuständig.
Maßnahmen bei einem Patienten mit Herzinfarkt:
- Medizinisches Notfallteam alarmieren oder (außerhalb der Klinik) den Notruf 112 wählen.
- Lagerung des Patienten in halbsitzender Position, beruhigende Betreuung.
- Kontrolle der Vitalzeichen: Blutdruck, Puls, Sauerstoffsättigung (falls vorhanden). Schnellstmögliche kontinuierliche Überwachung am EKG-Monitor. Reanimationsbereitschaft herstellen. Falls vorhanden, Defibrillator bereitstellen.
- Bei systolischem Blutdruck > 100 mmHg Verabreichung von Nitratspray, sofern vom Arzt freigegeben.
- Schmerzbekämpfung mit Morphin, Verabreichung von Aspirin® und beispielsweise Heparin® zur Antikoagulation.
- Sauerstoffgabe nur in besonderen Fällen: Zeichen von Hypoxie, Atemnot oder Herzinsuffizienz. Der Grund ist, dass dadurch nachteilige Effekte auftreten können.

Lösung 14.11
Kann ein Herzkatheterlabor in angemessener Zeit erreicht werden, ist die Behandlung der Wahl die raschestmögliche Koronarangiografie (und, falls indiziert: die PCI = perkutane koronare Intervention). Das bedeutet ggf. auch, dass der Patient verlegt werden muss, falls die derzeitige Klinik keine PCI anbieten kann. Ist dies nicht möglich, ist eine Lysetherapie angezeigt. Einzelheiten sind in einer Leitlinie der Europäischen Gesellschaft für Kardiologie geregelt.

Lösung 14.12
Das Kammerflimmern. Funktionell besteht hier ein Kreislaufstillstand, obwohl elektrische Aktivität zu sehen ist. Der Grund ist, dass der Herzmuskel nur noch chaotisch zuckt („flimmert").

Lösung 14.13
Defibrillation bedeutet so viel wie „Entflimmerung". Beim Defibrillationsversuch wird ein elektrischer Stromschlag ans Herz abgegeben. Im Idealfall führt dies dazu, dass der Sinusknoten die Kontrolle über das Herz zurückgewinnt und eine geordnete Reizleitung entsteht.

15. Kreislauf- und Gefäßsystem

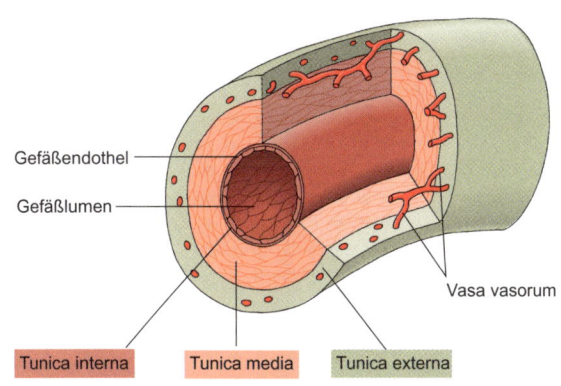

Gefäßendothel

Gefäßlumen

Vasa vasorum

Tunica interna   Tunica media   Tunica externa

Abb. L.15.2 Schichtaufbau einer Arterie.

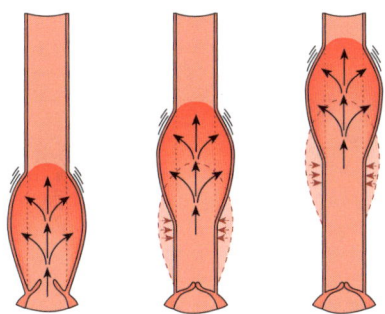

Abb. L.15.3 Die Windkesselfunktion der arteriellen Gefäße.

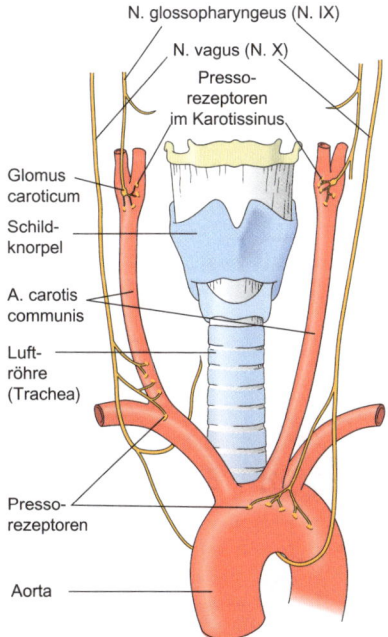

N. glossopharyngeus (N. IX)

N. vagus (N. X)

Presso-
rezeptoren
im Karotissinus

Glomus
caroticum

Schild-
knorpel

A. carotis
communis

Luft-
röhre
(Trachea)

Presso-
rezeptoren

Aorta

Abb. L.15.4 Pressorezeptoren im Aortenbogen, entlang der A. carotis communis und im Bereich ihrer Aufgabelung.

Lösung 15.1

Arterien sind Gefäße, in denen das Blut *vom Herzen weg* strömt. **Venen** leiten das Blut *zum Herzen zurück*. Die Unterscheidung in sauerstoffarmes und sauerstoffreiches Blut wäre nur zum Teil korrekt, weil Arterien bzw. Venen im Körperkreislauf und Lungenkreislauf jeweils einen entgegengesetzten Sauerstoffgehalt aufweisen.

Lösung 15.2

Als Gefäße der **Mikrozirkulation** fasst man kleine Arteriolen, Kapillaren, Lymphkapillaren und kleine Venolen zusammen. Die Mikrozirkulation ist der Ort des Stoffaustauschs. *Übrigens:* Beim Schock, der kein eigenständiges Krankheitsbild, sondern das Ergebnis **pathophysiologischer** *(krankmachender)* Mechanismen ist, ist die gemeinsame Endstrecke eine Störung der Mikrozirkulation. Der Schock entsteht aus einer Erkrankung, Verletzung oder Vergiftung.

Lösung 15.3

Die **lokale Durchblutungsregulation** durch *Stoffwechselendprodukte* (Milchsäure und H^+-Ionen) bewirkt eine Gefäßerweiterung (**Vasodilatation**) und damit eine Steigerung der Durchblutung. Auch ein Sauerstoffmangel führt zur Vasodilatation. Dies hat einerseits eine Verbesserung der Sauerstoffversorgung zur Folge, andererseits wird auch der Abtransport der Stoffwechselendprodukte beschleunigt. *NO (Stickstoffmonoxid)* gehört zu den *vom Endothel freigesetzten Substanzen.* Auch diese spielen eine wichtige Rolle bei der lokalen Durchblutungsregulation. NO bewirkt eine Gefäßerweiterung.

Übrigens: Medikamente wie Nitroglycerin (Nitrolingual®) wirken über eine Freisetzung von Stickstoffmonoxid in der Gefäßmuskelzelle. Da die glatte Gefäßmuskulatur der venösen Gefäße einen höheren Enzymanteil für die NO-Freisetzung besitzt, als die der arteriellen Gefäße, ist der Effekt dort ausgeprägter.

Lösung 15.4

Der Begriff der **Windkesselfunktion** beschreibt, dass der vom Herzen während der Kammerkontraktion (**Systole**) ruckartig ausgeworfene Blutstrom die Gefäßwand der elastischen Aorta und der herznahen Arterien kurz aufdehnt. Danach, wenn der Herzmuskel sich (in der **Diastole**) entspannt, ziehen sich die Gefäßwände der Aorta und der herznahen Arterien wieder zusammen. Dadurch schieben sie das in ihnen gespeicherte Blut weiter. Dies ist wichtig für einen gleichmäßigen Blutstrom. Wären die Gefäße starr wie ein Wasserrohr, stünde nach Beendigung jeder Herzaktion der Blutstrom still. Der Begriff Elastizität meint hier die *passive Rückstellkraft* der o.g. Gefäße, damit ist gemeint, wie schnell das Gefäß sich nach der Dehnung wieder in den Ausgangszustand zurückbegibt.

Lösung 15.5

Die hier dargestellten **Pressorezeptoren** und das **Glomus caroticum** haben folgende Aufgaben:

Der **Pressorezeptorenreflex** ist der wichtigste Mechanismus der **kurzfristigen Blutdruckregulation.** Pressorezeptoren sind druckempfindliche Sinneszellen, die in Aorta, Halsschlagadern sowie anderen großen Arterien in Brustkorb und Hals den Blutdruck messen. Sie übermitteln den Wert durch den N. vagus (X. Hirnnerv) und den N. glossopharyngeus (IX. Hirnnerv) an das vasomotorische Zentrum im Gehirn.

Das **Glomus caroticum** dient als Chemorezeptor für die Atemregulation. Es befindet sich an der Teilungsstelle der A. carotis communis. Chemorezeptoren messen den Sauerstoff- und Kohlendioxid-Partialdruck sowie pH-Wert im Blut. Ein erniedrigter pH-Wert, ein erhöhter Kohlendioxidgehalt oder eine erniedrigte Sauerstoffsättigung im Blut führen zu gesteigerter Atemtätigkeit.

Übrigens: es gibt im Körper noch an anderen Stellen Chemorezeptoren. Das Glomus caroticum ist nur ein Beispiel.

16. Atmungssystem

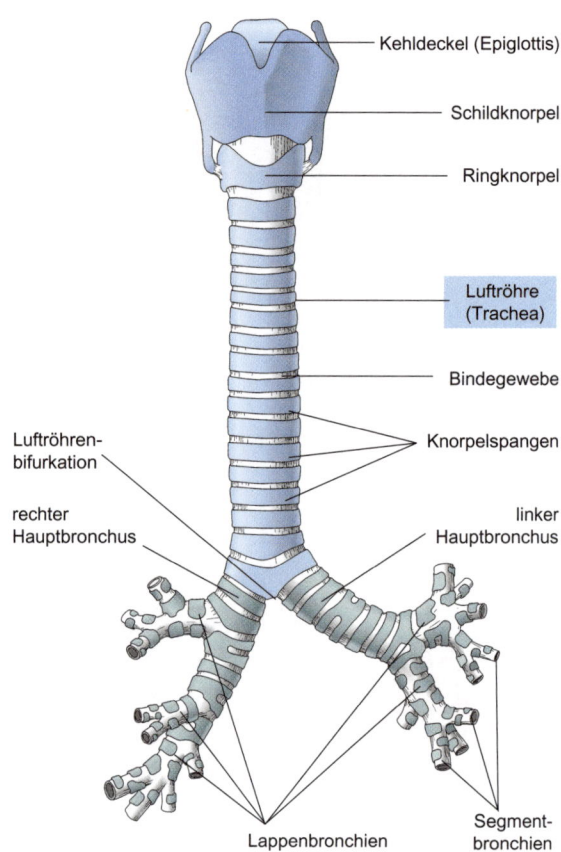

Abb. L.16.2 Kehlkopf, Luftröhre und große Bronchien (Ansicht von vorn).

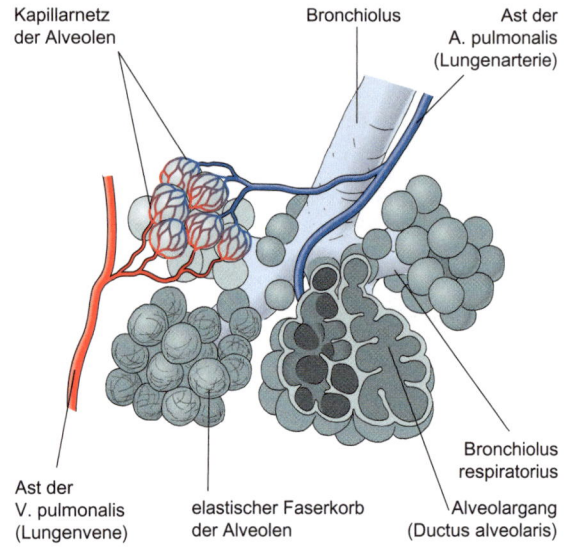

Abb. L.16.3 Alveolargänge und Alveolen (Lungenbläschen), links in der Aufsicht, in der Mitte im Längsschnitt.

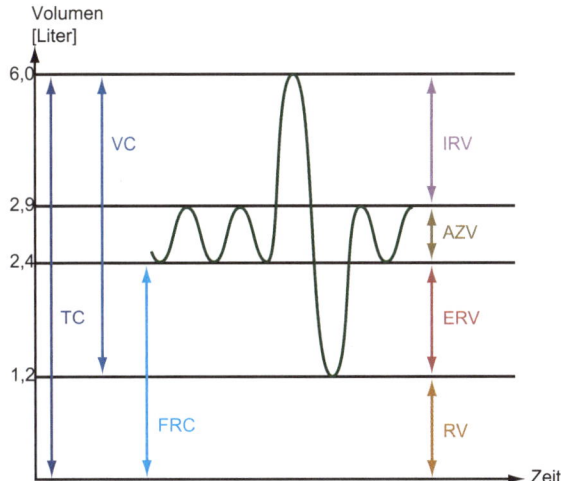

Abb. L.16.4 Lungen- und Atemvolumina bei Ruheatmung und bei vertiefter Ein- und Ausatmung. Die Werte sind stark abhängig von Größe, Geschlecht (bei Frauen etwa 10–20 % niedriger) und Trainingszustand.

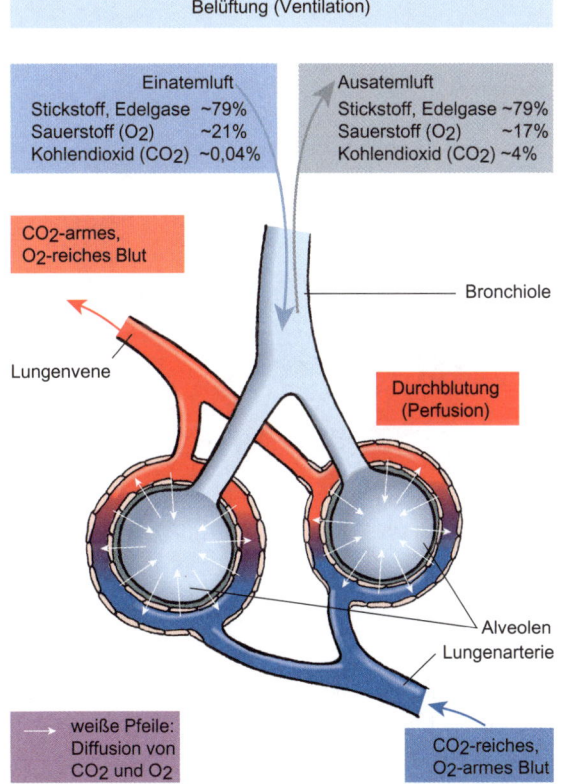

Abb. L.16.5 Gasaustausch in den Alveolen.

Lösung 16.1

In der Mitte und auf der linken Seite des Brustkorbes befindet sich das Herz. Es beansprucht dort Platz, sodass die linke Lunge kleiner als die rechte ist. Daher hat die rechte Lunge drei Lungenlappen **(Ober-, Mittel- und Unterlappen)** und die linke Lunge zwei Lappen **(Ober- und Unterlappen)**.

Lösung 16.2

Ein in die Lunge aspirierter Fremdkörper befindet sich meistens im rechten Hauptbronchus. Das liegt daran, dass der rechte Hauptbronchus *steiler* abgeht als der linke.
Übrigens: das ist bei kleinen Kindern (noch) anders. Dort gehen die Hauptbronchien im gleichen Winkel ab.

Lösung 16.3

Beim **Alveolarepithel** werden zwei Zelltypen unterschieden:
- Die flachen **Pneumozyten Typ I** (*Alveolarepithelzellen Typ I*, sie machen 90 % der Fläche aus). Die Pneumozyten Typ I dienen dem Gasaustausch.
- Die höheren **Pneumozyten Typ II** (*Alveolarepithelzellen Typ II)* produzieren den Surfactant und können Pneumozyten Typ I nachbilden.

Lösung 16.4

Damit die Alveolen bei der Ausatmung nicht zusammenfallen und sich bei der Einatmung leicht wieder entfalten, ist ihre Innenfläche von **Surfactant** *(Surface active agent, Oberflächenfaktor)* überzogen. **Surfactant** besteht in erster Linie aus Phospholipiden und setzt die Oberflächenspannung herab. Es wird in spezialisierten Pneumozyten gebildet, nämlich den **Pneumozyten Typ II**.

Lösung 16.5

Die Abkürzungen stehen für folgende Begriffe und Größen (Näherungswerte für einen gesunden jüngeren Mann, bei Frauen etwa 10–20 % niedriger):
- TC: Totalkapazität = maximale Luftmenge der Lunge = 6 l
- VC: Vitalkapazität = maximale ein- und ausatembare Luftmenge = etwa 5 ,0 l
- FRC: funktionelle Residualkapazität = Luftmenge der Lunge nach normaler Ausatmung = 2,5 l
- IRV: inspiratorisches Reservevolumen = Luftmenge, die nach einer normalen Einatmung zusätzlich eingeatmet werden kann = 3 l
- AZV: Atemzugvolumen = normale Luftmenge pro Atemzug = etwa 0,5 l (genauer: 6 ml/kg Idealkörpergewicht)
- ERV: exspiratorisches Reservevolumen = Luftmenge, die nach einer normalen Ausatmung zusätzlich ausgeatmet werden kann = etwa 1,2 l
- RV: Residualvolumen = Luftmenge nach maximaler Ausatmung = etwa 1,2 l

Ein **Tipp zum Lernen:** Wenn zwei oder mehr Lungenvolumina zusammengefasst werden, kommt immer der Zusatz *…kapazität* ins Spiel. Beispiel: Die funktionelle Residualka*pazität* (FRC) ist die Summe aus dem Residualvolumen und dem exspiratorischen Reservevolumen.

Lösung 16.6

Unverändert bleibt der Stickstoff (79 % in der Einatem- und Ausatemluft) und auch die Edelgase, diese spielen mengenmäßig aber keine Rolle. Sie sind hier nur der Vollständigkeit halber erwähnt. Der Sauerstoffanteil nimmt dagegen von rund 21 % auf 17 % ab, dafür steigt der Kohlendioxidanteil von fast Null (0,04 %) auf 4 % an. Man kann also sagen: die Menge Sauerstoff, die vom Körper aufgenommen wird, kommt dafür an Kohlendioxid wieder heraus.

Lösung 16.7

Der Begriff Ventilation steht im Kontext des regelrechten Gasaustauschs für die Belüftung der Lungen. Damit überhaupt ein Gasaustausch stattfinden kann, muss Luft so ein- (und aus)geatmet werden, dass diese die Alveolen (Lungenbläschen, den Ort des Gasaustauschs) erreichen kann. Dort, in den Alveolen, findet die Diffusion statt. Damit ist der Übertritt von Sauerstoff aus der Lunge ins Blut gemeint bzw. umgekehrt die Abgabe von Kohlendioxid aus dem Blut in die Lunge. Nur, wenn die Alveolen ausreichend durchblutet sind (Perfusion), nützt die Belüftung der Alveolen etwas. Anhand einer Lungenarterienembolie wird das beispielsweise deutlich. Bei der Lungenarterienembolie wird ein Teil der Lunge durch den Verschluss der Lungenstrombahn nicht mehr durchblutet, und in dem betroffenen Gebiet findet kein Gasaustausch mehr statt.

Übrigens: der Begriff Ventilation wird oft auch im Kontext der maschinellen Beatmung verwendet.

17. Verdauungssystem, Ernährung und Stoffwechsel

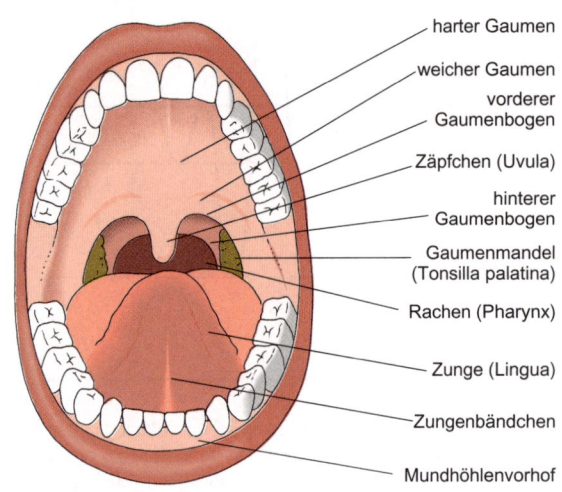

Abb. L.17.2 Blick in die Mundhöhle.

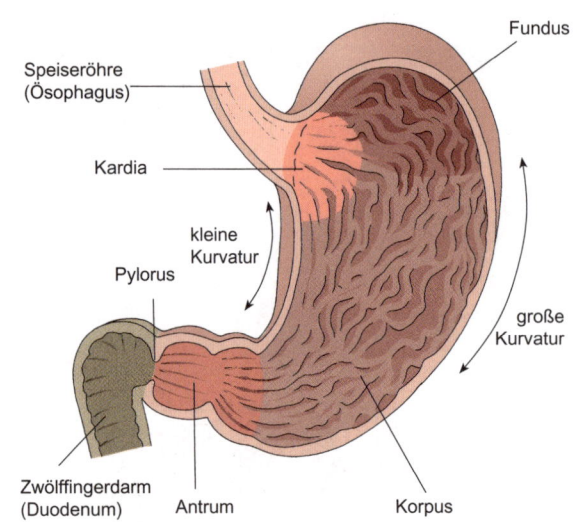

Abb. L.17.3 Magen im Längsschnitt.

Lösung 17.1

Die „Stationen", mit denen die aufgenommene Nahrung der Reihe nach in Kontakt kommt, sind:
- **Mundhöhle** *(Cavum oris, Cavita oris)*
- **Rachen** *(Pharynx)*
- **Speiseröhre** *(Ösophagus)*
- **Magen** *(Ventriculus, Gaster)*
- **Dünndarm** (bestehend aus: **Duodenum** *[Zwölffingerdarm]*, **Jejunum** *[Leerdarm]*, **Ileum** *[Krummdarm])*
- **Dickdarm** *(Intestinum crassum)* (bestehend aus: **Blinddarm** *[Caecum]* mit dem **Wurmfortsatz** *[Appendix vermiformis]*, **Kolon** *[Grimmdarm]*, letzterer ist wiederum unterteilt in vier Abschnitte, nämlich **Colon ascendens**

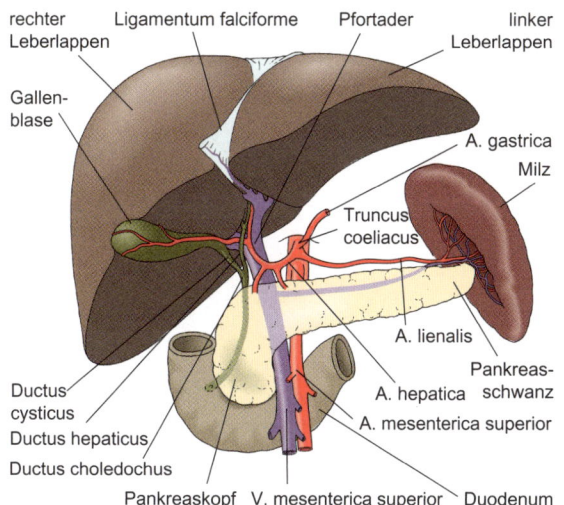

Abb. L.17.4 Die Leber (mit Zwölffingerdarm, Pankreas und Milz) in der Ansicht von vorne.

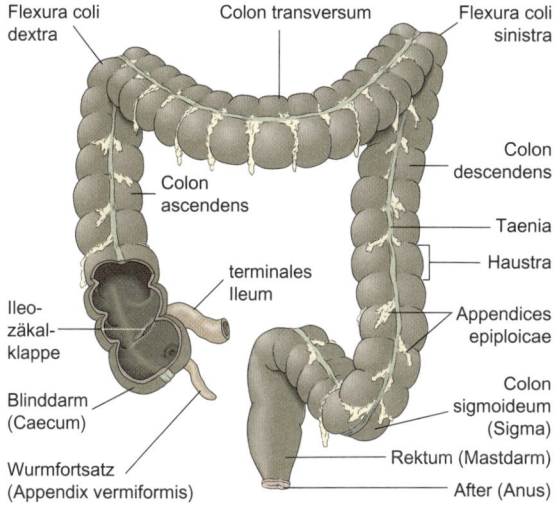

Abb. L.17.5 Dickdarm (Blinddarm und Kolon) sowie Rektum in der Vorderansicht. Die Tänien sind durch Bündelung der Längsmuskulatur entstanden. Appendices epiploicae sind kleine Anhängsel aus Bindegewebe und Fett.

[aufsteigender Grimmdarm], **Colon transversum** *[querverlaufender Grimmdarm]*, **Colon descendens** *[absteigender Grimmdarm]* und **Colon sigmoideum** *[S-förmiger Grimmdarm*, kurz *Sigma]*)
- **Rektum** *(Mastdarm)* und **Analkanal** *(Canalis analis)*.

Lösung 17.2

Nach heutigem Verständnis wird das *Vitamin-D* (oder die *Calciferole)* nicht zu den Vitaminen, sondern zu den Hormonen gezählt (daher **Vitamin-D-Hormon**). Calciferole verfügen über Effekte auf den Kalzium- und Knochenstoffwechsel.

Lösung 17.3

Das vollständige **Erwachsenengebiss**, welches auch als *bleibendes Gebiss* bezeichnet wird, besteht aus insgesamt 32 Zähnen. Sie sind gleichmäßig auf Ober- und Unterkiefer verteilt (je 16). Die Zähne in der Mitte werden **Schneidezähne** genannt. Rechts und links von den Schneidezähnen schließt sich je ein **Eckzahn** an. Darauf wiederum folgen auf beiden Seiten je zwei **Backenzähne** und drei **Mahlzähne**. Die hintersten Mahlzähne werden als **Weisheitszähne** bezeichnet.

Lösung 17.4

Die Zunge hat im Zusammenhang mit Essen und Trinken folgende Aufgaben:
Sie hilft bei Kau- und Saugbewegungen, sie formt einen schluckbaren Bissen und beginnt die Schluckbewegung, und sie dient dem Geschmacks- und Tastempfinden.

Lösung 17.5

Ein Zurücklaufen von Mageninhalt in die Speiseröhre kann auftreten, wenn der **untere Ösophagussphinkter** nicht richtig funktioniert. Dies wird **gastroösophagealer Reflux** genannt. Der untere Ösophagussphinkter ist ein ringförmiger Schließmuskel, der sich am Übergang von **Speiseröhre** *(Ösophagus)* zum **Magen** *(Ventriculus, Gaster)* befindet.
Übrigens: manchmal wird anstelle vom **gastroösophagealen Reflux** auch (englisch) vom **GERD** gesprochen, die Abkürzung steht für **g**astro**e**sophageal **r**eflux **d**isease.

Lösung 17.6

Die Zellen, die im Magen die **Salzsäure** (Hilfe bei der Eiweißverdauung, desinfizierende Wirkung gegen Bakterien und Viren) bilden, sind die **Belegzellen** *(Parietalzellen)*. Außerdem wird von ihnen der *Intrinsic-Faktor* gebildet. Er wird benötigt, um das Vitamin B_{12} im Dünndarm aufzunehmen.

Lösung 17.7

Die Leber hat als Stoffwechselzentrale des menschlichen Körpers vielfältige Aufgaben. Sie
- produziert die Galle,
- erfüllt vielfältige Aufgaben im Eiweiß-, Kohlenhydrat- und Fettstoffwechsel,
- entgiftet z. B. Alkohol und viele Medikamente,
- speichert Vitamine, Kohlenhydrate und Fette,
- bildet Proteine (Albumine, Gerinnungsfaktoren),
- sezerniert Bilirubin,
- ist an der Regulation des pH-Wertes beteiligt.

Lösung 17.8

Das Insulin wird im **Pankreas** *(Bauchspeicheldrüse)* gebildet. Das Pankreas bildet in seinen *endokrinen Anteilen*, den *Langerhans-Inseln*, Hormone vor allem für den Kohlenhydratstoffwechsel. In den „Inseln" unterscheidet man vier Arten von Zellen. Das Insulin wird von den *B-Zellen* produziert.

Lösung 17.9

Die im Volksmund als *Blinddarmentzündung* (**Appendizitis**) bezeichnete Erkrankung ist genau genommen eine Entzündung des **Wurmfortsatzes** *(Appendix vermiformis)*. Er befindet sich am unteren Ende des Blinddarms und stellt ein wurmförmiges Anhangsgebilde dar. Daher ist die Bezeichnung *Blinddarmentzündung* anatomisch gesehen nicht ganz korrekt.

18. Harnsystem, Wasser- und Elektrolythaushalt

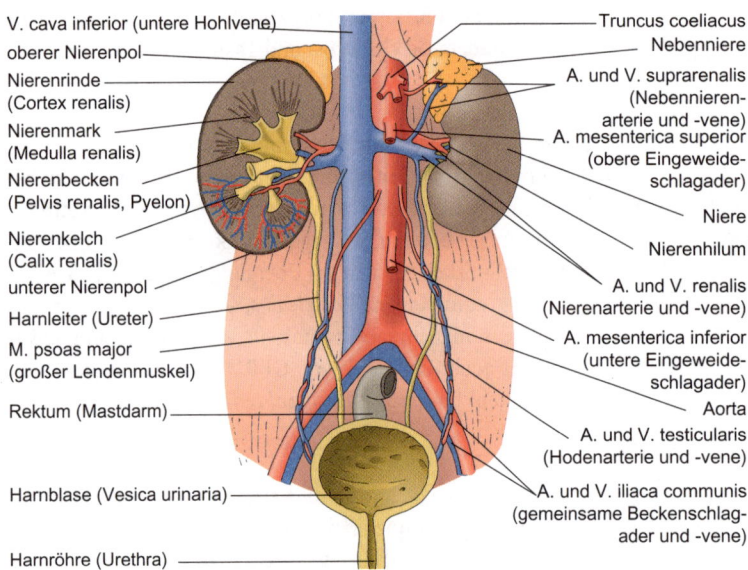

V. cava inferior (untere Hohlvene)
oberer Nierenpol
Nierenrinde (Cortex renalis)
Nierenmark (Medulla renalis)
Nierenbecken (Pelvis renalis, Pyelon)
Nierenkelch (Calix renalis)
unterer Nierenpol
Harnleiter (Ureter)
M. psoas major (großer Lendenmuskel)
Rektum (Mastdarm)
Harnblase (Vesica urinaria)
Harnröhre (Urethra)

Truncus coeliacus
Nebenniere
A. und V. suprarenalis (Nebennierenarterie und -vene)
A. mesenterica superior (obere Eingeweideschlagader)
Niere
Nierenhilum
A. und V. renalis (Nierenarterie und -vene)
A. mesenterica inferior (untere Eingeweideschlagader)
Aorta
A. und V. testicularis (Hodenarterie und -vene)
A. und V. iliaca communis (gemeinsame Beckenschlagader und -vene)

Abb. L.18.2 Übersicht über das Harnsystem.

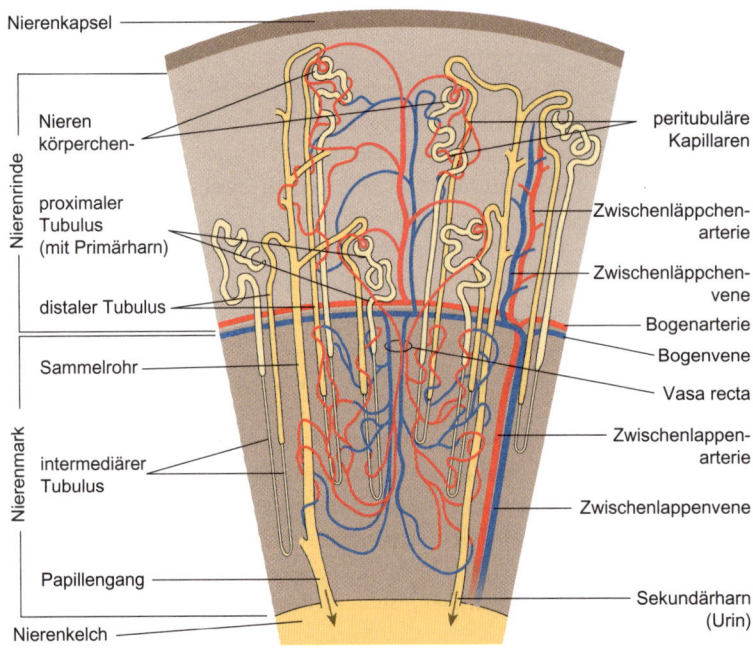

Nierenkapsel
Nierenkörperchen
proximaler Tubulus (mit Primärharn)
distaler Tubulus
Sammelrohr
intermediärer Tubulus
Papillengang
Nierenkelch

Nierenrinde
Nierenmark

peritubuläre Kapillaren
Zwischenläppchenarterie
Zwischenläppchenvene
Bogenarterie
Bogenvene
Vasa recta
Zwischenlappenarterie
Zwischenlappenvene
Sekundärharn (Urin)

Abb. L.18.3 Feinbau von Nierenrinde und Nierenmark.

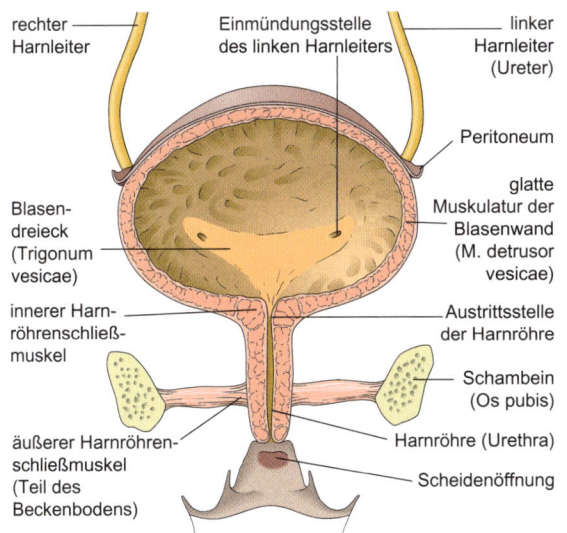

rechter Harnleiter
Einmündungsstelle des linken Harnleiters
linker Harnleiter (Ureter)
Peritoneum
glatte Muskulatur der Blasenwand (M. detrusor vesicae)
Blasendreieck (Trigonum vesicae)
innerer Harnröhrenschließmuskel
Austrittsstelle der Harnröhre
Schambein (Os pubis)
äußerer Harnröhrenschließmuskel (Teil des Beckenbodens)
Harnröhre (Urethra)
Scheidenöffnung

Abb. L.18.4 Die Nieren.

Lösung 18.1
Die Durchblutung beider Nieren beträgt ca. 1 l/min, das sind ≙ 1.500 l täglich.

Lösung 18.2
Die drei Zonen, die erkennbar sind, wenn man eine Niere der Länge nach aufschneidet, sind von außen nach innen:
- Die **Nierenrinde** (Cortex renalis)
- Das fein gestreifte **Nierenmark** (Medulla renalis)
- Das **Nierenbecken** (Pelvis renalis, Pyelon)

Lösung 18.3
Zum **Harnsystem** werden die beiden **Nieren** und die **ableitenden Harnwege** hinzugerechnet. Im Einzelnen sind das also: zwei **Nieren** (Renes, Nephri), zwei **Harnleiter** (Ureter), die **Harnblase** (Vesica urinaria) und die **Harnröhre** (Urethra).

Lösung 18.4
Mit **Harnproduktion** und **Harnausscheidung** erfüllt das Harnsystem entscheidende Regulationsaufgaben. Dabei stehen vor allem die Nieren im Mittelpunkt. Ziel ist die Aufrechterhaltung des inneren Milieus. Dies wird erreicht durch:
- **Ausscheidung von Stoffwechselendprodukten** (vor allem der **harnpflichtigen Substanzen**, insbesondere des Eiweißstoffwechsels).
- Ausscheidung von Fremdsubstanzen wie Medikamenten und Umweltgiften (**Entgiftungsfunktion**).
- **Regulation der Elektrolytkonzentrationen**, insbesondere der Mengenelemente Natrium, Kalium, Kalzium, Magnesium und Phosphat.
- Konstanthaltung des **Wassergehalts** und des **osmotischen Drucks.**
- Regulation des **Blutdrucks.**

- Aufrechterhaltung des **Säure-Basen-Gleichgewichts** (vor allem des pH-Wertes).
- Bildung des hormonähnlichen Enzyms **Renin** (beeinflusst Elektrolythaushalt und Blutdruck).
- Produktion des Hormons **Erythropoetin** (stimuliert die Blutbildung).
- Umwandlung einer Vitamin-D-Vorstufe in das wirksame **Vitamin-D-Hormon**.

Lösung 18.5
Das **Nephron** besteht aus dem **Nierenkörperchen** und den dazugehörigen kleinsten Harnkanälchen, dem **Tubulusapparat**.

Lösung 18.6
Es stellt sich die Frage, wie aus den 1500 Litern Blut, die täglich durch die Nieren fließen, letztlich die 1,5 Liter Urin werden, die der Körper ausscheidet. Dabei stehen **Nierenkörperchen** und **Tubulusapparat,** die beide gemeinsam das **Nephron** bilden, im Mittelpunkt. Pro Niere gibt es etwa 1 Million Nephrone, so dass der Körper insgesamt etwa 2 Millionen Nephrone besitzt, weil wir zwei Nieren haben. Die Nephrone funktionieren folgendermaßen:

Im **Nierenkörperchen** wird das Blut filtriert. Dabei wird aus einem Kapillarknäuel, dem Glomerulus, ein wässriges Filtrat aus dem Blut in die Bowman-Kapsel abgepresst. Das Filtrat ähnelt von der Zusammensetzung dem Blutplasma, aber „große" Blutbestandteile können nicht durch die Membran hindurchtreten, z.B. Eiweiße, Erythrozyten oder Leukozyten. Alle Substanzen hingegen, die „klein" genug sind, werden problemlos filtriert. Dazu gehört Wasser (welches aus ganz kleinen Molekülen besteht), aber auch Glukose, Aminosäuren und natürlich auch die sogenannten harnpflichtigen Substanzen, die aus dem Körper ausgeschieden werden sollen: Kreatinin, Harnstoff, Harnsäure.

Genau genommen, spielt neben der Größe der Moleküle auch die Ladung der Moleküle eine Rolle. Es ist aber leichter verständlich, sich dem Konzept der Filtermembran über die Molekülgröße zu nähern (wie bei einem Kaffeefilter). Außerdem spielt der Filtrationsdruck noch eine wichtige Rolle. Dabei hat ein ausreichender Blutdruck eine große Bedeutung. Ist der Blutdruck viel zu niedrig, etwa im Kreislaufschock, dann können die Nieren nicht mehr arbeiten.

Weil das Filtrat in dem Glomerulus genannten Kapillarknäuel gewonnen wird, nennt man es auch **Glomerulusfiltrat.** Insgesamt sind das 170-180 Liter pro Tag! Eine andere Bezeichnung dafür ist Primärharn.

Im **Tubulusapparat** wird der Primärharn weiter verarbeitet. Der Tubulusapparat schließt sich direkt an die Bowman-Kapsel an. Er wird in mehrere Abschnitte unterteilt, die man **proximaler Tubulus**, **intermediärer Tubulus (Henle-Schleife)** und **distaler Tubulus** nennt. Dort, wo der Tubulus endet, geht er in das Sammelrohr über.

Für die Vorgänge im Tubulusapparat sollte man sich vor Augen führen, dass in seiner unmittelbaren Nachbarschaft Blutgefäße verlaufen, und beide stehen in engem Bezug zueinander. Die rund 180 Liter Primärharn, die in den Glomeruli gebildet werden, werden natürlich nicht als Urin ausgeschieden. Substanzen, die der Körper noch gebrauchen kann, etwa Chlorid, Bikarbonat, Natrium, Kalzium und Kalium werden durch aktive Transportvorgänge aus dem Tubulus in das Blutgefäß zurücktransportiert. Passiv folgt den Ionen Wasser in die benachbarten Blutgefäße. Dadurch wird der Primärharn stark konzentriert. Später, in den Sammelrohren, wird übrigens durch Einfluss von Hormonen auch noch Wasser *rückresorbiert*. Gleichzeitig können aus dem Blut durch *Sekretionsvorgänge* Stoffwechselprodukte in den Tubulusapparat abgegeben werden *(tubuläre Sekretion)*. Dadurch beschleunigt der Körper die Ausschleusung körpereigener und körperfremder Substanzen wie etwa des körpereigenen Ab-

bauprodukts Harnsäure oder vieler Arzneimittel. Letztlich wird dann der **Urin** *(Sekundär-, Endharn, Harn)* in einen Nierenkelch weitergeleitet.

Lösung 18.7

Frauen sind anfälliger für Harnwegsinfekte als Männer, weil ihre Harnröhre mit etwa 4 cm Länge deutlich kürzer ist, als die Harnröhre von Männern (etwa 20 cm Länge). Somit müssen Krankheitserreger einen deutlich kürzeren Weg zurücklegen, um ihre schädliche Wirkung zu entfalten.
Übrigens: Die Harnröhre der Frau liegt recht nah am After, auch dies begünstigt (u.a.) Harnwegsinfekte.

Lösung 18.8

Das Gefühl des *Harndranges* entsteht ab einer Blasenfüllung von ca. 350 ml.

19. Geschlechtsorgane

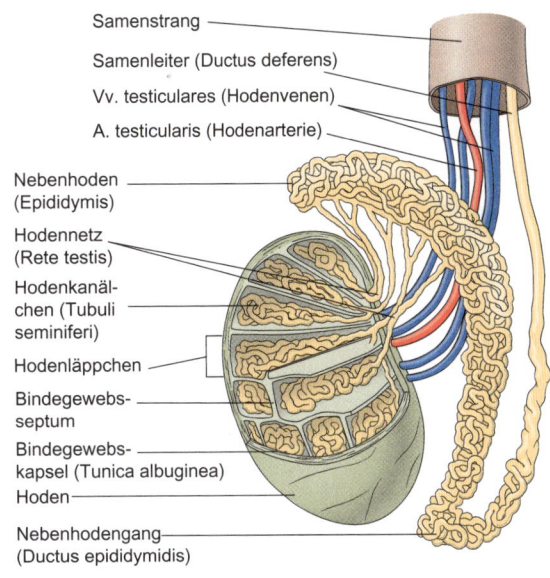

Samenstrang
Samenleiter (Ductus deferens)
Vv. testiculares (Hodenvenen)
A. testicularis (Hodenarterie)
Nebenhoden (Epididymis)
Hodennetz (Rete testis)
Hodenkanäl- chen (Tubuli seminiferi)
Hodenläppchen
Bindegewebs- septum
Bindegewebs- kapsel (Tunica albuginea)
Hoden
Nebenhodengang (Ductus epididymidis)

Abb. L.19.3 Hoden, Nebenhoden und Anfangsteil des Samenleiters.

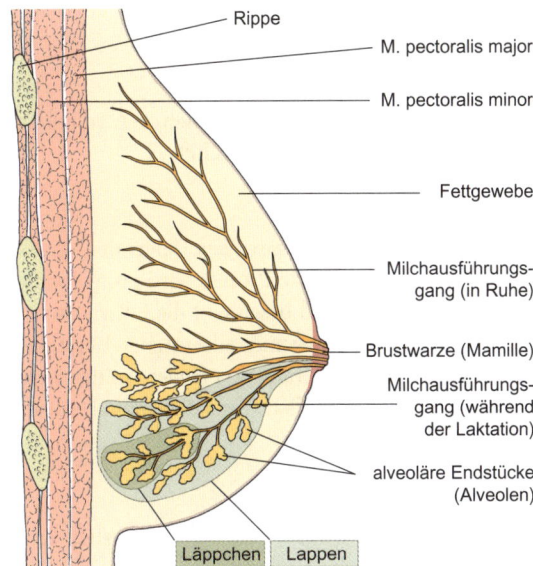

Rippe
M. pectoralis major
M. pectoralis minor
Fettgewebe
Milchausführungs- gang (in Ruhe)
Brustwarze (Mamille)
Milchausführungs- gang (während der Laktation)
alveoläre Endstücke (Alveolen)
Läppchen   Lappen

Abb. L.19.5 Feinbau der weiblichen Brust (Sagittalschnitt).

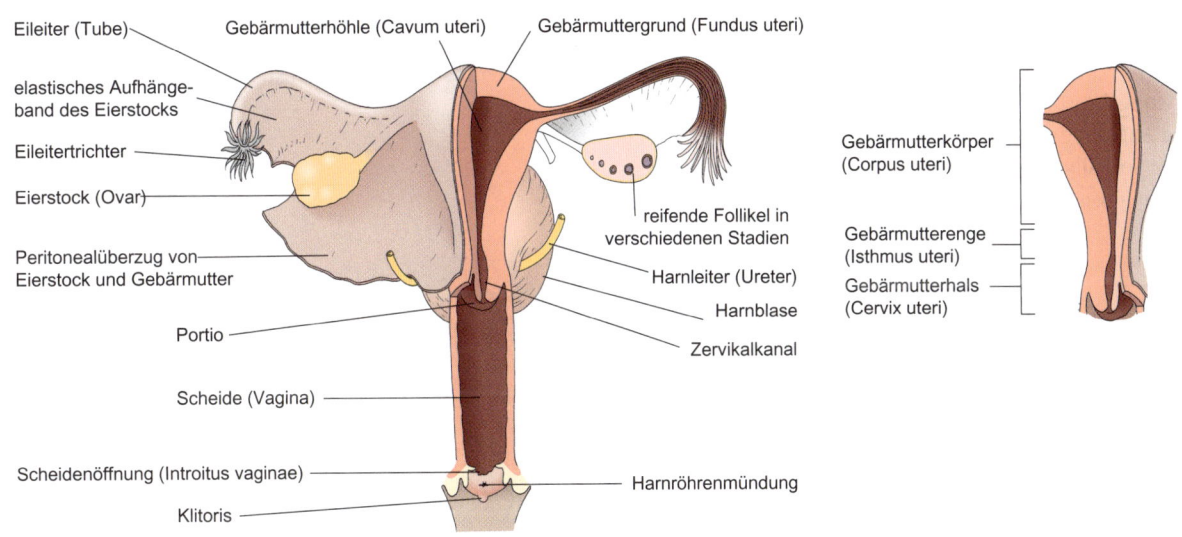

Eileiter (Tube)
elastisches Aufhänge- band des Eierstocks
Eileitertrichter
Eierstock (Ovar)
Peritonealüberzug von Eierstock und Gebärmutter
Portio
Scheide (Vagina)
Scheidenöffnung (Introitus vaginae)
Klitoris

Gebärmutterhöhle (Cavum uteri)
Gebärmuttergrund (Fundus uteri)
reifende Follikel in verschiedenen Stadien
Harnleiter (Ureter)
Harnblase
Zervikalkanal
Harnröhrenmündung

Gebärmutterkörper (Corpus uteri)
Gebärmutterenge (Isthmus uteri)
Gebärmutterhals (Cervix uteri)

Abb. L.19.4 Innere weibliche Geschlechtsorgane im Frontalschnitt (Ansicht von hinten).

Lösung 19.1

Die **äußeren Geschlechtsorgane** werden auch als *äußere Sexualorgane* bzw. *äußeres Genitale* bezeichnet.

Lösung 19.2

Die **äußeren Geschlechtsorgane** dienen der geschlechtlichen Vereinigung **(Geschlechtsverkehr).**

Lösung 19.3

In den Hoden werden die *Samenzellen* **(Spermien)** gebildet. Dieser mehrstufig ablaufende Prozess wird als *Spermatogenese* bezeichnet. Der Begriff beschreibt die Entwicklung reifer, befruchtungsfähiger Spermien aus unreifen Vorstufen ab der Pubertät. Außerdem wird in den Hoden (in den **Leydig-Zwischenzellen)** das männliche Sexualhormon Testosteron produziert.

Lösung 19.4

Der Nebenhoden *(Epididymis)* ist ein Gangsystem an der Rückseite des Hodens. Im Nebenhoden wird die Hauptmenge des produzierten Samens gespeichert und mit einem Sekret angereichert, das die Bewegung der Spermien hemmt. Dies verhindert, dass die in den Spermien gespeicherte Energie vorzeitig verbraucht wird.

Lösung 19.5

Die Aufgabe der Eierstöcke ist neben der Bildung der weiblichen Sexualhormone **Östrogen** und **Progesteron** die Bereitstellung von befruchtungsfähigen Eizellen.

Lösung 19.6

Östrogen ist dafür verantwortlich, dass es in der Pubertät zur Brustentwicklung kommt, **Progesteron** bereitet in der zweiten Zyklushälfte die Gebärmutterschleimhaut für den Fall einer Befruchtung auf die Aufnahme der Frucht vor. Die Hormone haben aber noch zahlreiche andere Aufgaben.

Lösung 19.7

Der in die Scheide hineinragende Teil der Zervix heißt **Portio.**

Lösung 19.8

Voraussetzung dafür, dass sich an den Enden der Milchgänge alveoläre Endstücke (kurz *Alveolen*) bilden, ist die Schwangerschaft.

Lösung 19.9

Der häufigste bösartige Tumor der Frau ist das **Mammakarzinom** *(Brustkrebs)*. Hinweise können sein:
- (Schmerzlose) Knoten
- Absonderungen aus der Brustwarze
- Verlust der Verschieblichkeit des Drüsengewebes auf dem Brustmuskel
- (Neu aufgetretene) Asymmetrien der Brüste
- Hautveränderungen der Brust, z. B. „Orangenhaut"

20. Entwicklung, Schwangerschaft und Geburt

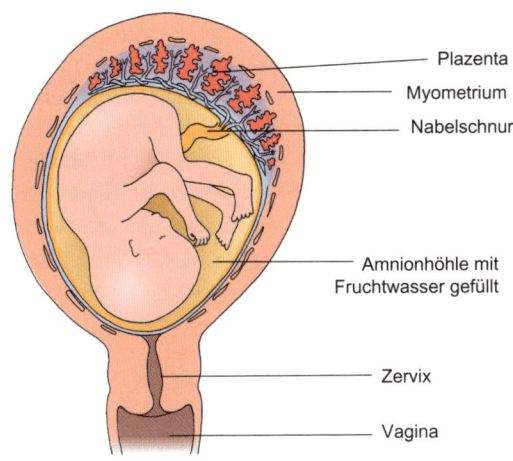

- Plazenta
- Myometrium
- Nabelschnur
- Amnionhöhle mit Fruchtwasser gefüllt
- Zervix
- Vagina

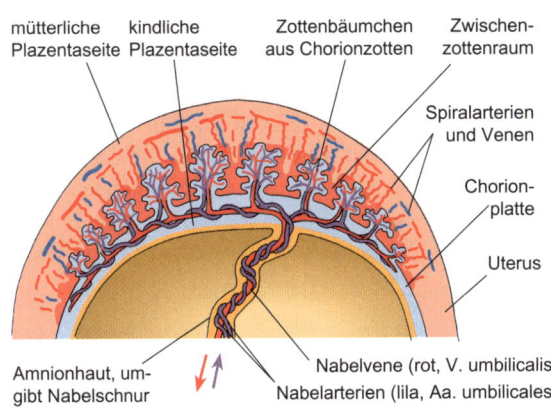

mütterliche Plazentaseite | kindliche Plazentaseite | Zottenbäumchen aus Chorionzotten | Zwischen-zottenraum

Spiralarterien und Venen

Chorion-platte

Uterus

Amnionhaut, um-gibt Nabelschnur
Nabelvene (rot, V. umbilicalis)
Nabelarterien (lila, Aa. umbilicales)

Abb. L.20.2 Aufbau der Plazenta. Oben: Übersicht, unten im Detail. Die kindlichen Gefäße treten (hier von unten) in die Plazenta ein. Die mütterlichen Gefäße münden (hier von oben) in den Zwischenzottenraum.

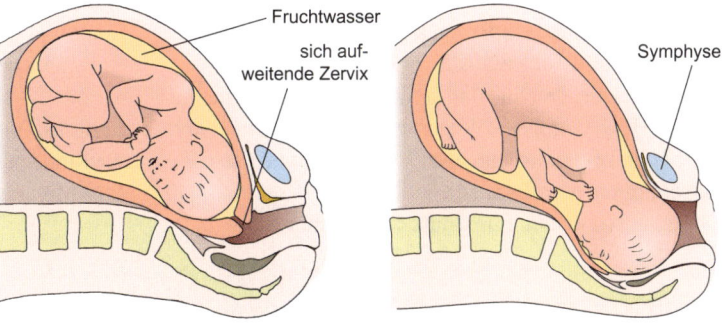

Fruchtwasser

sich auf-weitende Zervix

Symphyse

Abb. L.20.3 Links Aufdehnung des Gebärmutterhalses während der Eröffnungsperiode. Das Fortschreiten der Geburt erkennt man am Weiterwerden des Muttermundes. Rechts: Das Kind tritt mit dem Kopf in den Geburtskanal ein.

Lösung 20.1

Die Schwangerschaft wird üblicherweise in drei nicht ganz gleich lange Abschnitte eingeteilt. Diese werden als erstes bis drittes **Trimenon** oder auch **Trimester** bezeichnet.

- Erstes Trimenon: dies beinhaltet die Frühschwangerschaft bis zur vollendeten 12. Woche.
- Zweites Trimenon: hierunter versteht man die Mitte der Schwangerschaft von der 13. bis zur vollendeten 24. Woche.
- Drittes Trimenon: dies bezeichnet die Spätschwangerschaft, die von der 25. Woche bis zur vollendeten 40. Woche bzw. bis zum Geburtstermin dauert.

Lösung 20.2

Im Gegensatz zur Befruchtung ist der erste Tag der letzten Menstruation normalerweise bekannt. Außerdem muss die Befruchtung nicht immer am Tag des Geschlechtsverkehrs stattgefunden haben, weil die Spermien bis zu einigen Tagen im weiblichen Geschlechtstrakt überleben können. Weiterhin variiert die Zeitspanne, die die befruchtete Eizelle bis zur Einnistung in der Gebärmutterschleimhaut benötigt.

Lösung 20.3

Das Hormon, welches zum Nachweis einer Schwangerschaft dient, ist das Schwangerschaftshormon *humanes Choriongonadotropin* (**HCG**). Es erhält in den ersten Wochen der Schwangerschaft die Funktion des Gelbkörpers aufrecht, damit das Endometrium nicht abgestoßen wird.

Lösung 20.4

Zunächst sei gesagt, dass die **Plazenta** (Mutterkuchen, placenta = Kuchen) insofern ein besonderes Organ darstellt, weil sie sowohl die Trennung, als auch die Verbindung zwischen Mutter und Kind gewährleistet. Ihre Aufgaben sind folgende:
Die Plazenta

- versorgt das Ungeborene mit Nährstoffen und Sauerstoff,
- sorgt für den Abtransport von kindlichen Stoffwechselprodukten und Kohlendioxid,
- bildet Enzyme, Proteine und Hormone. Zu den Letzteren zählen HCG, Östrogene, Progesteron und **HPL** *(humanes Plazentalaktogen, welches auch HCS = humanes Chorion-Somatotropin genannt wird)*.
- gewährleistet den Immunschutz des Ungeborenen.

Lösung 20.5

In der *Chorionplatte* (der embryonale Anteil der Plazenta, der die Plazentazotten ausbildet) kommt es zur Bildung von Gefäßen, die zum einen in die Chorionzotten einsprießen, zum anderen ziehen sie über den Haftstiel zum sich entwickelnden Embryo. Dort vereinigen sie sich mit vom Embryo gebildeten Gefäßanlagen. Die Aufgabe dieser Gefäße ist der Transport von Nährstoffen und Blutgasen von der Mutter zum Kind und zurück. Der Haftstiel wird im Verlauf der Schwangerschaft länger, windet sich stark und wird schließlich zur **Nabelschnur.** Dabei bilden die Haftstielgefäße die Nabelschnurgefäße, welche das Kind mit der Plazenta verbinden. Die Nabelschnur beinhaltet zwei Arterien, in denen Blut vom Kind zur Plazenta fließt, sowie eine Vene, die das Blut von der Plazenta zum Kind leitet.

Lösung 20.6

Ein **Vena-Cava-Kompressions-Syndrom** kommt typischerweise im 3. Trimenon vor. Es tritt auf, wenn die Gebärmutter der Schwangeren in Rückenlage Druck auf die untere Hohlvene (**Vena cava inferior**) ausübt. Folge ist eine Abnahme des venösen Rückflusses zum Herzen, was wiederum zu einer Verminderung des Herzauswurfs führt. Ein Blutdruckabfall ist das Resultat. Übelkeit, Blässe, Schwitzen und Benommenheit sind Anzeichen, die auftreten können.
Übrigens: Eine Lagerung der Schwangeren auf der linken Seite vermag die Kompression der Vena cava zu vermeiden bzw. zu beheben.

Lösung 20.7

Die Geburt wird in Eröffnungsphase, Austreibungsphase und Nachgeburtsphase unterteilt.

Lösung 20.8

Unter dem **plötzlichen Kindstod,** der auch als **plötzlicher Säuglingstod** bezeichnet wird (kurz *SIDS: sudden infant death syndrome*), versteht man den plötzlichen Tod eines Kindes im ersten Lebensjahr, der trotz Untersuchung, Erhebung der Krankenvorgeschichte und Obduktion nicht erklärbar ist.
Übrigens: In der Mehrzahl der Fälle ereignet sich der plötzliche Kindstod nachts, am häufigsten sind Kinder im Alter von 2 – 4 Monaten betroffen.

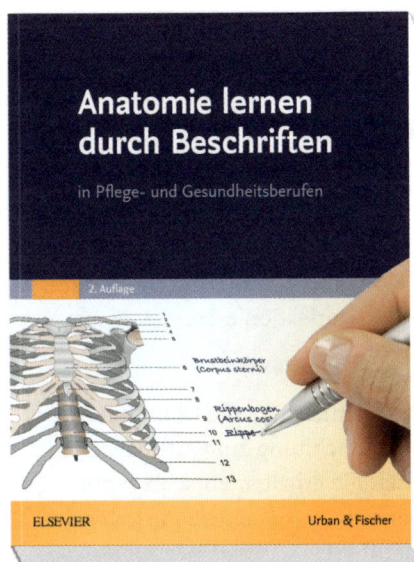

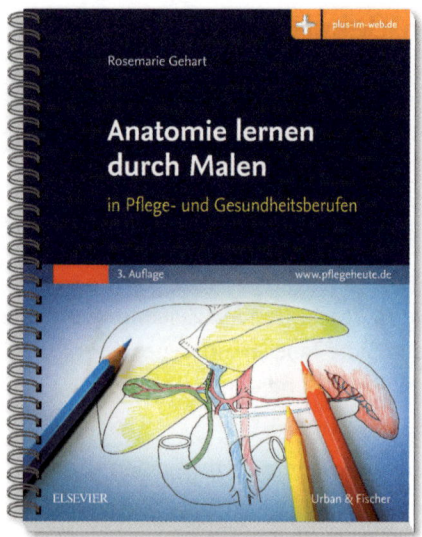

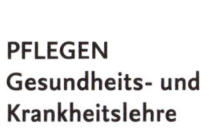
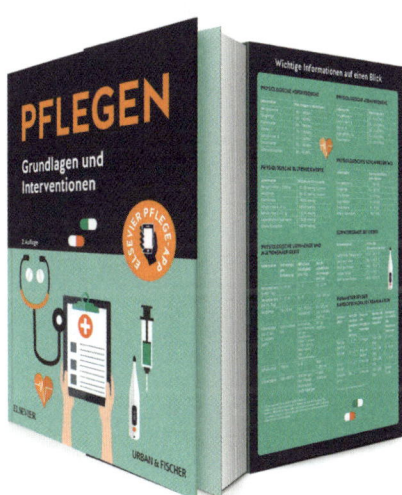
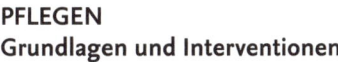
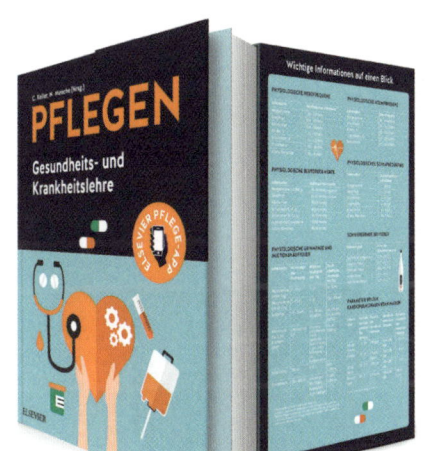
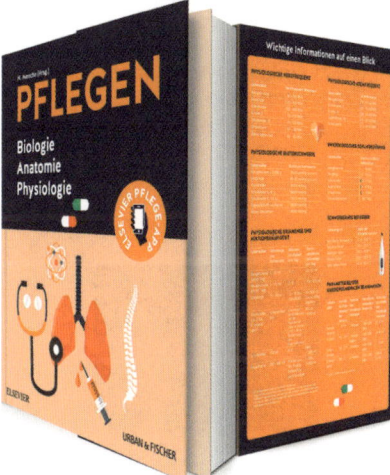

Prüfungsvorbereitung mit den bewährten Lernkarten von Elsevier

Mit Lernkarten sind Sie gut vorbereitet für Klausuren und Prüfungen:
Egal ob Lückentext, Frage-Antwort-Verfahren, Multiple Choice oder Bildbeschriftung –
mit den vielseitigen Fragetypen macht das Lernen richtig Spaß:

- Im Bus, am See oder zu Hause
- Gesamter Lernstoff oder gezielte Wiederholung
- Die Antwort nur eine Kartenseite entfernt.

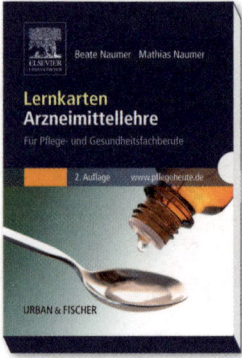

Naumer, B. / Naumer, M. (Hrsg.)
Lernkarten Arzneimittellehre
2. Aufl. 2015
320 S., 32 Tab., im Schuber
ISBN 978-3-437-28691-9

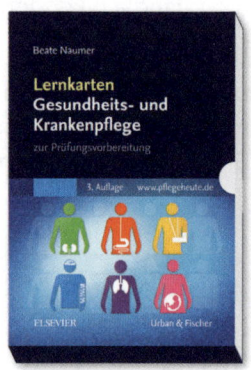

Naumer, B. (Hrsg.)
**Lernkarten Gesundheits-
und Krankenpflege**
3. Aufl. 2015
392 S., im Schuber
ISBN 978-3-437-28212-6

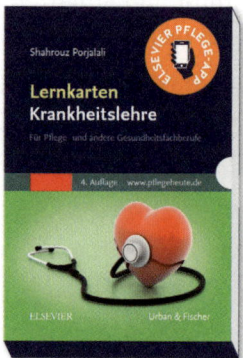

Porjalali, S. (Hrsg.)
Lernkarten Krankheitslehre
4. Aufl. 2017
400 S., 37 farb. Abb., im Schuber
ISBN 978-3-437-28073-3

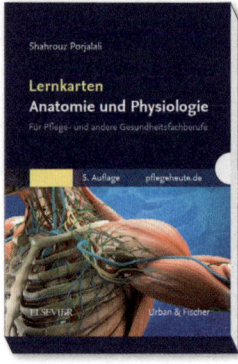

Porjalali, S. (Hrsg.)
**Lernkarten
Anatomie und Physiologie**
5. Aufl. 2018
392 S., 81 farb. Abb., im Schuber
ISBN 978-3-437-26008-7

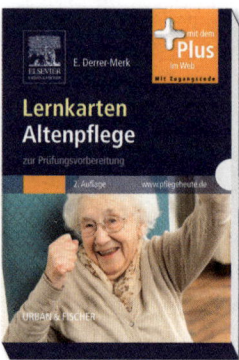

Derrer-Merk, E.
Lernkarten Altenpflege
2. Aufl. 2012
392 S., 33 farb. Abb., im Schuber
ISBN 978-3-437-28511-0

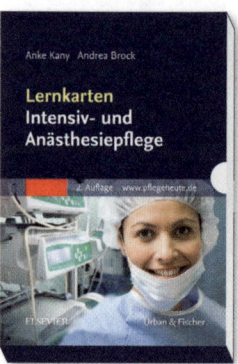

Kany, A. / Brock, A.
**Lernkarten Intensiv-
und Anästhesiepflege**
2. Aufl. 2017
320 S., 14 farb. Abb., im Schuber
ISBN 978-3-437-25232-7

Irrtümer vorbehalten. Alle Preise inkl. MwSt., Stand 4/2018